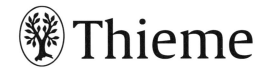

Band 2

Endokrinologie und Diabetes

Reihenherausgeber
Bernd Balletshofer
Claus D. Claussen
Hans-Ulrich Häring

Bandherausgeber
Bernd Balletshofer
Baptist Gallwitz
Karsten Müssig

Georg Thieme Verlag
Stuttgart · New York

*Bibliografische Information
der Deutschen Nationalbibliothek*

Die Deutsche Nationalbibliothek verzeichnet diese Publikation in der Deutschen Nationalbibliografie; detaillierte bibliografische Daten sind im Internet über http://dnb.d-nb.de abrufbar.

© 2009 Georg Thieme Verlag
Rüdigerstr. 14
D-70469 Stuttgart
Unsere Homepage:http://www.thieme.de

Printed in Germany

Layout: Summerer und Thiele, Stuttgart
Umschlaggestaltung: Thieme Verlagsgruppe
Satz: Mitterweger & Partner, Plankstadt
Druck: Offizin Andersen Nexö Leipzig GmbH, Zwenkau

ISBN 978-3-13-149161-9   1 2 3 4 5 6

Wichtiger Hinweis: Wie jede Wissenschaft ist die Medizin ständigen Entwicklungen unterworfen. Forschung und klinische Erfahrung erweitern unsere Erkenntnisse, insbesondere was Behandlung und medikamentöse Therapie anbelangt. Soweit in diesem Werk eine Dosierung oder eine Applikation erwähnt wird, darf der Leser zwar darauf vertrauen, dass Autoren, Herausgeber und Verlag große Sorgfalt darauf verwandt haben, dass diese Angabe **dem Wissensstand bei Fertigstellung des Werkes** entspricht.

Für Angaben über Dosierungsanweisungen und Applikationsformen kann vom Verlag jedoch keine Gewähr übernommen werden. **Jeder Benutzer ist angehalten**, durch sorgfältige Prüfung der Beipackzettel der verwendeten Präparate und gegebenenfalls nach Konsultation eines Spezialisten festzustellen, ob die dort angegebene Empfehlung für Dosierungen oder die Beachtung von Kontraindikationen gegenüber der Angabe in diesem Buch abweicht. Eine solche Prüfung ist besonders wichtig bei selten verwendeten Präparaten oder solchen, die neu auf den Markt gebracht worden sind. **Jede Dosierung oder Applikation erfolgt auf eigene Gefahr des Benutzers**. Autoren und Verlag appellieren an jeden Benutzer, ihm etwa auffallende Ungenauigkeiten dem Verlag mitzuteilen.

Geschützte Warennamen (Warenzeichen) werden **nicht** immer besonders kenntlich gemacht. Aus dem Fehlen eines solchen Hinweises kann also nicht geschlossen werden, dass es sich um einen freien Warennamen handelt.

Das Werk, einschließlich aller seiner Teile, ist urheberrechtlich geschützt. Jede Verwertung außerhalb der engen Grenzen des Urheberrechtsgesetzes ist ohne Zustimmung des Verlags unzulässig und strafbar. Das gilt insbesondere für Vervielfältigungen, Übersetzungen, Mikroverfilmungen und die Einspeicherung und Verarbeitung in elektronischen Systemen.

Vorwort

Medizin zu studieren, bedeutet eine Brücke zu schlagen zwischen theoretischem Wissenserwerb und praktischer Medizin am Patienten. Vorlesungen und Lehrbücher in ihrer bisherigen Form orientierten sich meist an der klassischen Krankheitslehre in ihrer typischen Gliederung. Die klinische Bewertung und die typischen „Alltags"-Probleme in der konkreten Patientenführung lassen sich auf diesem Wege oft nur schwer darstellen.

Im Sinne einer praxisnäheren Ausbildung wurde daher an der Universität Tübingen im Rahmen der Umsetzung der neuen Approbationsordnung eine neue Lehrform eingeführt, die Studenten im ersten klinischen Ausbildungsabschnitt primär praxis- und fallorientiert und insbesondere interdisziplinär unterrichtet. Diese Studienform wurde als **„Tübinger Klinische Curricula"** *bezeichnet.*

Zentrale und verpflichtende Grundlage jedes dieser Seminare sind symptomorientierte Patientendemonstrationen bzw. interaktive Fallsimulationen.

Methodisch orientiert sich diese Lehr- und Lernveranstaltung an den grundlegenden Elementen des sogenannten problemorientierten Lernens (POL). Es sollen damit alltagsrelevante Muster für rationales diagnostisches Vorgehen (Anamnesetechniken/klinische Untersuchung/apparative diagnostische Verfahren wie z. B. Sonografie, EKG) und integratives, klinisches Denken (Befundbewertung, Differenzialdiagnose, interdisziplinäre Betrachtungsweise) sowie die Grundprinzipien der heute möglichen Therapieverfahren eingeübt werden.

Wir möchten mit dem vorliegenden Lehrbuch dieses Konzept weiterverfolgen. Nach Darstellung der häufigsten Krankheitsbilder aus der Kardiologie und Angiologie im ersten Band, beinhaltet nun der vorliegende zweite Band eine praxisnahe Aufarbeitung aller wichtigen Wissensinhalte aus der Endokrinologie und Diabetologie.

Vorwort

Wie „im klinischen Alltag und keine Raritäten" war unverändert das zentrale Motto, wenngleich auch seltenere Krankheitsbilder – soweit für das jeweilige Fachgebiet von Bedeutung – mit dargestellt werden.

Zwei Punkte sind uns von besonderer Bedeutung:
1. *Die Fälle sollen das klinische Denken eines erfahrenen Arztes widerspiegeln und zu allen Fragen und Vorgehensweisen entsprechende Hintergrundinformationen liefern.*
2. *Bei den Fällen sollte die interdisziplinäre Betrachtungsweise besonders hervorgehoben werden. Alle Fälle wurden daher soweit betroffen jeweils interdisziplinär verfasst.*

Medizin zu lernen, setzt selbstverständlich eine entsprechende Berufserfahrung und realen Patientenkontakt voraus. Mit der vorliegenden Fallreihe möchten wir den beruflichen Alltag bzgl. häufiger Krankheitsbilder für Sie simulieren und damit in erster Linie Studierenden im klinischen Ausbildungsabschnitt das notwendige Handwerkszeug vermitteln, um in den ersten Berufsjahren leichter einen Einstieg in die ärztliche Tätigkeit zu finden.

Tübingen, November 2008
Bernd Balletshofer
Claus D. Claussen
Hans-Ulrich Häring

Herausgeber- und Autorenverzeichnis

Balletshofer Bernd (Prof. Dr.)
Universität Tübingen
Abt. für Innere Medizin IV
Otfried-Müller-Straße 10
72076 Tübingen

Claussen Claus D. (Prof. Dr.)
Universität Tübingen
Abt. für Radiologische Diagnostik
Hoppe-Seyler-Straße 3
72076 Tübingen

Coerper Stephan (Prof. Dr.)
Krankenhaus Martha-Maria Nürnberg
Chirurgische Klinik
Stadenstraße 58
90491 Nürnberg

Gallwitz Baptist (Prof. Dr.)
Universität Tübingen
Abt. für Innere Medizin IV
Otfried-Müller-Straße 10
72076 Tübingen

Häring Hans-Ulrich (Prof. Dr.)
Universität Tübingen
Abt. für Innere Medizin IV
Otfried-Müller-Straße 10
72076 Tübingen

Hoeft, Sebastian (OA, Dr.)
Marienhospital Stuttgart
Zentrum für Innere Medizin I
Böheimstraße 37
70199 Stuttgart

Kaltenbach Simone (Dr.)
Marienhospital Stuttgart
Zentrum für Innere Medizin I
Böheimstraße 37
70199 Stuttgart

Kellerer, Monika (Prof. Dr.)
Marienhospital Stuttgart
Zentrum für Innere Medizin I
Böheimstraße 37
70199 Stuttgart

Luft, Dieter (Prof. Dr.)
Universität Tübingen
Ethik-Kommission der Medizinischen Fakultät
Gartenstraße 47
72074 Tübingen

Mehnert, Birgit (Dr.)
Vaihinger Straße 43
70567 Stuttgart

Müssig, Karsten (Dr.)
Universität Tübingen
Abt. für Innere Medizin IV
Otfried-Müller-Straße 10
72076 Tübingen

Rettig, Ingo (OA, Dr.)
Universität Tübingen
Abt. für Innere Medizin IV
Otfried-Müller-Straße 10
72076 Tübingen

Staiger, Katrin (Dr.)
Universität Tübingen
Abt. für Innere Medizin IV
Otfried-Müller-Straße 10
72076 Tübingen

Weyrich, Peter (Dr.)
Universität Tübingen
Abt. für Innere Medizin IV
Otfried-Müller-Straße 10
72076 Tübingen

Wir danken für die Unterstützung von

Herr Dr. med. Jürgen Dilger, **Fall 1, inhaltliche Mitarbeit**
Abteilung Innere Medizin IV,
Universitätsklinikum Tübingen

Herr Prof. Dr. med. Marius Horger, **Fall 3, Abb. 3.3**
Abteilung für Radiologische Diagnostik, **Fall 5, Abb. 5.8**
Universitätsklinikum Tübingen

Herr Prof. Dr. med. Manfred Wehrmann, **Fall 3, Abb. 3.4 und Abb. 3.5**
Institut für Pathologie,
Universitätsklinikum Tübingen

Frau Erman und Herr Wiehr, **Fall 5, Abb. 5.1, Abb. 5.3, Abb. 5.7**
Abteilung Foto-Repro-Grafik, **Fall 8, Abb. 8.1–8.4**
Universitätsklinikum Tübingen,

Frau Prof. Dr. med. Antje Bornemann, **Fall 5, Abb. 5.6 a–c**
Institut für Hirnforschung,
Universitätsklinikum Tübingen

Prof. Dr. med. Edwin Kaiserling, **Fall 7, Abb. 7.3 b**
Institut für Pathologie,
Universitätsklinikum Tübingen

Herr Priv.-Doz. Dr. med. Michel Mittelbronn, **Fall 8, Abb. 8.7**
Institut für Hirnforschung,
Universitätsklinikum Tübingen

Inhaltsverzeichnis I

Fall 1 1–14
36-jähriger Patient mit anfallsweise auftretendem Herzrasen, Blässe, heftigen Kopf- und Bauchschmerzen – Überweisung vom Hausarzt in die Klinik

Fall 2 15–29
29-jährige Patientin mit ausbleibender Menstruation – Vorstellung in der endokrinologischen Ambulanz

Fall 3 31–49
60-jährige Patientin mit Bluthochdruck und niedrigem Serumkalium – Überweisung vom Hausarzt in die endokrinologische Ambulanz

Fall 4 51–68
51-jähriger Patient mit Schilddrüsenknoten – Vorstellung in der endokrinologischen Ambulanz

Fall 5 69–87
19-jähriger Patient mit ungeklärter Gewichtszunahme und Wachstumsstörung – Überweisung durch den Hausarzt in die endokrinologische Ambulanz

Fall 6 89–106
70-jähriger Patient mit chronischer Müdigkeit und herabgesetzter Belastbarkeit – Verlegung aus der psychiatrischen Klinik auf die endokrinologische Station

Fall 7 107–118
54-jährige Patientin mit Nierenkolik – Überweisung in die endokrinologische Ambulanz durch den Urologen

Fall 8 119–133
38-jähriger Patient mit Kopfschmerzen und veränderter Physiognomie – Vorstellung in der endokrinologischen Ambulanz

Fall 9 135–164
24-jährige Patientin mit starkem Durstgefühl und häufigem Wasserlassen – Vorstellung beim Hausarzt

Fall 10 165–191
56-jährige Patientin mit seit Langem bestehendem Übergewicht, gehäuften Infekten des Urogenitaltraktes, allgemeiner Schwäche und Ermüdbarkeit – Vorstellung durch den betreuenden Gynäkologen beim Internisten

Fall 11 193–211
Ein 68-jähriger Patient mit Diabetes mellitus und Wundheilungsstörung am Fuß wird vom Hausarzt in die Gefäßambulanz überwiesen

Fall 12 213–227
32-jährige Patientin in der 24. Schwangerschaftswoche mit Makrosomie des Fetus und Verdacht auf Glukosestoffwechselstörung – Überweisung von der Gynäkologin an den Internisten

Inhaltsverzeichnis II

Fall 1 1–14
Phäochromozytom

Fall 2 15–29
Hyperprolaktinämie

Fall 3 31–49
Primärer Hyper-
aldosteronismus

Fall 4 51–68
Struma nodosa

Fall 5 69–87
Cushing-Syndrom

Fall 6 89–106
Hypophysenvorderlappen-
insuffizienz

Fall 7 107–118
Hyperparathyreoidismus

Fall 8 119–133
Akromegalie

Fall 9 135–164
Diabetes mellitus Typ 1

Fall 10 165–191
Diabetes mellitus Typ 2

Fall 11 193–211
Diabetisches Fußsyndrom

Fall 12 213–227
Gestationsdiabetes

Infoboxverzeichnis

Fall 1
Infobox 1.1	Multiple endokrine Neoplasie IIa und IIb	4
Infobox 1.2	Katecholaminbestimmung und Clonidinsuppressionstest	8
Infobox 1.3	MIBG-Szintigrafie	9
Infobox 1.4	Paragangliom/Glomustumor	14

Fall 2
Infobox 2.1	Ursachen für das Vorliegen einer Hyperprolaktinämie	18
Infobox 2.2	Behandlungsschema Hyperprolaktinämie	23

Fall 3
Infobox 3.1	Renin-Angiotensin-Aldosteron-System	36
Infobox 3.2	Labordiagnostik bei Verdacht auf primären Hyperaldosteronismus	38
Infobox 3.3	Klassifikation des primären Hyperaldosteronismus	40
Infobox 3.4	Vorbereitungen für eine Computertomografie mit Kontrastmittel	41
Infobox 3.5	Medikamentöse Therapie bei primärem Hyperaldosteronismus	44

Fall 4
Infobox 4.1	Klinische Symptomatik der Struma nodosa	55
Infobox 4.2	WHO-Klassifikation der Struma nodosa	56
Infobox 4.3	Schilddrüsenszintigrafie	59
Infobox 4.4	Stoffwechselfunktionsstörungen (Hyperthyreose/Hypothyreose)	61
Infobox 4.5	Schilddrüsenkarzinome	63

Fall 5
Infobox 5.1	Ursachen des Cushing-Syndroms	74
Infobox 5.2	Stadien der Genitalentwicklung und Pubesbehaarung bei Jungen nach Marshall und Tanner 1969	77
Infobox 5.3	Rationelle endokrinologische Stufendiagnostik bei Hyperkortisolismus	80

Fall 6
Infobox 6.1	Ursachen der Hypophysenvorderlappeninsuffizienz	93
Infobox 6.2	Regulation der hypothalamisch-hypophysären Hormonachsen	97
Infobox 6.3	Stimulationstests zur Abklärung einer Hypophysenvorderlappeninsuffizienz	99
Infobox 6.4	Diabetes insipidus centralis	106

Fall 7
Infobox 7.1	Kalzium und Nierensteinleiden	110
Infobox 7.2	Kalziumhaushalt Steuerung/Regelkreis	113

Fall 8
Infobox 8.1	Klinische Symptomatik der Akromegalie	123
Infobox 8.2	Oraler Glukosetoleranztest (oGTT)	126

Fall 9
Infobox 9.1	Pathogenese des Diabetes mellitus Typ 1	140
Infobox 9.2	Diagnosekriterien des Diabetes mellitus	144
Infobox 9.3	Insulintherapie	150
Infobox 9.4	Die Hypoglykämie als ernste Komplikation der Insulintherapie	154
Infobox 9.5	„Sie haben Diabetes": typische Patientenfragen bei Diagnosestellung	156
Infobox 9.6	Algorithmen der Insulinsubstitution bei intensivierter konventioneller Insulintherapie (ICT)	159
Infobox 9.7	Ketoazidose und Therapie des ketoazidotischen Coma diabeticum	162

Infoboxverzeichnis

Fall 10
Infobox 10.1	Metabolisches Syndrom und Diabetes mellitus Typ 2	167
Infobox 10.2	Haut- und Augenveränderungen, die bei Diabetes mellitus gehäuft auftreten	170
Infobox 10.3	Wie und wann sollte ein Screening auf einen Diabetes mellitus Typ 2 durchgeführt werden?	175
Infobox 10.4	Diagnosekriterien Diabetes mellitus Typ 2	176
Infobox 10.5	Charakteristika oraler Antidiabetika (OAD)	184
Infobox 10.6	Die 10 Regeln der Deutschen Gesellschaft für Ernährung (aus DGE-intern 07/2005)	187

Fall 11
Infobox 11.1	Diagnosekriterien für die sensomotorische Neuropathie bei Diabetes mellitus (nach Young et al. Diabetologia 1993)	198
Infobox 11.2	Wann sollte an eine alternative Diagnose zur Genese der Polyneuropathie gedacht werden?	202
Infobox 11.3	Grundprinzipien der Lokaltherapie bei diabetischen Ulzera	204
Infobox 11.4	Diabetische Neuropathie	209

Fall 12
Infobox 12.1	Pathophysiologie und Risiken des Gestationsdiabetes (GDM)	217
Infobox 12.2	Screeningverfahren auf Gestationsdiabetes (GDM)	220
Infobox 12.3	Geburtshilfliche Betreuung (entsprechend den Leitlinien der DDG und DGGG von 2001)	224

Fall 1

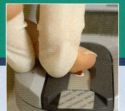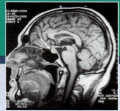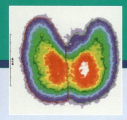

Baptist Gallwitz

Fall 1

36-jähriger Patient mit anfallsweise auftretendem Herzrasen, Blässe, heftigen Kopf- und Bauchschmerzen – Überweisung vom Hausarzt in die Klinik

„Insbesondere beim Stuhlgang fängt mein Herz plötzlich an zu rasen. Vor innerer Unruhe könnte ich manchmal schier verrückt werden! Diese Anfälle habe ich bereits seit 2 Jahren, der letzte war vor einer Woche. Mehrere Ärzte haben außer einem leicht erhöhten Blutdruck (140/90 mmHg) nichts gefunden. Deshalb habe ich mich in Behandlung eines Heilpraktikers begeben. Seitdem sind wenigstens die Kopfschmerzen besser."

An welche möglichen Ursachen der Beschwerden denken Sie? Beachten Sie dabei: Häufiges ist häufig, Seltenes ist selten!

Symptome wie innere Unruhe, Bauch- und Kopfschmerzen sowie intermittierendes Herzrasen sind unspezifische Symptome, die bei vielen Krankheitsbildern auftreten können. Beim gemeinsamen Auftreten dieser Symptome – insbesondere anfallsartiges Herzrasen verbunden mit Blässe – sollte unbedingt an ein Phäochromozytom gedacht werden. Allerdings bestätigt sich die Verdachtsdiagnose Phäochromozytom in der Diagnostik nur in etwa 10 % der Fälle. Hypertonie ist ein häufiger Befund und Phäochromozytome sind selten (0,1-0,2 % aller Hypertonien sind auf ein Phäochromozytom zurückzuführen).

Deshalb müssen unbedingt weitere differenzialdiagnostische Überlegungen erfolgen.

Ähnliche Beschwerden können auftreten bei:
- Hyperthyreose
- intrakraniellen Prozessen wie z.B. Subarachnoidalblutung
- Hypoglykämie
- abruptem Absetzen von Clonidin (Antihypertensivum)
- Selbstmedikation mit Epinephin oder Isoproterenol
- Zerstörung der Barorezeptoren des Karotissinus durch Operation oder Tumor
- Behandlung mit MAO-Hemmern (Antidepressiva), die nach versehentlichem Genuss tyraminhaltiger Nahrungsmittel Blutdruckkrisen auslösen

1.1 Anamnese

Was würden Sie jetzt von dem Patienten wissen wollen, welche Fragen stellen Sie ihm gezielt zusätzlich zu der normalen internistischen Anamnese?

Bei der Verdachtsdiagnose Phäochromozytom ist eine detaillierte Anamnese wichtig. Der klinische Befund ist in der Regel weniger richtungsweisend – außer wenn der erhöhte Blutdruck im Anfall gemessen wird oder wenn ein therapieresistenter kontinuierlich erhöhter Bluthochdruck vorliegt. Die Familienanamnese ist wichtig, um ein Phäochromozytom im Rahmen einer multiplen endokrinen Neoplasie (MEN) zu entdecken.

1.1 Anamnese

Frage	Hintergrund der Frage	Antwort des Patienten
Haben Sie anfallsweise Kopfschmerzen, Schweißausbrüche oder Herzklopfen?	Klassische anamnestische Trias bei Katecholaminexzessen wie z. B. bei einem Phäochromozytom.	Seit 2 Jahren habe ich anfallsweises Herzrasen und starke Kopfschmerzen. Vermehrtes Schwitzen oder Schweißausbrüche habe ich nicht beobachtet.
Ist Ihnen oder Ihrer Frau aufgefallen, dass Sie während dieser Episoden sehr blass sind?	Blässe während dieser Episoden lässt auf eine Vasokonstriktion und daraus resultierende Hypertonie schließen.	Ja. Während dieser Anfälle bin ich wohl auch immer sehr blass.
Haben Sie starke Blutdruckschwankungen oder einen hartnäckigen Bluthochdruck?	50 % der Patienten haben eine Dauerhypertonie, 45 % einen Wechsel zwischen Normotonie und hypertensiver Krise, 5 % sind relativ normoton.	Mehrere Ärzte haben bei mir einen leicht erhöhten Blutdruck festgestellt. Ich glaube die Blutdruckwerte sind 140/90 mmHg.
Gibt es bestimmte Situationen, in denen die oben beschriebenen Symptome gehäuft auftreten?	Bei Druck auf die Nierengegend z. B. bei Palpation des Abdomens während der körperlichen Untersuchung kann es bei Phäochromozytom zur Ausschüttung von Katecholaminen (Adrenalin, Noradrenalin, evtl. Dopamin) kommen.	Wie bereits erwähnt treten die Symptome häufig während des Stuhlgangs auf.
Nehmen Sie Medikamente ein? Z. B. einen Betablocker wegen des leicht erhöhten Blutdrucks oder Schilddrüsenmedikamente?	Bei Einnahme von Betablockern kann es intermittierend zur Hypoglykämie kommen, deren Symptome denen bei Phäochromozytom ähneln. Eine Überdosierung von Schilddrüsenhormonen (bei Hypothyreose) oder eine unzureichende Therapie mit Thyreostatika (bei Hyperthyreose) können ähnliche Symptome verursachen.	Nein, ich nehme keine Medikamente ein. Weder für den Blutdruck noch für meine Schilddrüse.
Sind Angehörige von Ihnen in jüngeren Jahren an Hirnschlag oder Herzversagen infolge hohen Blutdrucks erkrankt oder verstorben?	Phäochromozytome kommen in 5–10 % familiär gehäuft vor und sind dann öfter bilateral.	Nein.
Gibt es in Ihrer Familie Hinweise auf Geschwülste im Bereich der Schilddrüse, Nebenschilddrüse, der Haut oder des Bauchraumes?	Phäochromozytome können im Rahmen erblicher oder sporadischer Syndrome als multiple endokrine Neoplasie (MEN) auftreten (s. Infobox 1.1).	Nein.
Wurde bei Ihnen bei einer Ultraschall- oder CT-Untersuchung des Bauchraumes eine Geschwulst gefunden?	Frage nach einer Raumforderung der Nebennieren. Ein Phäochromozytom kann auch einem sogenannten „Inzidentalom" der Nebenniere zugrunde liegen (Inzidentalom = eine bisher klinisch unauffällige Raumforderung der Nebenniere, die z. B. bei einer Ultraschall-, MRT- oder CT-Untersuchung aus anderem Anlass „zufällig" entdeckt wurde).	Ja, vor einigen Tagen hat mein Hausarzt beim Ultraschall rechts unterhalb der Leber eine Raumforderung entdeckt. Deshalb wurde ich hierher geschickt.

Fall 1

Infobox 1.1

Multiple endokrine Neoplasie IIa und IIb

Phäochromozytome können im Rahmen erblicher oder sporadischer Syndrome in Form **m**ultipler **e**ndokriner **N**eoplasien (**MEN**) auftreten. Eine MEN liegt vor, wenn bei genetisch prädisponierten Personen mehrere Tumoren in charakteristischer Kombination gleichzeitig in unterschiedlichen Organen auftreten. Abhängig vom befallenen Organbefallsmuster werden verschiedene Syndrome unterschieden:

- **MEN IIa (Sipple-Syndrom)**:
  - medulläres Schilddrüsenkarzinom
  - Phäochromozytom (in 70 % beidseitig)
  - primärer Hyperparathyreoidismus

oder

- **MEN IIb (Gorlin-Syndrom)**:
  - medulläres Schilddrüsenkarzinom
  - Phäochromozytom (in 70 % beidseitig)
  - gastrointestinale Neurinome

Allgemeine Hinweise:
- Die für familiäre MEN-II-Syndrome verantwortlichen Genmutationen sind auf dem RET Proto-Onkogen (ein Rezeptor Proteinkinase-Gen) in der Zentromerregion von Chromosom 10 lokalisiert. Die Mutationen betreffen v.a. die Exone 10, 11 und 16 (= tumoraktivierende Mutation des RET Proto-Onkogens).
- **Autosomal-dominante** Vererbung.
- **Prävalenz: 1–10 pro 100 000 Einwohner**.
- MEN IIa und MEN IIb sind zwei unabhängige Syndrome.
- Das medulläre Schilddrüsenkarzinom ist die häufigste Manifestation von MEN II („Leittumor"): Es findet sich bei 80–100 % der Patienten mit Mutationen im RET-Proto-Onkogen (s. Abb. 1.1 und 1.2).
- Die Hyperplasie der C-Zellen ist die typische Läsion, die zum medullären Schilddrüsenkarzinom führt (Präkanzerose).

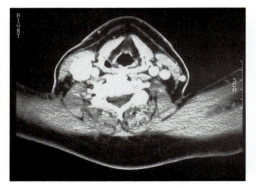 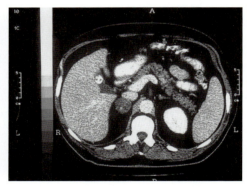

Abb. 1.1 Große Lymphknotenmetastase mit Verdrängung auf die rechte Halsseite bei einem Patienten mit metastasiertem medullärem Schilddrüsenkarzinom.

Abb. 1.2 Rechtsseitiger Nebennierentumor (MEN IIa) bei medullärem Schilddrüsenkarzinom (gleicher Patient).

Fassen Sie Ihren Eindruck von dem Patienten sowie die wesentlichen Erkenntnisse der Anamnese zusammen!

Die Symptome paroxysmale Tachykardien begleitet von hypertensiven Entgleisungen, anfallsartiger Blässe und Kopfschmerzen sowie innerer Unruhe sind hinweisend auf einen Katecholamin-Exzess. Die dabei auch auftretenden Bauchschmerzen können als vaskulär bedingte Begleiterscheinung bei Katecholamin-Exzess gedeutet werden. Schwitzen als weiteres Symptom des Katecholamin-Exzesses wurde vom Patienten nicht beschrieben. Die sonografisch festgestellte Raumforderung rechts unterhalb der Leber könnte auf einen Tumor der Nebenniere hinweisen.

Gibt es Fragenbereiche, die Sie noch nicht (ausreichend) berücksichtigt haben?

Ein Phäochromozytom kann isoliert oder im Rahmen einer MEN IIa oder MEN IIb, d.h. in Assoziation mit einem medullären Schilddrüsenkarzinom, primärem Hyperparathyreoidismus, Schleimhautneurinomen oder Hautfibromen auftreten. Da bei dem Patienten

Frage	Hintergrund der Frage	Antwort des Patienten
Haben Sie Fieber, Nachtschweiß, eine Leistungsminderung oder starke Gewichtsabnahme beobachtet?	Dies sind typische Symptome bei einer malignen Erkrankung. Im Rahmen einer MEN II kann ein Phäochromozytom gleichzeitig mit einem Schilddrüsenkarzinom auftreten.	Nein. Ich fühle mich nach wie vor leistungsfähig. Ich habe weder Fieber noch Nachtschweiß und wiege 74 kg.
Haben Sie Nierensteine? Haben Sie sehr viel Durst und lassen Sie viel Urin? Müssen Sie z. B. nachts häufig aufstehen um Urin zu lassen?	Ein primärer Hyperparathyreoidismus kann im Rahmen einer MEN IIa oder IIb in Assoziation mit einem Phäochromozytom auftreten. Eine Nierenmanifestation ist häufig. Durch eine Hyperkalziämie kommt es zur Bildung von Kalziumphoshat- bzw. Kalziumoxalatsteinen in der Niere. Typische Symptome bei Nierenbeteiligung sind eine Polydipsie und Polyurie durch verminderte Konzentrierungsfähigkeit der Niere.	Mit der Niere hatte ich bisher noch keine Probleme. Mir ist nicht aufgefallen, dass ich sehr viele trinke oder häufig die Toilette aufsuchen muss.
Haben Sie Glieder- oder Knochenschmerzen?	Eine gesteigerte Parathormonaktivität führt zur Vermehrung der Osteoklasten und reaktiv auch der Osteoblasten. Resultat ist ein gesteigerter Knochenabbau (negative Knochenbilanz).	Nein.
Haben Sie häufig Magen oder Darmbeschwerden wie Appetitlosigkeit, Übelkeit, Obstipation?	Gastrointestinale Neurinome können bei einer MEN IIb zusätzlich zum Phäochromozytom auftreten. In 50 % der Fälle kommt es bei einem primären Hyperparathyreoidismus zu gastrointestinalen Beschwerden.	Nein. Auch mein Appetit ist gut.

der V.a. ein Phäochromozytom besteht, sollte der Patient nach Symptomen befragt werden, die mit oben genannten Erkrankungen einhergehen. Falls z.B. gleichzeitig eine Struma nodosa vorliegt, muss ein medulläres Schilddrüsenkarzinom ausgeschlossen werden. Zur Anamnese bei Struma nodosa s. auch Fall 4 „Struma nodosa".

1.2 Körperliche Untersuchung

Wie gehen Sie bei der körperlichen Untersuchung vor, worauf achten Sie besonders und warum?

besonders achten auf	mögliche Befunde/Hinweise	Ergebnisse des Patienten
Blutdruck	<ul><li>labile Hypertonie</li><li>orthostatischer Blutdruckabfall</li><li>therapeutisch nur schwer zu beeinflussende Hypertonie oder krisenhafter Blutdruckanstieg</li></ul>	<ul><li>Blutdruck mehrfach 170/100 mmHg (↑)</li><li>keine orthostatische Hypotonie</li></ul>
Auge	Hippel-Lindau-Syndrom (assoziiert mit MEN IIb): retinale Angiome	Konsil beim Augenarzt ohne pathologischen Befund

6 Fall 1

besonders achten auf	mögliche Befunde/Hinweise	Ergebnisse des Patienten
Schilddrüse	Vergrößerung bei medullärem Schilddrüsenkarzinom (im Rahmen von MEN I und II). Imponiert in der Szintigrafie als „kalter Knoten".	Sonografie der Schilddrüse: Struma binodosa von 5 bzw. 3 mm Durchmesser.
Schleimhaut	Mukosaneurinome bei MEN IIb; Lokalisation Zungenspitze, Augenlider und im gesamten Magen-Darm-Trakt.	Die Schleimhäute des Patienten weisen keine Neurinome auf.

Bewerten Sie die erhobenen Befunde in der Zusammenschau mit der Anamnese! Welche Diagnostik veranlassen Sie und warum?
Der Patient hat die klassischen Zeichen eines Phäochromozytoms:
- Hypertonie (paroxysmal oder permanent)
- Kopfschmerzen
- Tachykardie
- Blässe
- abdominelle Schmerzen
- innere Unruhe

Lediglich exzessives Schwitzen wurde nicht berichtet.

1.3 Labor und apparative Diagnostik

diagnostische Methode	Indikation und Sinn der Untersuchung	Ergebnisse des Patienten
Labor	■ Basistest bzw. Screeningtest: Katecholaminbestimmung im 24-h-Urin (s. Infobox 1.2). Hohe diagnostische Sensitivität und Spezifität. Weniger „störanfällig" als Bluttest. ■ Katecholaminbestimmung im Blut (Abnahme während Blutdruckkrise); störanfällig, kurze Halbwertszeit. ■ Clonidinsuppressionstest (Bestätigungstest) (s. Infobox 1.2). Anwendung bei Patienten mit V.a. Phäochromozytom, wenn Befunde nicht eindeutig. ■ Zum Ausschluss oder zur weiteren Diagnostik bei MEN II klinisch chemisch: Parathormon, Kalzium und Phosphat im Serum und 24-h-Sammelurin, Kreatinin, Calcitonin, basale Werte für die hypophysären Achsen (TSH, fT_3, fT_4, ACTH, Cortisol, GH, IGF-1, Prolactin, LH, FSH, periphere Geschlechtshomone) genetisch: Screening des RET-Proto-Onkogens auf Mutationen/SNIPs,	■ Urinnormetanephrin, Urinmetanephrin auf ein Mehrfaches der Norm erhöht ■ nur Adrenalin erhöht ■ Test nicht durchgeführt

1.3 Labor und apparative Diagnostik

diagnostische Methode	Indikation und Sinn der Untersuchung	Ergebnisse des Patienten
Sonografie (Abb. 1.3)	Suchmethode: - Läsionen < 1 cm werden nicht erfasst - Raumforderungen > 3 cm nachweisbar	5 cm große Rundstruktur in Projektion auf die rechte Nebenniere.
CT	prinzipiell gleichwertig zum MRT, Nachteil: Strahlenbelastung	Nicht durchgeführt, da MRT durchgeführt wurde.
MRT (Abb. 1.4)	sensitiver als CT in der Lokalisation kleinerer Tumoren und extraadrenaler Phäochromozytome	5 cm große Raumforderung im Bereich der rechten Nebenniere.
MIBG-Szintigramm (s. Infobox 1.3, Abb. 1.5)	- hohe Sensitivität - speziell geeignet zum Nachweis extraadrenaler Geschwülste	Nicht durchgeführt, da Patient die Untersuchung wegen der Radioaktivität ablehnte, eindeutige Laborbefunde und MRT auf die Tumorlokalisation gut schließen ließen. Zum sicheren Ausschluss von Zweittumoren und zum Ausschluss von extraadrenalen Tumoren ist diese Untersuchung jedoch absolut essenziell.
Etagenkatheter	Gezielte Venenblutentnahme zur Hormonbestimmung, speziell zur Lokalisation kleiner Tumoren und Tumoren mit ungewöhnlicher Lokalisation.	Nicht durchgeführt, da Lokalisationsdiagnostik im MRT eindeutig war.

Merke

An erster Stelle der Diagnostik steht der **laborchemische** Nachweis eines Katecholaminexzesses. Die **Lokalisationsdiagnostik** des zugrunde liegenden Prozesses erfolgt im Anschluss. Dabei ist zu beachten, dass vor jeder Lokalisationsdiagnostik eine **medikamentöse Therapie** zur Vermeidung einer hypertensiven Krise eingeleitet wird (s. Abschnitt: therapeutisches Vorgehen).

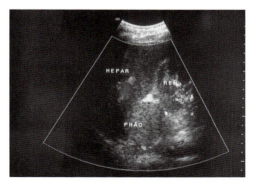

Abb. 1.3 Sonografiebefund: rechtsseitiges Phäochromozytom.

Fall 1

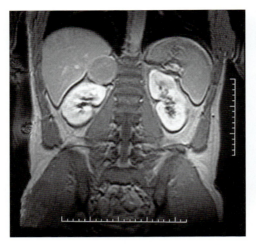

Abb. 1.4 Nebennieren-MRT, koronare Schicht: rechtsseitiges Phäochromozytom.

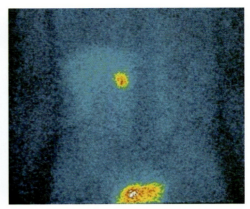

Abb. 1.5 MIBG-Szintigramm bei einem Patienten mit rechtsseitigem Phäochromozytom.

Infobox 1.2

Katecholaminbestimmung und Clonidinsuppressionstest

Katecholaminbestimmung im angesäuerten 24-h-Urin

Überall verfügbarer Test, um die Ausscheidung freier Katecholamine (Adrenalin und Noradrenalin) und ihrer Metaboliten (Metanephrine und Normetanephrin) zu erfassen. Urinmetanephrine haben die höchste diagnostische Sensitivität und Spezifität für ein Phäochromozytom.

Bewertung: Werte > 200 ng/l Gesamtkatecholamine sind pathologisch, Werte < 50 ng/l normal. Bei nur grenzwertiger Erhöhung sollte der Test wiederholt werden.

Falsch positive Werte bei exogener Katecholaminzufuhr:
- Methyldopa
- L-Dopa
- β-Rezeptorenblocker (z. B. Labetalol)
- Tetrazykline
- Schock
- Hypoglykämie
- körperliche Belastung
- Hirndruck
- abruptes Absetzten von Clonidin

Bluttests haben den Nachteil, dass selbst geringer körperlicher oder emotionaler Stress eine Erhöhung der Plasmakatecholamine bewirken kann (somit bezüglich eines Phäochromozytoms falsch positiv sind). Eine Bestimmung im Plasma ist nur während einer hypertensiven Krise sinnvoll. Werte > 2000 ng/l sind pathologisch, Werte < 500 ng/l liegen im Normbereich.

Clonidinsuppressionstest

Indikation: bei klinischem V. a. Phäochromozytom und grenzwertigen Katecholaminwerten.

Pathophysiologischer Hintergrund des Tests: Chromaffine Zellen bei Phäochromozytomen sind im Gegensatz zu chromaffinen Zellen des Nebennierenmarks nicht innerviert. Die Folge ist eine autonome Katecholaminfreisetzung aus Phäochromozytomzellen. Substanzen, welche die Katecholaminausschüttung über den Sympathikus supprimieren (wie z. B. der α_2-Agonist Clonidin) sind deshalb wirkungslos.

Durchführung: Katecholaminbestimmung im Blut vor und 3 Stunden nach 1 × 0,3 mg Clonidin per os.

Bei einem Probanden ohne Phäochromozytom fällt Norepinephrin im Blut unter 500 pg/ml ab.

Positiver Test: fehlender Katecholaminabfall nach Clonidingabe.

Testqualität: sensitiv, aber wenig spezifisch.

Störfaktoren: Volumenmagel, β-Rezeptorenblocker (sollten 48 h zuvor abgesetzt werden).

Der Test ist in der Regel entbehrlich, wenn ein eindeutiger Katecholaminexzess im Blut (> 2000 pg/ml) oder Urin (> 200 ng/l) vorliegt.

> **Infobox 1.3**
>
> ### MIBG-Szintigrafie
>
> Metajodbenzylguanidin (MIBG), ein radioaktiv markiertes Guanethidinanalogum, wird aufgrund seiner strukturellen Ähnlichkeit zu Noradrenalin durch einen Zellmembrancarrier in chromaffine Zellen transportiert. Die MIBG-Anreicherung in Phäochromozytomen hat eine sehr hohe Spezifität (ca. 98 %) und Sensitivität (85–90 %).
>
> **Indikation:** Ausschluss oder Nachweis von extraadrenalen Phäochromozytomen, zur Abklärung von Rezidiven und zur Metastasensuche bei metastasierendem Phäochromozytom.
>
> **Durchführung:** Der Patient erhält zu Beginn der Untersuchung eine intravenöse Injektion mit dem radioaktiv markierten MIBG in eine Armvene. Die vom Radionuklid emittierte Gammastrahlung wird mit einer Gamma-Kamera detektiert.
>
> **Beurteilung:** Die dargestellte Mehranreicherung entspricht dem Phäochromozytom-Gewebe.

Zwischenbilanz: Die klinische Verdachtsdiagnose Phäochromozytom ist durch den Katecholaminexzess im Urin und weniger deutlich im Blut laborchemisch gesichert. In der Bildgebung ließ sich ein Prozess in Projektion auf die rechte Nebenniere feststellen. Andere in Frage kommende Ursachen konnten anamnestisch oder aufgrund von entsprechenden Untersuchungen ausgeschlossen werden.

1.4 Vorstellung beim Oberarzt und weitere Planung

Nach Zusammentragen aller Befunde stellen Sie den Patienten Ihrem Oberarzt vor. Was berichten Sie?

Herr N. leidet seit zwei Jahren an anfallsartig auftretendem Herzrasen und hypertensiven Krisen, die mit Blässe, Kopf- und Bauchschmerzen einhergehen. Der Blutdruck war in mehreren Messungen mit 170/100 mmHg deutlich erhöht.

Im Hinblick auf die Verdachtsdiagnose eines Phäochromozytoms habe ich einen 24-h-Sammelurin veranlasst. Die Metanephrine waren hier um ein Mehrfaches der Norm erhöht. In der ambulant durchgeführten Sonografie zeigte sich eine Raumforderung rechts unterhalb der Leber, die im MRT bestätigt werden konnte. Aufgrund der eindeutigen Labor- und Lokalisationsdiagnostik habe ich auf die Durchführung eines Clonidinsuppressionstests, eine MIBG-Szintigrafie und eine etagenweise Venenblutabnahme verzichtet.

Klinisch und sonografisch konnte bei Herrn N. eine Struma nodosa festgestellt werden. Ich schlage daher die Durchführung einer Schilddrüsenszintigrafie vor, um nicht ein medulläres Schilddrüsenkarzinom zu übersehen.

In der Familie ist kein MEN-Syndrom bekannt. Auch laborchemisch ließ sich hierfür kein Anhalt finden, sodass ich bislang auf eine genetische Untersuchung zum Nachweis einer MEN-II-typischen RET-Protoonkogen-Mutation verzichtet habe.

Ich habe begonnen, den Patienten mit einem Alphablocker zu behandeln und würde ihn zur Operationsplanung der Tumorexstirpation den Chirurgen vorstellen.

1.5 Abschließende Bewertung und Diagnosestellung

Fassen Sie abschließend die Ergebnisse der Diagnostik zusammen!
Alle Befunde des Patienten weisen auf ein rechtsseitiges adrenales Phäochromozytom hin:
- Die Anamnese ist klassisch: Hypertonie, starke Kopfschmerzen, Tachykardie, episodische Blässe, abdominelle Schmerzen, innere Unruhe, lediglich exzessives Schwitzen wurde nicht berichtet.
- Der klinische Befund ist außer einer arteriellen Hypertonie im Wesentlichen unauffällig.
- Laborbefunde: Katecholamine sind im Urin auf ein Vielfaches erhöht.
- Lokalisation mittels Sonografie und MRT: Die Ursache des Katecholaminexzesses ist ein großer Tumor im Bereich der rechten Nebenniere.

Merke: Circa 95 % der Phäochromozytome finden sich im Abdomen.

1.6 Therapeutisches Vorgehen

Welche grundsätzlichen Therapieansätze und Behandlungsmöglichkeiten gibt es?

Medikamentöse Therapie

Cave: Die medikamentöse Therapie muss sofort vor Beginn der Lokalisationsdiagnostik zur Vermeidung hypertensiver Krisen begonnen werden!

- Phenoxybenzamin (α-Rezeptorenblocker),
- Propranolol (β-Rezeptorenblocker).

Bei klinisch relevanter Tachykardie oder Arrhythmie:
- Prazosin (α-Rezeptorenblocker).

Alternativ zu Phenoxybenzamin, nicht bei allen Patienten wirksam:
- Nitroprussid (i.v. bei hypertensiver Krise).
Ferner: Kalziumantagonisten, Nitroglyzerin.

Operative Therapie
- Die operative Therapie ist die Methode der Wahl, nachdem der Blutdruck medikamentös unter Kontrolle (RR ≤ 160/90 mmHg) gebracht ist.
- Radikale En-bloc-Resektion.

(Wegen der speziellen Kenntnisse, die für Narkoseführung und Operation erforderlich sind, sollte die Operation nur in diesbezüglich erfahrenen Zentren erfolgen).

Welche Therapie kommt bei Ihrem Patienten infrage? Begründen Sie Ihre Entscheidung!
Nachdem bei dem Patienten mittels 2 × 5 mg Phenoxybenzamin/d ein mittlerer Blutdruck von 130/80 mmHg (in der Langzeitblutdruckmessung) erreicht war, erfolgte die En-bloc-Resektion des Tumors. Makroskopisch zeigt sich ein im Längsdurchmesser 6 cm großer Tumor (Abb. 1.6). Die Schnittfläche ist fleischfarben. Dies spricht für den Ursprung im Nebennierenmark. Geschwülste, die von der Nebennierenrinde ausgehen, haben eine lehmfarbene Schnittfläche.
Histologisch handelt es sich um ein typisches Phäochromozytom mit erhaltener Kapsel und ohne Hinweise auf Malignität.
Wie bei fast allen differenzierten endokrinen Tumoren ist es jedoch schwierig oder unmöglich, nur aus der Histologie in benigne oder maligne Geschwülste zu differenzieren.

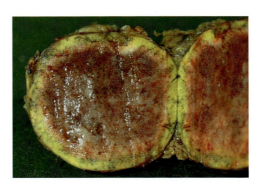

Abb. 1.6 Operationspräparat (aufgeschnitten): rechtsseitiges Phäochromozytom.

> **Merke:** Eindeutige Malignitätskriterien sind Gefäßeinbrüche, Durchwanderung der Tumorkapsel und Invasion in die Umgebung sowie Lymphknoten- und Fernmetastasen.

Wie geht es bei dem Patienten postoperativ weiter?

Postoperativ normalisierte sich der Blutdruck sofort. Auch die übrige Symptomatik bildete sich vollständig zurück. Bei ca. 10–15 % der Patienten können postoperativ in den ersten Stunden bis wenigen Tagen Hypoglykämien auftreten, da nach Entfernung des Phäochromozytoms die Insulinsekretion nicht mehr durch eine vermehrte Katecholaminwirkung gehemmt werden kann.

Daher sollten 4–6-stündliche Blutzuckerkontrollen erfolgen (bei Hypoglykämiesymptomen wie Schwitzen, Tachykardie, Heißhungergefühl auch unmittelbar). Nach einer Rekonvaleszenzphase von einer Woche wurde aufgrund der bestehenden Struma nodosa eine Schilddrüsenszintigrafie durchgeführt, die keinen pathologischen Befund ergab. Bei Vorliegen eines medullären Schildrüsenkarzinoms würde man bei dieser Untersuchung einen minderspeichernden („kalten") Knoten erwarten.

Eine regelmäßige endokrinologische **Nachsorge** ist wegen der pathophysiologischen Besonderheiten des Phäochromozytoms und familiär oder spontan auftretender Syndrome zwingend.

- **Kontrolle der Katecholamine:** Im ersten postoperativen Jahr in 3-monatigen, im zweiten postoperativen Jahr in 6-monatigen, dann in 1-jährigen Abständen.
- **Screening auf MEN IIa und MEN IIb:** Einmal jährlich – zusätzlich Familienuntersuchungen beim Endokrinologen. Bei Verdacht auf MEN IIa/b genetische Untersuchung.

Ein Jahr nach der Operation entwickelte sich ein Kalzitoninexzess bei C-Zellhyperplasie und ein primärer Hyperparathyreoidismus bei Hyperplasie des Nebenschilddrüsengewebes, jedoch ohne Nachweis von Mutationen des RET-Protoonkogens. Auch die Familienuntersuchung war klinisch und molekulargenetisch ohne Nachweis von Mutationen.

Steckbrief

Phäochromozytom

Englische Bezeichnung: pheochromocytoma

Definition
Neoplasie der katecholaminproduzierenden chromaffinen Zellen im Nebennierenmark oder Paraganglion.

Epidemiologie
Nur ca. 0,1–0,2 % der Hypertonien wird durch ein Phäochromozytom verursacht. Das Manifestationsmaximum liegt in jungen Jahren bis ins mittlere Alter (4.–5. Dekade). 10 % der Diagnosen entfallen auf das Kindesalter.

Lokalisation
Etwa **90 %** der Phäochromzytome sind **solitäre**, unilaterale auf das Nebennierenmark beschränkte Geschwülste.
Etwa **10 %** sind **bilateral**, besonders bei familiärem Vorkommen. Circa **10 %** der Tumoren sind **extraadrenal** (Paragangliome) und hiervon **90 %** wiederum **intraabdominell.**
Meistens haben sie ihren Ursprung in den chromaffinen Zellen im Bereich der Aortenbifurkation, im Zuckerkandl-Organ oder in der Nierenregion. Weitere Lokalisationen: paravertebrale sympathische Ganglien, Harnblase, autonome Ganglien des Halses, Thorax oder Abdomen.

Histologisch lässt sich in den Zellen Chromogranin A und neuronenspezifische Enolase (NSE) nachweisen.

Weniger als 10 % der Tumoren sind maligne, in der Mehrzahl bei extraadrenaler Lokalisation. Von dem histologischen Bild her ist kaum eine Entscheidung zwischen benigne und maligne zuverlässig möglich. Malignitätskriterien sind lokale Invasion (besonders Gefäßeinbrüche) und Fernmetastasen (Lymphknoten, Skelett, Lunge und Leber).

Bezüglich der Häufigkeit von Ausnahmen ist die **„10er"-Regel** hilfreich:
- 10 % bilateral,
- 10 % extraadrenal,
- 10 % extraabdominell,
- 10 % maligne,
- 10 % familiäres Vorkommen,
- 10 % bei Kindern und
- 10 % ohne Bluthochdruck.

Steckbrief

Ätiologie
90–95 % der Phäochromozytome sind sporadisch. Die Ursache der neoplastischen Transformation ist nicht geklärt. Vermutet wird eine Mutation von Suppressorgenen.
5–10 % kommen im Rahmen familiärer Syndrome vor (s. Infobox 1.1).

Pathophysiologie
Die Katecholamine (Norepinephrin, Epinephrin und Dopamin) sind Neurotransmitter. Norepinephrin (Syn.: Noradrenalin) und Epinephrin (Syn.: Adrenalin) werden in den chromaffinen Zellen des Nebennierenmarks gespeichert.
Ursache der Hypertonie ist der Katecholaminexzess. Es besteht aber keine strenge Korrelation zwischen Blutdruck und Plasmakatecholaminen, speziell bei älteren Patienten. Zusätzlich setzen Phäochromozytome weitere potenziell vasoaktive Substanzen frei, die den Blutdruck modifizieren können. Die immer wieder beobachtete orthostatische Hypotonie lässt sich wahrscheinlich auf eine Desensibilisierung gegenüber Katecholaminen, den Effekt vasodilatatorischer Peptide und eine Dysautonomie zurückführen.
Die meisten Phäochromozytome sezernieren Norepinephrin. Eine reine Epinephrinsekretion ist selten, am ehesten bei kleinen intraadrenalen Tumoren. Als Folge des Katecholaminexzesses kann es bei einigen Patienten zur Kardiomyopathie kommen. Dieser Prozess ist nach Tumorentfernung reversibel.

Klinik
Die Symptome sind in der Regel so dramatisch, eindeutig und schnell in der Entwicklung, dass sie kaum übersehen werden können:
- Hypertonie (paroxysmal oder permanent)
- klassische Trias während einer Blutdruckkrise:
  - Kopfschmerzen
  - exzessives Schwitzen
  - Tachykardie
- Blässe
- Übelkeit
- Tremor
- Angst
- abdominelle Schmerzen
- Thoraxschmerz
- Schwäche
- Dyspnoe
- Sehstörungen

> **Merke:** Gewichtszunahme und Gesichtsröte sprechen gegen ein Phäochromozytom!

Diagnostik
Arterielle Hypertonie ist häufig (ca. 25 % der Patienten einer Allgemeinpraxis), und das Phäochromozytom ist selten (0,1–0,2 % aller Hypertoniker). Die biochemische Diagnostik sollte deshalb nur bei hinreichendem **klinischen Verdacht** (s. unter Klinik) vorgenommen werden.

> **Merke:** Interferierende Medikamente wie z. B. Tetrazykline, Clonidin oder Theophyllin 2 Wochen vor Labordiagnostik möglichst absetzen.

Basisdiagnostik: Katecholaminbestimmung im 24-h-Sammel-Urin, alternativ Plasmametanephrine (s. Infobox 1.2, Abb. 1.7).

Supressions- und Provokationstests: Clonidintest als Supressionstest bei nicht eindeutigem Befund (s. Infobox 1.2).

Glukagontest (Provokationstest): Dieser Test kann **im Ausnahmefall** indiziert sein, wenn die vorangegangene Diagnostik uneindeutig war. Da mit diesem Test schwere hypertone Krisen ausgelöst werden können, ist die Indikation auf diese Ausnahmen streng zu beschränken. Das Testprinzip beruht auf dem Prinzip, dass Glukagon beim Phäochromozytom (anders als bei essenzieller Hypertonie) innerhalb weniger Minuten die Katecholaminausschüttung stimuliert. Nach Gabe von 1 mg Glukagon i.v. werden aus Blutentnahmen 2, 5, und 10 Minuten nach Glukagongabe die Katecholamine bestimmt. Ein Noradrenalinanstieg von >300 % ist eindeutig pathologisch und weist auf ein Phäochromozytom hin. Während des Tests muss der Blutdruck engmaschig überwacht werden, ein Alphablocker und andere blutdrucksenkende Medikamente müssen für den Notfall bereit liegen.

Anatomische Lokalisationsdiagnostik: Die exakte präoperative Lokalisationsdiagnostik ist Voraussetzung für eine gezielte En-bloc-Resektion des Tumors. 95 % der Phäochromozytome liegen im Bauchraum.
Die meisten Phäochromozytome können mittels **CT, MRT oder MIBG-Szintigrafie** darge-

Steckbrief

stellt werden. CT und MRT sind hochsensitiv aber unspezifisch, da sie auch andere Raumforderungen als Phäochromozytome darstellen. Die MIBG-Szintigrafie ist hochspezifisch für chromaffines Gewebe, aber weniger sensitiv als CT und MRT. Arteriografie oder Venografie sind in der Lokalisationsdiagnostik gefährlich, da sie hypertensive Krisen auslösen können, und werden deshalb nicht mehr angewendet.

Diagnostik auf MEN-II-Syndrom: Fast jeder vierte Patient mit scheinbar sporadisch auftretendem Phäochromozytom kann Träger von Mutationen sein. Eine Routineuntersuchung auf Mutationen von RET (RET-Protoonkogen), VHL (Hippel-Lindau-Gen), SDHD (Gen für Succinat Dehydrogenase Subunit D) und SDHB (Gen für Succinat Dehydrogenase Subunit B) ist zur Identifikation der mit dem Phäochromozytom assoziierten Syndrome angezeigt, die ansonsten übersehen würden.

Therapie
Medikamentöse Therapie und Operationsvorbereitung
Sofort **vor** Lokalisationsdiagnostik zur Vermeidung hypertensiver Krisen
- Phenoxybenzamin (α-Rezeptorenblocker) über 1–4 Wochen.
  RR-Ziel: ≤140/90 mmHg.
  Dosierung: initial 2 × 5 mg/d. Dosisanpassung um jeweils 10 mg alle 1–4 d.

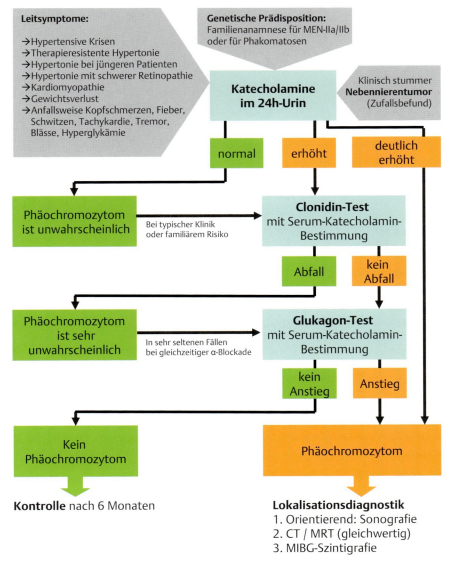

Abb. 1.7 Zusammenfassung der Diagnostik bei Verdacht auf Phäochromozytom.

Steckbrief

  Maximaldosis 50–100 mg 2-mal täglich. Regeldosis 30–80 mg/d.
- Propranolol (β-Rezeptorenblocker), wenn unter α-Blocker keine ausreichende Kontrolle von Tachykardie und Extrasystolie. Dosierung: 10–40 mg/d.

Merke Immer zuerst α-Rezeptorenblocker, da sonst Blutdruckanstieg möglich.

- Nitroprussid intravenös bei hypertensiver Krise.

Operative Therapie
- Radikale En-bloc-Resektion ist die Therapie der Wahl, nachdem Blutdruck unter Kontrolle (≤ 140/90 mmHg) gebracht ist. Mindestens 90 % aller Phäochromozytome sind gutartig und werden durch den chirurgischen Eingriff geheilt.
- Resektionsverfahren, Narkoseführung und intraoperative Komplikationsmöglichkeiten (Rhythmusstörungen, hypertensive Krisen, Schock, Hypoglykämie etc.) machen es erforderlich, dass die Operationen nur in Zentren mit entsprechender Erfahrung durchgeführt werden.

Therapie bei malignem Phäochromozytom
- Behandlung mit α- und β-Rezeptorenblocker (s. dort), bis Folgen des Katecholaminexzesses unter Kontrolle sind.
- Die Tumoren sprechen nur schlecht auf Chemotherapie an.
- Periodisches chirurgisches „Tumordebulking" (d. h. Verkleinerung der Tumormasse durch Heraustrennen von Tumorgewebe) ist für die Symptomenkontrolle hilfreich.
- Bei Knochenmetastasen palliative Strahlentherapie.
- Die Behandlung mit radioaktiv markiertem DOTATOC (**DOTA:** = Tetra-aza-cyclododecane-tetraacetic acid, **DOTATOC** [DOTA-Tyrosin-Konjugat mit Octreotid]) ist als Radio-Peptidtherapie bei nicht in toto resezierten Tumoren oder bei inoperablen Rezidivtumoren etabliert.

Nachsorge
- Kontrolle der Katecholamine:
  – im 1. Jahr alle 3 Monate,
  – im 2. Jahr alle 6 Monate,
  – ab 3. Jahr einmal jährlich.
- Screening auf MEN IIa/IIb einmal jährlich, zusätzlich Familienuntersuchung.

Infobox 1.4

Paragangliom/Glomustumor

Definition: Etwa 10 % der Phäochromozytome sind extraadrenal lokalisiert und werden – entsprechend ihrer Ursprungsstrukturen – als **Paragangliome** bezeichnet. 90 % liegen intraabdominell. Die Paragangliome der Halsregion werden als **Glomustumoren** bezeichnet. Extraadrenale Tumoren sind bei Kindern häufiger (ca. 30 %). **Glomustumoren** sind in der Regel extrem vaskularisiert. Nur etwa 10 % dieser Geschwülste sind hormonell aktiv, indem sie Katecholamine sezernieren und dann intraoperativ hypertensive Krisen auslösen können.

Lokalisation:
- paravertebrale sympathische Ganglien
- Aortenbifurkation (Paraganglion aorticum abdominale)
- Nierenregion
- Harnblase
- Ganglien des autonomen Nervensystems (zöliakal, mesenterial, hinteres Mediastinum)
- Halsregion (Sympathikusganglien, Glomus caroticus, Glomus jugulare, kraniale Nerven).

Klinik und Diagnostik: s. Steckbrief Phäochromozytom.

Therapie: Therapie der Wahl ist die radikale chirurgische En-bloc-Resektion. Strahlentherapie erfolgt palliativ oder bei Patienten, bei denen eine Operation kontraindiziert ist.

Merke Auch bei Paragangliomen/Glomustumoren muss dieselbe Diagnostik und Nachsorge (einschließlich Familienuntersuchungen) wie beim Phäochromozytom erfolgen.

Fall 2

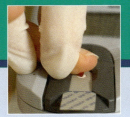 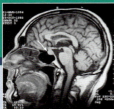 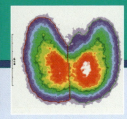

Katrin Staiger
Baptist Gallwitz

Fall 2

29-jährige Patientin mit ausbleibender Menstruation – Vorstellung in der endokrinologischen Ambulanz

„Vor 6 Monaten habe ich aufgehört, die ‚Pille' zu nehmen, da ich gerne ein Kind hätte. Allerdings hatte ich seither keine Regelblutung mehr. Vorsichtshalber habe ich einen Schwangerschaftstest gemacht, der aber leider negativ ausgefallen ist. Mein Frauenarzt hat mir Blut abgenommen und dabei festgestellt, dass mein Prolaktinwert erhöht ist. Da hat er mich sofort zum Endokrinologen geschickt."

Fassen Sie die Leitsymptome der Patientin zusammen und stellen Sie eine Verdachtsdiagnose!

Die anamnestischen Angaben der Patientin (Ausbleiben der Menstruation, erhöhter Prolaktinwert) deuten auf das Vorliegen einer **Hyperprolaktinämie** hin.
Die Ursachen für eine Hyperprolaktinämie sind vielfältig:
- Hypophysenprozesse: Mikro- (< 1 cm Durchmesser) oder Makroprolaktinome (> 1 cm Durchmesser), Hypophysenstielkompression bei anderen, nicht prolaktinbildenden Tumoren (Begleit-/Enthemmungshyperprolaktinämie)
- Medikamente (z. B. Neuroleptika, Metoclopramid [Dopaminantagonisten] oder Östrogene z. B. in Kontrazeptiva)
- Schwangerschaft
- Stress
- Weitere Erkrankungen, die mit einer Hyperprolaktinämie einhergehen, s. Infobox 2.1.

Bei der Erhebung der Anamnese und der körperlichen Untersuchung sollen weitere Hinweise auf das Vorliegen der Verdachtsdiagnose Hyperprolaktinämie gewonnen und zudem Hinweise auf die zugrunde liegende Ursache gefunden werden.

2.1 Anamnese

Was würden Sie jetzt von der Patientin wissen wollen, welche Fragen stellen Sie ihr? Wie gehen Sie bei der körperlichen Untersuchung vor, worauf achten Sie besonders und warum?

Frage	Hintergrund der Frage	Antwort der Patientin
Haben Sie ein Spannungsgefühl in der Brust oder Milchfluss bemerkt?	Prolaktin stimuliert die Laktation und das Wachstum der Milchdrüsen.	Nein.
Hat Ihr Interesse an Sexualität abgenommen?	Bei Hyperprolaktinämie besteht häufig ein Libidoverlust (kann bei Hyperprolaktinämie bei Männern Leitsymptom sein).	Ja, in letzter Zeit weise ich meinen Mann oft zurück.

2.1 Anamnese

Frage	Hintergrund der Frage	Antwort der Patientin
Haben Sie eine vermehrte Behaarung z.B. im Gesicht festgestellt?	Die Hyperprolaktinämie geht häufig mit einem Hirsutismus einher.	Ja, ich habe einen richtigen Damenbart auf der Oberlippe bekommen.
Leiden Sie vermehrt unter Kopfschmerzen?	Kopfschmerzen können ein Zeichen erhöhten intrakraniellen Drucks sein; ein großer Tumor im Bereich der Hypophyse kann den intrakraniellen Druck erhöhen.	Ab und zu habe ich Kopfschmerzen, aber nicht auffallend häufig oder häufiger als früher.
Haben Sie Sehstörungen?	Die Hypophyse liegt in direkter Nachbarschaft des Chiasma opticum, an dem die Sehnerven kreuzen. Bei Druck auf das Chiasma opticum durch einen Hypophysentumor kann es zu Sehstörungen, typischerweise zu lateralen oder peripheren Gesichtsfeldausfällen, kommen.	Nein.
Welche Medikamente nehmen Sie ein?	Viele Medikamente können eine Hyperprolaktinämie hervorrufen (s. Infobox 2.1).	Ich nehme keine Medikamente ein.
Wie viel Alkohol trinken Sie? Nehmen Sie Drogen, rauchen Sie z.B. Haschisch?	Auch Drogenkonsum und vermehrter Alkoholkonsum können mit einer Hyperprolaktinämie oder einer sekundären Amenorrhö einhergehen.	Gelegentlich trinke ich ein Glas Wein, mit Drogen hatte ich noch nie zu tun.

Gibt es Fragenbereiche, die Sie noch nicht (ausreichend) berücksichtigt haben?

Ein Hypophysenadenom kann Ursache einer Hyperprolaktinämie sein. Bei Vorliegen eines Makroadenoms muss an eine **Hypophysenvorderlappeninsuffizienz** (Ausfall der Hormone des Hypophysenvorderlappens: ACTH = adrenokortikotropes Hormon, TSH = thyreoideastimulierendes Hormon, LH = luteinisierendes Hormon, FSH = follikelstimulierendes Hormon, STH = somatotropes Hormon) gedacht werden. Dementsprechend sollten Sie noch Fragen ergänzen, die auf das Vorliegen einer Hypophysenvorderlappeninsuffizienz abzielen (z.B. vermehrte Müdigkeit, Abgeschlagenheit, Leistungsknick, Näheres s. auch Fall 6). Mäßige Prolaktinerhöhungen und eine Amenorrhö finden sich auch im Rahmen einer **Hypothyreose** (erhöhte TRH-[thyreotropic releasing hormone] Spiegel stimulieren auch die Prolaktinsekretion) und in der Frühschwangerschaft. Des Weiteren sollte bedacht werden, dass außer Prolaktin auch andere Hormone des Hypophysenvorderlappens vermehrt sezerniert werden könnten. Insbesondere sollte gezielt nach Hinweisen auf eine vermehrte Sekretion von Wachstumshormon (STH) gefragt werden (z.B. Größenzunahme von Händen oder Füßen, s.a. Fall 8), da Prolaktin häufig zusammen mit STH produziert und sezerniert wird (es handelt sich dann um Adenome, bei denen STH und Prolaktin nicht nur in der gleichen Zelle, sondern auch in den gleichen Granula nachweisbar sind). Eine gleichzeitige Sekretion von TSH oder ACTH wird nur sehr selten beobachtet.

Befunde bei der Patientin:
- Kein Hinweis auf eine Hypophysenvorderlappeninsuffizienz (s. Fall 6).
- Laut Schwangerschaftstest keine Schwangerschaft.
- Kein anamnestischer Hinweis auf das Vorliegen einer Hypothyreose (s. Fall 4).
- Kein Hinweis auf eine erhöhte Sekretion anderer Hypophysenvorderlappenhormone.

2.2 Körperliche Untersuchung

Der Anamneseerhebung schließt sich nun die körperliche Untersuchung an. Worauf sollten Sie besonders achten und warum?

besonders achten auf	mögliche Befunde/Hinweise	Befunde bei der Patientin
Augen	Gesichtsfelddefekte in der Fingerperimetrie	unauffällige Fingerperimetrie
Mammae	Galaktorrhö spontan oder auf Provokation	Keine spontane Galaktorrhö; auf eine Provokation wurde verzichtet, da diese das Prolaktin erhöhen und so ggf. die nachfolgende Laborkontrolle beeinflussen kann.
Behaarung	Hirsutismus (verstärkte, dem männlichen Behaarungstyp entsprechende Körper- und Gesichtsbehaarung bei Frauen)	leicht vermehrte Behaarung perioral

Zusätzlich sollte noch auf Zeichen einer Hypophysenvorderlappeninsuffizienz, Hypothyreose sowie einer Akromegalie geachtet werden (vgl. Fall 6 und Fall 8).
Die weitere körperliche Untersuchung war unauffällig. Es ergab sich kein Hinweis auf eine Einschränkung der hypophysären Hormonachsen oder eine vermehrte Wachstumshormonproduktion.

Infobox 2.1

Ursachen für das Vorliegen einer Hyperprolaktinämie

Physiologische Ursachen

- zirkadiane Rhythmik: Anstieg auf 160–180 % der Norm während der späten Schlafphasen
- Schwangerschaft: Anstieg bis auf 100–300 ng/ml im letzten Trimenon möglich
- Saugreflex (während der Stillperiode), Stimulation der Brustwarzen
- Stress (z.B. Hypoglykämie, Operationen)
- exzessives Körpertraining

Medikamente

Neuroleptika aus der Gruppe der Dopaminantagonisten:
- Phenothiazine und Thioxanthene (z.B. Chlorpromazin, Perphenazin, Prochlorperazin, Fluophenazin, Chlorproxithen u.a.)
- Butyrophenone (z.B. Haloperidol)
- Neuere Neuroleptika wie z.B. Olanzapin und Clozapin verursachen keine Hyperprolaktinämie; Einzelfälle bei Risperidon wurden beobachtet.

Andere Dopaminantagonisten:
- Metoclopramid
- Domperidon
- Sulpirid

Antidepressiva: Imipramin

Antihypertensiva:
- Reserpin
- α-Methyldopa

H$_2$-Rezeptorenblocker: Cimetidin

Mutterkornalkaloide: Ergotamin

Hormone:
- Östrogene können in höherer Dosierung und bei längerer Einnahme die Amplitude des pulsatil sezernierten Prolaktins erhöhen.

> ### Infobox 2.1
>
> - TRH
> - vasoaktives intestinales Polypeptid (VIP)
>
> **Erkrankungen, die mit einer Hyperprolaktinämie einhergehen können**
>
> - Hypophysen- und hypothalamische Erkrankungen
> - multiple endokrine Neoplasie (MEN) Typ 1
> - Thyreotropinome bei Hypothyreose
> - Morbus Cushing
> - polyzystisches Ovarsyndrom (PCOS) (in 11–41 % der Fälle)
> - maligne Lymphome
> - Niereninsuffizienz
> - Lupus erythematodes (Prolaktinantikörper)

Bewerten Sie die erhobenen Befunde in der Zusammenschau mit der Anamnese! Welche weitere Diagnostik veranlassen Sie und warum?

Bei der körperlichen Untersuchung ergeben sich bis auf den leichten Hirsutismus keine neuen Aspekte.
Hinweise auf eine Hypophysenvorderlappeninsuffizienz oder eine Einschränkung des Gesichtsfeldes liegen nicht vor. Als Nächstes gilt es, die Hyperprolaktinämie laborchemisch zu bestätigen und die anderen Hypophysenachsen laborchemisch zur überprüfen. Weiter sollte eine augenärztliche Untersuchung des Gesichtsfeldes zum Ausschluss einer Kompression des N. opticus erfolgen, da die Fingerperimetrie nur eine erste, grobe Beurteilung des Gesichtsfeldes zulässt.
Eine Kernspintomografie sollte sich zur genauen Beurteilung der Hypophysenregion (Mikro- oder Makroadenom, Kompression von benachbarten Strukturen?) nach Erhalt der Untersuchungsergebnisse anschließen.

2.3 Vorstellung beim Oberarzt und weitere Planung

Nach Zusammentragen aller Befunde und weiterer Planung rufen Sie Ihren Oberarzt zur Besprechung in die Ambulanz. Was berichten Sie?

Frau N.N ist eine 29-jährige Patientin, die sich heute erstmals bei uns vorstellt. Sie hat vor 6 Monaten wegen Kinderwunsch die orale Kontrazeption abgesetzt. Seither besteht eine sekundäre Amenorrhö. Beim Frauenarzt wurde laborchemisch ein erhöhter Prolaktinwert festgestellt und eine Schwangerschaft ausgeschlossen. Frau K. berichtet über eine verminderte Libido sowie neu aufgetretenen Hirsutismus. Mastodynie oder Galaktorrhö wurden verneint. Kopfschmerzen oder Sehstörungen sind nicht aufgetreten. Direkte Hinweise auf eine Hypophysenvorderlappeninsuffizienz oder eine vermehrte Produktion anderer Hormone bestehen nicht. Die Einnahme von Medikamenten, die zu einer Hyperprolaktinämie führen können, wurde verneint. Als nächsten Schritt planen wir eine umfassende Labordiagnostik, der sich bei Bedarf eine apparative Diagnostik anschließt.

Fall 2

2.4 Labordiagnostik

diagnostische Methode	Indikation und Sinn der Untersuchung	Ergebnisse der Patientin
Labor	■ **Prolaktin:** – Bestätigung der Hyperprolaktinämie; bei nur gering erhöhten Werten (bis 40 µg/l) Bestätigung durch wiederholte Bestimmung, um physiologische Ursachen, z.B. Stress auszuschließen – Hinweis auf Größe des Adenoms (Mikroprolaktinom: Werte bis 200 µg/l; Makroprolaktinom: Werte über 200 µg/l) oder auf Begleithyperprolaktinämie (bei einer Begleithyperprolaktinämie ist der Prolaktinspiegel für die Größe des Tumors inadäquat niedrig) ■ **Testosteron** – Bei Frauen zum Nachweis einer Hyperandrogenämie (eine chronische Prolaktinerhöhung kann bei Frauen zur Erhöhung der adrenalen Androgenproduktion und zu einer verminderten SHBG-[sexualhormonbindendes Globulin]Bildung führen). – Bei Männern zum Nachweis eines Testosteronmangels, der durch die hemmende Wirkung des Prolaktins auf das GnRH (gonadotropin releasing hormone) entstehen kann (sekundärer Hypogonadismus). ■ **IGF-1 (insulin-like-growth-factor-1):** Ausschluss einer gleichzeitigen Sekretion von STH (somatotropes Hormon = growth hormone [GH]) oder Hinweis auf eine (partielle) HVL-Insuffizienz bei Verminderung. Die periphere Wirkung des STH wird über IGF-1 vermittelt. ■ **TSH (thyreoideastimulierendes Hormon), fT$_3$ (freies T$_3$), fT$_4$ (freies T$_4$):** Beurteilung der Schilddrüsenstoffwechsellage, vor allem zum Ausschluss einer Hypothyreose, da eine Hypothyreose über erhöhte TRH-Spiegel die Prolaktinsekretion stimulieren kann. Adenome, die gleichzeitig Prolaktin und TSH sezernieren, sind äußerst selten.	■ Prolaktin 76 µg/l (↑) ■ Testosteron 102 ng/dl (↑) ■ IGF-1 120 ng/ml (normal) ■ TSH 1,73 mU/l (normal) ■ fT$_3$ 310 pg/dl (normal) ■ fT$_4$ 1,1 ng/dl (normal)

diagnostische Methode	Indikation und Sinn der Untersuchung	Ergebnisse der Patientin
Labor	■ **LH (luteinisierendes Hormon), FSH (follikelstimulierendes Hormon), Estradiol (E$_2$):** Alle drei können durch die hemmende Wirkung von Prolaktin auf das GnRH (gonadotropin releasing hormone) vermindert sein.	■ LH 1,4 mIU/ml (↓) ■ FSH 2,6 mIU/ml (normal) ■ Estradiol 59 pg/ml (normal)
	■ **Serumkortisol, ACTH (adrenokortikotropes Hormon), Kortisolausscheidung im 24-h-Sammelurin:** Beurteilung der kortikotropen Hypophysenachse, v. a. zum Ausschluss einer sekundären Nebennierenrindeninsuffizienz. Adenome, die gleichzeitig Prolaktin und ACTH produzieren, sind äußerst selten.	■ Serumkortisol 9,4 µg/dl (normal); bei fehlenden anamnestischen und klinischen Hinweisen auf eine NNR-Insuffizienz wurde auf eine weitere Diagnostik verzichtet.
	■ **Serumkreatinin:** zum Ausschluss einer Niereninsuffizienz.	■ Serumkreatinin 0,7 mg/dl (normal)

2.5 Weiterführende Diagnostik

Bei Prolaktinwerten >40 µg/l, die nicht eindeutig auf eine Medikamenteneinnahme oder Hypothyreose zurückzuführen sind, sollte eine Kernspintomografie der Hypophysenregion erfolgen (s. Abb. 2.1). Zum Ausschluss einer Kompression des N. opticus sollte zudem eine augenärztliche Untersuchung mit Perimetrie erfolgen.

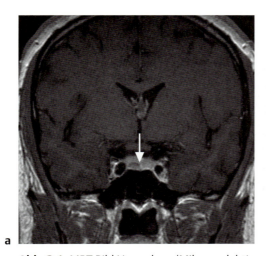
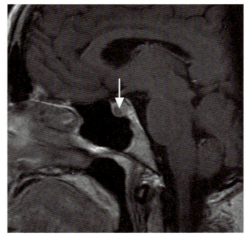

Abb. 2.1 MRT-Bild Hypophyse/Mikroprolaktinom. Koronare Schicht (a) und sagittale Schicht (b) durch die Hypophysenregion. Das Mikroadenom stellt sich dunkel dar und ist durch einen Pfeil gekennzeichnet.

diagnostische Methode	Indikation und Sinn der Untersuchung	Ergebnis bei der Patientin
Perimetrie	Gesichtsfelddefekte infolge einer Kompression des Chiasma bei verdrängend wachsendem Tumor im Sellabereich (nur bei Makroadenomen zu erwarten)	unauffällig
Kernspintomografie der Hypophyse	Nachweis eines Mikro-/Makroadenoms oder einer anderen Raumforderung im Bereich der Sella	3 mm großes Mikroadenom

2.6 Abschließende Bewertung und Diagnosestellung

Fassen Sie abschließend die Ergebnisse der Diagnostik zusammen!
Ursache der bei der Patientin vorliegenden Symptomatik ist eine laborchemisch gesicherte Hyperprolaktinämie. Diese ist nach Ausschluss anderer Ursachen (insbesondere Schwangerschaft, Medikamente, Hypothyreose) am ehesten auf das kernspintomografisch nachgewiesene Mikroadenom der Hypophyse zurückzuführen. Somit liegt bei der Patientin ein Mikroprolaktinom vor.

2.7 Therapeutisches Vorgehen

Welche grundsätzlichen Therapieansätze und Behandlungsmöglichkeiten gibt es?

Medikamentöse Therapie
Bei Nachweis eines Mikro- oder Makroprolaktinoms ist die Therapie der ersten Wahl zunächst einmal die medikamentöse Therapie mit einem **Dopaminagonisten** (s. Steckbrief). Therapieziele sind eine **Verkleinerung des Prolaktinoms** und eine **Beseitigung der durch die Hyperprolaktinämie bedingten Beschwerden**.

Operative Therapie
Eine Operation ist dann indiziert, wenn ein **Makroprolaktinom** unter medikamentöser Therapie nicht kleiner wird, weiter wächst oder es zu einer Einblutung kommt. Auch durch eine Operation ist eine Normalisierung der Prolaktinwerte oft nicht möglich, sodass postoperativ eine medikamentöse Prolaktinsenkung weiterhin nötig sein kann.

Strahlentherapie
Die Strahlentherapie ist nur eine Option, wenn die medikamentöse Therapie nicht vertragen wird oder eine **Dopaminagonistenresistenz** besteht und gleichzeitig eine Operation vom Patienten abgelehnt wird, wegen Kontraindikationen nicht möglich ist oder nicht zum gewünschten Erfolg geführt hat. Allerdings erfolgt das Ansprechen auf eine konventionelle Strahlentherapie langsam. Zudem kann die Bestrahlung zu einer Hypophysenvorderlappeninsuffizienz führen, die sich auch noch Jahre nach der Bestrahlung manifestieren kann.

2.7 Therapeutisches Vorgehen

Infobox 2.2

Behandlungsschema Hyperprolaktinämie

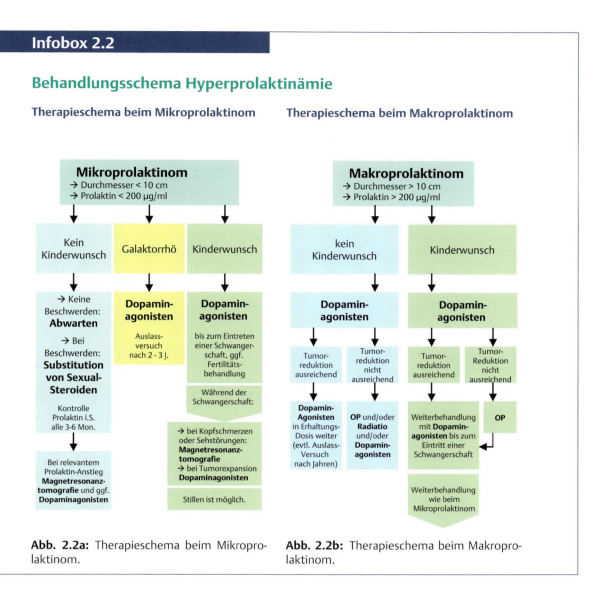

Abb. 2.2a: Therapieschema beim Mikroprolaktinom.

Abb. 2.2b: Therapieschema beim Makroprolaktinom.

Welche Therapie kommt bei Ihrer Patientin infrage? Begründen Sie Ihre Entscheidung!

Bei der Patientin mit Mikroprolaktinom und Kinderwunsch wird ambulant eine einschleichende Therapie mit einem Dopaminagonisten begonnen.
Cabergolin (Dostinex®) 0,5 mg 0–0–½ 2-mal pro Woche (z.B. Montag und Donnerstag), nach zwei Wochen Steigerung der Dosis auf 0–0–1 Tablette zweimal pro Woche.

Wie beraten Sie die Patientin bezüglich des Kinderwunsches?

Unter Therapie mit einem Dopaminagonisten werden ca. 80% der Frauen mit Kinderwunsch schwanger. Bei Mikroprolaktinomen kann gleich nach Therapiebeginn eine Schwangerschaft angestrebt werden, bei Vorliegen eines Makroprolaktinoms sollte zunächst eine ausreichende Schrumpfung des Tumors abgewartet werden, damit eine Operationsindikation ausgeschlossen ist. Hinweise auf einen schädlichen Effekt von Dopaminagonisten in der Frühschwangerschaft liegen bis heute nicht vor. Daher ist es ausreichend, das Medikament erst abzusetzen, wenn ein positiver Schwangerschaftstest vorliegt. Ein Wachstum des Prolaktinoms in der Schwangerschaft ist selten (<2% bei Mikroprolaktinomen, etwa 15% bei Makroprolaktinomen). Bei Eintritt einer Schwangerschaft sollten regelmäßige Kontrollen des Gesichtsfeldes und der Prolaktinwerte erfolgen (z.B. alle drei Monate). Bei Auftreten von Kopfschmerzen und Sehstörungen sollte eine MRT durchgeführt werden. Bei relevanter Größenzunahme des Prolaktinoms kann dann erneut eine Therapie mit einem Dopaminagonisten aufgenommen werden. In der Schwangerschaft wird vorzugsweise Bromocriptin gegeben, da für diesen Dopaminagonisten die größte Erfahrung besteht und bisher keine negativen Effekte auf den Schwangerschaftsverlauf oder die Entwicklung des Kindes beschrieben wurden. Auch ein Stillen des Kindes nach der Entbindung ist möglich, ohne dass eine Stimulation des Wachstums des Prolaktinoms befürchtet werden muss.

Wie geht es bei der Patientin weiter? Ist eine Nachsorge erforderlich?

Die Patientin sollte sich drei Monate nach Beginn der Therapie mit dem Dopaminagonisten wieder in der Ambulanz vorstellen. Sie berichtet, dass die Regelblutung wieder regelmäßig alle 4 Wochen komme. Die Therapie werde gut vertragen, es seien keine Nebenwirkungen aufgetreten. Bei der Laborkontrolle zeigt sich ein Prolaktinwert von 4 µg/ml. Dieser ist somit wie gewünscht im unteren Referenzbereich gelegen, sodass die Therapie unverändert fortgeführt werden kann.

Mit der Patientin wird das weitere Vorgehen wie folgt besprochen: In halbjährlichen Abständen soll eine endokrinologische Kontrolle mit Bestimmung des Prolaktinwertes und Beurteilung der hypophysären Hormonachsen erfolgen. Zudem soll sie in halbjährlichen Abständen das Gesichtsfeld beim Augenarzt kontrollieren lassen. Eine erneute MRT der Hypophyse soll nach einem Jahr durchgeführt werden. Nach zwei bis drei Jahren ist ein erster Auslassversuch mit Absetzen des Dopaminagonisten möglich. Vorgehen bei Eintritt einer Schwangerschaft wie oben beschrieben.

Steckbrief

Hyperprolaktinämie

Englische Bezeichnung: hyperprolactinaemia

Definition
Pathologische Erhöhung des Serumspiegels von Prolaktin.

Ätiologie
- **Physiolgische Prolaktinerhöhung:** Schwangerschaft, Stillperiode, Stress, exzessives Körpertraining
- **Medikamente:** Neuroleptika (z. B. Haloperidol), Antidepressiva, Antiemetika (z. B. Metoclopramid), antihypertensive Medikation (Reserpin, α-Methyldopa), Antihistaminika (Cimetidin), Östrogene (z. B. in Kontrazeptiva)
- **Hypophysenprozesse:**
  - Mikro-/Makroprolaktinom: Nachweis eines Adenoms in der Kernspintomografie und entsprechend erhöhte Prolaktinwerte (vgl. Begleithyperprolaktinämie). Bei 65% der Prolaktinome handelt sich um Mikroprolaktinome, die vor allem bei Frauen gefunden werden. Makroprolaktinome werden bei Männern und Frauen gleich häufig diagnostiziert.
  - **Begleithyperprolaktinämie:** Bei einer Begleithyperprolaktinämie sind die Prolaktinspiegel für die Größe des Tumors häufig inadäquat niedrig (Beispiel: Adenom von 1 cm Durchmesser, Prolaktin 70 µg/l). Die Unterscheidung zwischen einem Makroprolaktinom und einem hormoninaktiven Adenom mit Begleithyperprolaktinämie ist von klinischer Relevanz, da im zweiten Fall die medikamentöse Therapie im Hinblick auf das Tumorvolumen nur in seltenen Fällen effektiv ist.
  - **„Emypty-sella"-Syndrom:** In der Kernspintomografie zu erkennen: leere Sella infolge Herniation der basalen Zisternen in die Sella turcica. Kann asymptomatisch sein oder mit einer Hypopyhsenvorderlappeninsuffizienz und/oder Hyperprolaktinämie einhergehen.
- **Makroprolaktinämie:** Selten! Auch bei Hormonen können Isoformen mit erhöhtem Molekulargewicht auftreten. Höhermolekulare Formen des Prolaktins (Makroprolaktin) werden mit den üblichen Immunoassays auch erfasst und führen so zur Bestimmung falsch hoher Prolaktinkonzentrationen.
- **Hypothyreose:** Erhöhte TRH-Spiegel bei primärer Hypothyreose stimulieren die Prolaktinsekretion.
- **Niereninsuffizienz:** Hyperprolaktinämie durch verminderte Prolaktinausscheidung.

Steckbrief

Pathophysiologie
Es wird angenommen, dass erhöhte Prolaktinspiegel zu einem erhöhten Dopamin- und Endorphinumsatz im Hypothalamus führen. Dadurch wird auf parakrinem Weg die Pulsatilität der GnRH-Neurone gehemmt. Dies führt zu einer Hemmung der pulsatilen Freisetzung von LH (und möglicherweise auch FSH). Klinisch manifestiert sich dies als sekundärer Hypogonadismus.

Klinik
Durch Erhöhung des Prolaktins
- **bei Frauen:** Zyklusstörungen bis hin zur Amenorrhö, Infertilität; Libidostörungen; Mastodynie, Galaktorrhö; Hirsutismus
- **bei Männern:** Abnahme von Libido und Potenz. Abnahme der männlichen Behaarung; evtl. Gynäkomastie; selten Galaktorrhö

Durch den raumfordernden Effekt des (Makro-)Adenoms
- Gesichtsfeld- und Visusstörungen
- Kopfschmerzen
- Symptome einer Hypophysenvorderlappeninsuffizienz (s. Fall 6)

Diagnostik
Anamnese
Es sollte insbesondere gefragt werden nach:
- Zyklusstörungen
- Libido-/Potenzverlust
- Spannungsgefühl in der Brust
- Milchfluss
- Kopfschmerzen
- Sehstörungen
- Medikamenten
- Hinweise auf eine Hypophysenvorderlappeninsuffizienz (s. Fall 6)

Körperliche Untersuchung
- Galaktorrhö (spontan oder auf Provokation)

> **Praxistipp:** Da durch Provokation die Laborergebnisse des Prolaktins verändert werden können, sollte diese nach einer entsprechenden Blutentnahme erfolgen!

- Hirsutismus
- Gesichtsfelddefekte in der Fingerperimetrie
- Zeichen einer Hypophysenvorderlappeninsuffizienz (s. Fall 6)

Labor
- **Prolaktin:** Ein erhöhter Prolaktinwert ist der Leitbefund des Krankheitsbildes. Allerdings sollte die Bestimmung mehrfach und mindestens eine Stunde nach dem Aufstehen erfolgen, da Schlaf, Stress und Palpation der Mammae zu einem falsch positiven Testergebnis führen können. Eine normale basale Prolaktinkonzentration (bei der Frau bis 20 ng/ml, beim Mann bis 15 ng/ml) schließt eine Hyperprolaktinämie aus.
- **Schwangerschaftstest:** Bei einer sekundären Amenorrhö sollte natürlich zuerst an eine Schwangerschaft gedacht werden und ein entsprechender Test durchgeführt werden. In der Schwangerschaft finden sich physiologisch erhöhte Prolaktinwerte.
- **Testosteron:**
  - Bei Frauen zum Nachweis einer Hyperandrogenämie: Eine chronische Prolaktinerhöhung kann bei Frauen zur Erhöhung der adrenalen Androgenproduktion und zu einer verminderten SHBG- (sexualhormonbindendes Globulin) Bildung führen.
  - Bei Männern zum Nachweis eines Testosteronmangels, der durch die hemmende Wirkung des Prolaktins auf das GnRH (gonadotropin releasing hormone) entstehen kann (sekundärer Hypogonadismus).
- **IGF-1 (Somatomedin C):** Ein erhöhter Wert würde dafür sprechen, dass gleichzeitig vermehrt somatotropes Hormon ausgeschüttet wird, (Wirkung des STH über IGF-1). Dies würde auf einen Hypophysenadenom hinweisen, das sowohl Prolaktin als auch STH produziert.
- **Schilddrüsenwerte (TSH, fT_3, fT_4):** Durch die Bestimmung dieser Parameter soll eine Hypothyreose ausgeschlossen werden, da ein erhöhtes TRH (thyreotropic releasing hormone) die Prolaktinsekretion anregt.
- **LH, FSH, Estradiol (bei Frauen):** LH, FSH und Estradiol können absinken, da die Hyperprolaktinämie zu einer supprimierten GnRH-Sekretion führt.
- **Serumkortisol:** Die Abnahme sollte aufgrund des zirkadianen Rhythmus der Cortisolfreisetzung um 8:00 Uhr morgens erfolgen. Bei erniedrigtem Cortisol im Serum müsste abgeklärt werden, ob eine sekundäre Nebennierenrindeninsuffizi-

Steckbrief

enz vorliegt. Dazu werden dann **ACTH** im Serum und die **Kortisolausscheidung im 24-h-Sammelurin** bestimmt: Bei einer sekundären Nebennierenrindeninsuffizienz sind diese Werte erniedrigt.
- **Kreatinin:** Hiermit kann eine Niereninsuffizienz ausgeschlossen werden. Dies ist wichtig, da bei Niereninsuffizienz die Prolaktinausscheidung sinkt und der Plasmaspiegel steigt.

Apparative Diagnostik
- Perimetrie: Der klassische Gesichtsfeldausfall bei Druck auf das Chiasma opticum ist die bitemporale Hemianopsie.
- Kernspintomografie der Sella.

Therapie

Konservative/medikamentöse Therapie
Die medikamentöse Therapie mit **Dopaminagonisten** ist die Therapie der Wahl bei Prolaktinomen. Im Gegensatz zu anderen hypophysären Hormonexzessen ist die Hyperprolaktinämie medikamentös äußerst effektiv behandelbar. Dopaminagonisten hemmen nicht nur die Prolaktinsekretion, sondern können auch eine Schrumpfung des Adenoms bewirken. Wegen der Nebenwirkungen (Übelkeit, Erbrechen, Blutdruckabfall, selten Psychosen) sollte die Therapie immer einschleichend und vorzugsweise abends begonnen werden. Die größte Erfahrung besteht mit dem schon lange zur Verfügung stehenden Dopaminagonisten Bromocriptin (Dosierung 1,25–20 mg, 1–3-mal/d). Allerdings wirken die Dopaminagonisten der 2. Generation Quinagolid (Dosierung 0,075–0,75 mg, 1-mal/d) und Cabergolin (0,25–1,0 mg, 2–4-mal/Woche) spezifischer auf die Dopamin-D2-Rezeptoren und werden im Allgemeinen deutlich besser vertragen. Die Dosisanpassung erfolgt entsprechend den Prolaktinwerten; Ziel ist ein Prolaktinwert im unteren Referenzbereich.
- **Mikroprolaktinom:** Nach 2–3 Jahren kann ein Auslassversuch gemacht werden. Die Beschwerden lassen sich durch die Gabe von Dopaminagonisten erfolgreich therapieren; die medikamentöse Therapie kann ggf. zur Heilung führen.
- **Makroprolaktinome:** Unter der prolaktinsupprimierenden Therapie kommt es in der Regel zu einer deutlichen Schrumpfung der Tumoren. Daher wird auch bei Makroprolaktinomen mit Kompression des Sehnervs zunächst einmal ein medikamentöser Therapieversuch unternommen. Zu Beginn der Therapie sollten dabei engmaschig die **Prolaktinwerte** und das **Gesichtsfeld** kontrolliert werden. Besteht zu Beginn der Therapie ein Gesichtsfelddefekt und bleibt eine Besserung innerhalb weniger Tage aus, so sollte kurzfristig eine **MRT-Kontrolle** erfolgen. Ansonsten sollte nach 4 Wochen die Tumorgröße mittels Kernspintomografie überprüft werden. Bei fehlendem Größenrückgang des Makroprolaktinoms ist dann die Indikation zur **Operation** zu stellen. Bei Ansprechen auf die medikamentöse Therapie kann nach Erreichen einer ausreichenden **Prolaktinsenkung** und **Schrumpfung** des Makroprolaktinoms unter Kontrolle der Prolaktinwerte eine **Anpassung der Dosis** des Dopaminagonisten erfolgen, bis eine möglichst **geringe Erhaltungsdosis** erreicht ist. Bei Makroprolaktinomen ist meist eine dauerhafte medikamentöse Therapie erforderlich, da nach Absetzen auch bei einer mehrjährigen Therapie die Prolaktinwerte meist wieder ansteigen.
- **Begleithyperprolaktinämie:** Medikamentöse Therapie nur bei entsprechender klinischer Symptomatik.

Besonderheiten der medikamentösen Therapie
- Bei **medikamentös induzierter Hyperprolaktinämie** sollte eine Umstellung auf ein anderes Medikament ohne prolaktinstimulierende Nebenwirkung versucht werden.
- Bei **Hypothyreose** sollte eine Substitution mit Schilddrüsenhormon eingeleitet werden.
- **Beobachtung/Substitution von Sexualhormonen:** Bei Mikroprolaktinomen kann bei Frauen ohne Kinderwunsch und ohne störende Galaktorrhö auch abgewartet werden. Falls erforderlich (z. B. bei Zyklusstörungen), sollte eine Substitution von Sexualsteroiden (z. B. bei jüngeren Frauen in Form eines niedrig dosierten oralen Kontrazeptivums) durchgeführt werden.

Operative Therapie
Meist transnasale/transsphenoidale, bei sehr großen Adenomen transfrontale Adenomektomie.

Steckbrief

Indikationen:
- Wachstum trotz prolaktinsupprimierender Therapie
- symptomatische Raumforderung, die unter prolaktinsupprimierender Therapie persistiert
- Einblutung in das Prolaktinom
- Unverträglichkeit der medikamentösen Therapie

Auch durch eine Operation ist eine Normalisierung der Prolaktinwerte bei Makroprolaktinomen oft nicht möglich, sodass eine medikamentöse Prolaktinsenkung weitergeführt wird.
Bei Mikroprolaktinomen sind die chirurgische Ergebnisse deutlich besser: in 70% der Fälle erfolgreiche selektive Entfernung des Mikroadenoms.

Strahlentherapie
Eine Strahlentherapie ist als „Second-Line-Therapie" anzusehen, wenn ein Nichtansprechen auf Dopaminagonisten, eine Kontraindikation gegen eine solche Therapie mit einer Inoperabilität oder einem nur partiellen Operationserfolg einhergeht. Da die Dopaminagonisten der zweiten Generation (z.B. Cabergolin) sehr wirksam und gut verträglich sind und auch operative Verfahren besser möglich sind, wird die Bestrahlung bei Prolaktinomen aufgrund der damit verbundenen Nachteile (s.u.) sehr selten eingesetzt. Die Bedeutung neuerer stereotaktischer Radiotherapieverfahren hat hierbei auch keine grundlegende Änderung gebracht.

Indikationen: Unverträglichkeit oder Kontraindikationen der medikamentösen Therapie oder Dopaminagonistenresistenz bei nicht operablem Makroprolaktinom und progressives Tumorwachstum.

Nachteile: langsames Ansprechen; evtl. Entwicklung einer Hypophysenvorderlappeninsuffizienz auch noch nach vielen Jahren.

Prognose
- **Mikroprolaktinome:** günstige Prognose. Die Zyklusunregelmäßigkeiten/Infertilität lassen sich in einem hohen Prozentsatz durch Dopaminagonisten erfolgreich therapieren. Durch mehrjährige Therapie mit Dopaminagonisten ist auch eine Heilung möglich.
- **Makroprolaktinome:** Durch Einführung der Dopaminagonisten deutlich gebesserte Prognose. Meist lässt sich das Tumorwachstum durch eine niedrig dosierte Dauertherapie mit Dopaminagonisten gut unterdrücken. In vielen Fällen führt ein Absetzen einer mehrjährigen Therapie zum erneuten Anstieg der Prolaktinwerte, allerdings wächst der Tumor nur in 20–30% der Fälle erneut.

Ihr Alltag

Aus der Neurochirurgie wird Ihnen ein Patient zur Diagnostik vor geplanter Operation eines Hypophysenadenoms überwiesen. Der 48-jährige Patient berichtet: „Seit etwa einem Jahr leide ich unter Kopfschmerzen und Schwindel. Mein Hausarzt hat mich nun zur Kernspintomografie überwiesen. Dabei hat sich ein ‚Tumor' im Kopf gezeigt." Bei der weiteren Anamnese finden Sie heraus, dass der Patient seinen Arbeitstag nur unter großer Anstrengung erledigen kann, unter ständiger Müdigkeit leidet, insgesamt schlechter („unschärfer") sieht und seit zwei Jahren Erektionsstörungen hat. Aktuell nimmt er einen ACE-Hemmer gegen Bluthochdruck, sowie Glibenclamid wegen seines Diabetes ein. Bei der körperlichen Untersuchung lassen sich bis auf einen adipösen Ernährungszustand (EZ) und eine Antriebsminderung keine auffälligen Befunde erheben.

Die Labordiagnostik ergibt Folgendes: Prolaktin 2234 µg/l, Testosteron 200 ng/dl, IGF-1 150 ng/dl, TSH 1,88 mU/l, fT_3 347 pg/dl, fT_4 1,1 ng/dl, LH 1,7 mIU/ml, FSH 3,4 mIU/ml, Serumcortisol 5,0 µg/dl, ACTH 1,4 pmol/l, Urincortisol 23 µg/24 h und ein Serumkreatinin von 0,6 mg/dl.

Fall 2

Ihr Alltag

Fragen

1. Welche weitere Diagnostik schlagen Sie vor?
2. Was sehen Sie auf Abbildung 2.3?
3. Können Sie nun eine Verdachtsdiagnose stellen?
4. Welche Therapie streben Sie an? Ist eine operative Therapie in diesem Fall indiziert?

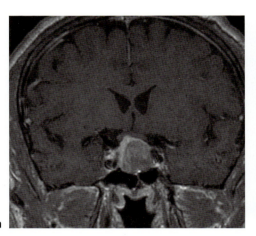 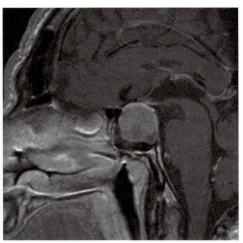

Abb. 2.3 a und b: MRT-Bild der Hypophyse. a: coronarer Schnitt, b: sagittaler Schnitt.

Lösungen

1. Da die Laboruntersuchungen so weit schon sehr vollständig sind, sollte eine Vorstellung beim Augenarzt zur Perimetrie erfolgen, um Hinweise auf eine Kompression des Sehnervs zu erhalten. Hier findet sich bei Ihrem Patienten ein typischer Gesichtsfelddefekt mit temporalen Skotomen. Außerdem wird eine MRT benötigt, das Ihnen ja schon vorlag.
2. Auf der Abbildung 2.3 sehen Sie ein Makroadenom der Hypophyse.
   Randbemerkung: Bei Männern handelt es sich meist um Makroadenome, da die klinische Symptomatik initial oft wenig auffällig ist und lange subklinisch verläuft. Frauen hingegen sind wegen der häufig auftretenden sekundären Amenorrhö rasch beunruhigt und suchen einen Frauenarzt auf.
3. Bei bekanntem Makroadenom der Hypophyse und ausgeprägter Hyperprolaktinämie liegt ein Makroprolaktinom vor. Bei grenzwertig niedrigem Cortisol und klinischen Zeichen eines Cortisonmangels ergibt sich der Verdacht auf eine sekundäre Nebennierenrindeninsuffizienz. Zudem besteht ein Testosteronmangel. Die beiden weiteren Hypophysenachsen sind unauffällig.
4. Sie unterrichten die neurochirurgischen Kollegen, dass zunächst keine Operation erfolgen sollte, denn die Therapie der ersten Wahl bei Vorliegen eines Makroprolaktinoms ist die medikamentöse Therapie mit einem Dopaminagonisten. Wegen der Nebenwirkungen (Übelkeit, Erbrechen, Blutdruckabfall, selten Psychosen) sollte die Therapie immer einschleichend und vorzugsweise abends begonnen werden. Bei Ihrem Patienten beginnen Sie eine ambulante Therapie mit Cabergolin (Dostinex) 0,5 mg 0–0–½ zweimal pro Woche (z. B. Montag und Donnerstag), nach zwei Wochen steigern Sie die Dosis auf 0–0–1 Tablette zweimal pro Woche.
   Die sekundäre Nebennierenrindeninsuffizienz behandeln Sie wie folgt: Kortisonacetat 25 mg 1–0–0 oder Hydrocortison 10 mg 2–1–0.
   Bezüglich des Testosteronmangels warten Sie zunächst einmal ab. Sollte dieser auch nach der medikamentösen Normalisierung der Prolaktinspiegel bestehen bleiben, so kann eine entsprechende Substitutionstherapie eingeleitet werden (z. B. Testosteronenanthat 250 mg i. m. alle 3–4 Wochen).

Ihr Alltag

Bei dem Patienten kam es nach einwöchiger Therapie mit Dostinex® bereits zu einer leichten Verbesserung der Gesichtsfelddefekte. Nach 4 Wochen zeigte sich in der Kernspintomografie eine deutliche Verkleinerung des Makroadenoms; die vorbestehenden Gesichtsfelddefekte waren nicht mehr nachweisbar. Eine Operation ist somit momentan weiter nicht erforderlich. Unter der Cortisonsubstitution war die körperliche Belastbarkeit deutlich gebessert. Der Prolaktinwert lag bei 12 µg/l und damit im oberen Normbereich. Daher wurde die Cabergolindosis auf 3-mal 0,5 mg in der Woche erhöht. Nach 3 Monaten stellte sich Herr S. wieder in der Ambulanz vor. Das Prolaktin lag bei 2 µg/l und damit wie gewünscht im unteren Referenzbereich. Das Testosteron war unauffällig mit 410 µg/dl und der Patient berichtete über eine deutliche Besserung von Libido und Potenz. Die Kontrolluntersuchungen umfassen nun endokrinologische Kontrollen und Gesichtsfeldbestimmungen alle 6 Monate. Zudem sollten in zunächst jährlichen Abständen kernspintomografische Kontrollen des Makroadenoms erfolgen.

Fall 3

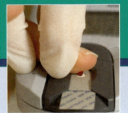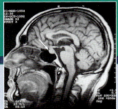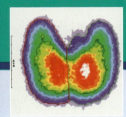

Karsten Müssig

Fall 3

60-jährige Patientin mit Bluthochdruck und niedrigem Serumkalium – Überweisung vom Hausarzt in die endokrinologische Ambulanz

„Seit einigen Monaten ist bei mir ein hoher Blutdruck bekannt. Außerdem war bei den letzten Kontrolluntersuchungen bei meinem Hausarzt der Kaliumwert im Blut vermindert. Mein Hausarzt meint, es solle nun abgeklärt werden, ob es einen Zusammenhang zwischen dem Bluthochdruck und dem niedrigen Kaliumwert gibt."

Fassen Sie die Leitsymptome der Patientin zusammen, und stellen Sie eine Verdachtsdiagnose!

Die **Leitsymptome** der Patientin sind die **arterielle Hypertonie** und die **Hypokaliämie**. Diese Kombination deutet auf das Vorliegen einer mineralokortikoidinduzierten hypokaliämischen Hypertonie hin. Die häufigste Ursache hierbei ist eine Überproduktion des Mineralokortikoids Aldosteron.

Welche Differenzialdiagnosen müssen Sie bei diesen Beschwerden berücksichtigen?

Die häufigste Form der arteriellen **Hypertonie** ist die essenzielle Hypertonie, d. h. eine Ursache für den Bluthochdruck lässt sich nicht eruieren. Hingegen sind sekundäre Hypertonieformen, die sich auf eine Grunderkrankung zurückführen lassen, wie z.B. Nierenerkrankungen oder endokrine Erkrankungen, verhältnismäßig selten. Aus diesem Grunde sollten zur Klärung des kausalen Zusammenhangs zwischen der arteriellen Hypertonie und der Hypokaliämie zunächst andere Ursachen einer Hypokaliämie abgefragt werden. Eine **Hypokaliämie** kann beispielsweise infolge einer antihypertensiven Therapie mit Diuretika oder bei einer Therapie mit Laxanzien auftreten (s. auch Steckbrief).

Anamnestisch sollte daher zunächst geklärt werden, ob es sich bei der Hypokaliämie nur um eine Begleiterscheinung einer Therapie oder einer anderen Erkrankung handelt. Wenn dies nicht der Fall ist, kann spezifischer nach weiteren Symptomen einer Mineralokortikoidhypertonie gefragt werden.

3.1 Anamnese

Welche Fragen, die auf mögliche Ursachen einer Hypokaliämie abzielen, würden Sie der Patientin stellen? Welche Fragen könnten Ihnen das Vorliegen einer Mineralokortikoidhypertonie bestätigen?

Frage	Hintergrund der Frage	Antwort der Patientin
Nehmen Sie regelmäßig harntreibende Medikamente ein?	Hypokaliämie als Nebenwirkung einer Diuretikatherapie	Nein.
Nehmen Sie Abführmittel ein?	Hypokaliämie als Folge der Einnahmen von Laxanzien	Nein, mein Stuhlgang ist immer regelmäßig.

3.1 Anamnese

Frage	Hintergrund der Frage	Antwort der Patientin
Leiden Sie an einer chronischen Krankheit, die die regelmäßige Einnahme von Kortisonpräparaten erforderlich macht?	mineralokortikoide Wirkung von Glukokortikoiden	Nein, ich war bisher nie ernsthaft krank.
Haben Sie häufig Durchfälle oder müssen Sie sich häufig übergeben?	Kaliumverluste über den Gastrointestinaltrakt	Nein.
Ist bei Ihnen eine Nierenerkrankung bekannt?	renale Kaliumverluste bei verschiedenen Erkrankungen der Niere (z.B. chronisch interstitielle Nephritiden, renal tubuläre Azidose)	Nein.
Essen Sie besonders viel Lakritze?	Lakritze hemmt die 11-β-Hydoxysteroiddehydrogenase Typ 2 und verhindert somit die Inaktivierung von Cortisol zu Kortison. Auf diese Weise kann Cortisol seine mineralokortikoide Wirkung entfalten.	Nein, Lakritze mag ich überhaupt nicht.
Leiden Sie an Verstopfung?	Darmatonie bis hin zum paralytischen Ileus infolge der Hypokaliämie	Nein, ich habe täglich Stuhlgang.
Fühlen Sie sich weniger belastbar? Haben Sie weniger Kraft als noch vor einem Jahr?	Muskelschwäche und Müdigkeit als Folge der Hypokaliämie	Seit einem halben Jahr fühle ich mich häufig müde und schwach, ohne eigentlich einen Grund dafür zu haben.
Wie viel trinken Sie täglich? Müssen Sie nachts auf Toilette?	Polyurie/Polydipsie und nächtliches Wasserlassen durch Hypokaliämie	Ich trinke täglich 1,5–2 Liter. Nachts muss ich höchstens 1-mal raus.
Ist es in den vergangenen 6 Monaten zu Kribbeln an den Händen oder Füßen oder aber zu plötzlichen Lähmungen gekommen?	intermittierende Parästhesien, Paresen, tetanische Symptome als Folge der Hypokaliämie	Nein.
Haben Sie Zucker?	gestörte Glukosetoleranz bei Hypokaliämie	Vor etwas mehr als einem Jahr sagte mein Hausarzt, dass meine Blutzuckerwerte erhöht seien. Daher habe ich meine Ernährung umgestellt, Tabletten muss ich nicht einnehmen.

Fassen Sie Ihren Eindruck von der Patientin sowie die wesentlichen Erkenntnisse der Anamnese zusammen!

Die Patientin berichtet, dass seit etwa einem Jahr eine hypokaliämische Hypertonie bekannt sei. Hinweise auf eine Hypokaliämie infolge eines Laxanzienabusus, einer Diuretikatherapie, eines gastrointestinalen Verlustes oder einer Nierenerkrankung liegen aktuell nicht vor und lassen eine **Mineralokortikoidhypertonie** wahrscheinlich erscheinen. Zudem beklagt die Patientin seit einem halben Jahr vermehrte Müdigkeit und verminderte Leistungsfähigkeit. Seit etwas mehr als einem Jahr sei ein Diabetes mellitus Typ 2 bekannt, der diätetisch behandelt werde.

Merke: Die abgefragten Symptome der Mineralokortikoidhypertonie sind unspezifisch und können lediglich auf das Vorliegen der Erkrankung hindeuten, ohne sie jedoch zu sichern.

Fall 3

Gibt es Fragenbereiche, die Sie noch nicht (ausreichend) berücksichtigt haben?
Zum jetzigen Zeitpunkt wissen wir noch recht wenig über die **Vorgeschichte der arteriellen Hypertonie**. So sollte zum einen nach der **bisherigen Therapie** der arteriellen Hypertonie gefragt werden. Ebenso wichtig ist die Eruierung anderer Erkrankungen und deren Therapie, die möglicherweise Einfluss auf die arterielle Hypertonie haben könnten. Auch mögliche weitere **kardiovaskulären Risikofaktoren**, wie z.B. Nikotin, Hyperlipidämie, positive Familienanamnese und Zeichen bereits bestehender Folgeerkrankungen der arteriellen Hypertonie, wie z.B. Retinopathie, koronare Herzkrankheit, periphere arterielle Verschlusskrankheit, haben Sie noch nicht erfragt.

Frage	Hintergrund der Frage	Antwort der Patientin
Wie wird der Bluthochdruck zurzeit behandelt?	Wirkmechanismus, Dosierung und Nebenwirkungen der antihypertensiven Medikation	Seit 4 Monaten nehme ich täglich 2 Tabletten Metoprolol 50 mg und 1 Tablette Enalapril 10 mg ein (Metoprolol = β-Blocker, Enalapril = ACE-Hemmer).
Nehmen Sie aufgrund anderer Leiden weitere Medikamente ein?	Einnahme von Medikamenten, die eine arterielle Hypertonie begünstigen: Östrogene, Glukokortikoide, Sympathomimetika	Nein, ich nehme keine weiteren Medikamente ein.
Bestehen in Ihrer Familie Bluthochdruck, frühzeitige kardiovaskuläre Erkrankungen oder Todesfälle, Nierenerkrankungen, Diabetes mellitus oder Phäochromozytome?	positive Familienanamnese als Risikofaktor	Ein Bruder ist mit 48 Jahren an einem Herzinfarkt verstorben. Meine Mutter ist im Alter von 90 Jahren gestorben, sie hatte in ihren letzten Lebensjahren Alterszucker.
Leiden Sie an Kopfschmerzen? Wenn ja, wann sind diese Schmerzen das erste Mal aufgetreten, wo sind sie genau lokalisiert, wie lange halten sie an, wie häufig treten sie auf, welchen Schmerzcharakter (dumpf, stechend) haben sie? Nehmen Sie Medikamente gegen diese Schmerzen ein?	Kopfschmerzen als Folge der arteriellen Hypertonie	Seit etwa einem halben Jahr habe ich mehrfach täglich dumpfe Kopfschmerzen an der Stirn und an den Schläfen. Nach ungefähr 1 Stunde verschwinden sie wieder, ohne dass ich Medikamente einnehme.
Haben Sie gelegentliche Sehstörungen bemerkt?	hypertensive Retinopathie	Ich habe seit bestimmt 10 Jahren eine Lesebrille, sonst habe ich keine Probleme mit dem Sehen.
Haben Sie bei körperlicher Betätigung oder auch in Ruhe Brustschmerzen oder Atemnot?	koronare Herzerkrankung als Folge der Hypertonie	Im letzten halben Jahr bin ich einfach weniger körperlich belastbar, ohne jedoch Brustschmerzen oder Atemnot zu haben.
Verspüren Sie bei längerem Gehen Schmerzen in den Waden? Wenn ja, nach wie viel Metern?	Claudicatio als Symptom der peripheren arteriellen Verschlusskrankheit	Nein, im Gegenteil, ich gehe sehr gerne spazieren.

3.2 Körperliche Untersuchung

Frage	Hintergrund der Frage	Antwort der Patientin
Rauchen Sie?	weitere kardiovaskuläre Risikofaktoren	Nein, ich habe noch nie geraucht.
Ist Ihnen bekannt, dass die Blutfette erhöht sind?		Mein Hausarzt war immer sehr zufrieden mit den Blutfetten.
Verwenden Sie reichlich Salz beim Kochen?	Ernährungsgewohnheiten	Da mein Mann auch Bluthochdruck hat, salze ich sehr sparsam beim Kochen.
Trinken Sie regelmäßig Alkohol?		Nur zu feierlichen Anlässen trinke ich mal ein Glas Wein oder Sekt.
Wir sieht Ihre augenblickliche familiäre und berufliche Situation aus?	psychosoziale Faktoren	Ich bin glücklich verheiratet. Wir haben 6 inzwischen erwachsene Kinder, seit der Geburt des ersten Kindes bin ich Hausfrau und Mutter.

Fassen Sie also die Vorgeschichte zur arteriellen Hypertonie zusammen.
Die arterielle Hypertonie wird seit 4 Monaten mit dem β-Blocker Metoprolol und dem ACE-Hemmer Enalapril behandelt. Beide Antihypertensiva führen nicht zu einer Hypokaliämie. Die Einnahme weiterer Medikamente wird verneint.

Anamnestisch gibt es keine direkten Hinweise auf Folgeerkrankungen der arteriellen Hypertonie. Neben der arteriellen Hypertonie stellen die positive Familienanamnese für kardiovaskuläre Ereignisse und ein derzeit diätetisch behandelter Diabetes mellitus weitere kardiovaskuläre Risikofaktoren dar.

3.2 Körperliche Untersuchung

Der nächste Schritt auf dem Weg zur Diagnose ist die körperliche Untersuchung, die vor allem der Beurteilung möglicher Zeichen von Folgeerkrankungen der arteriellen Hypertonie sowie der Beurteilung von Hinweisen auf eine sekundäre arterielle Hypertonie dient.

Wie gehen Sie bei der körperlichen Untersuchung vor, worauf achten Sie besonders und warum?

besonders achten auf	mögliche Befunde/Hinweise	Befunde bei der Patientin
Blutdruck	meist moderate Blutdruckerhöhung bei Mineralokortikoidhypertonie	160/90 mmHg
Pulsstatus und Auskultation von Herz und Gefäßen	abgeschwächter Puls oder Gefäßgeräusche bei Arteriosklerose der Gefäße, Herzrhythmusstörungen infolge koronarer Herzerkrankung	unauffällig
Erscheinungsbild: Fettverteilung, Hautläsionen, Muskelkraft	Hinweise auf Vorliegen eines Hyperkortisolismus (s. Fall 5) oder einer Akromegalie (s. Fall 8)	unauffällig
Inspektion, Palpation und ggf. Auskultation der Schilddrüse	vergrößerte Schilddrüse evtl. mit Schwirren über der Schilddrüse hinweisend auf Hyperthyreose als mögliche Ursache einer Hypertonie	Struma nodosa Grad II, kein Schwirren

Fall 3

besonders achten auf	mögliche Befunde/Hinweise	Befunde bei der Patientin
Abdomen: Resistenzen, Strömungsgeräusche über Aorta oder Nierenarterien	■ Auch wenn sich Nebennieren- oder Nierenraumforderungen aufgrund ihrer retroperitonealen Lage in der Regel nicht tasten lassen, können sehr große Nebennieren- oder Nierentumoren als Resistenzen auffallen. ■ Systolisches Geräusch über der A. renalis als Hinweis auf Nierenarterienstenose als mögliche Ursache einer sekundären Hypertonie. ■ Pulsierender Tumor hinweisend auf Aortenaneurysma.	unauffälliger Palpations- und Auskultationsbefund des Abdomens

Bewerten Sie die erhobenen Befunde in der Zusammenschau mit der Anamnese! Welche Diagnostik veranlassen Sie und warum?

In der körperlichen Untersuchung fiel lediglich ein moderat **erhöhter Blutdruck** (160/90 mmHg) auf. Hinweise auf Folgeerkrankungen der Hypertonie oder auf sekundäre Hypertonieformen lagen nicht vor.
Nun gilt es, die anamnestischen Angaben der Patientin zu verifizieren. Dazu sollte eine 24-h-Blutdruckmessung, die Bestimmung der Serumelektrolyte und der Retentionsparameter, eine sonografische Untersuchung der Nieren und eine augenärztliche Beurteilung des Augenhintergrundes mit der Frage nach einem Fundus hypertonicus erfolgen. Da die häufigste Ursache für eine Mineralokortikoidhypertonie ein primärer Hyperaldosteronismus ist, gilt es, diesen mittels entsprechender endokrinologischer Untersuchungen nachzuweisen bzw. auszuschließen.

Infobox 3.1

Renin-Angiotensin-Aldosteron-System

Ausgangspunkt der Renin-Angiotensin-Aldosteron-Kaskade ist das in der Leber gebildete Angiotensinogen, das im systemischen Kreislauf durch das in den Granulazellen des juxtaglomerulären Apparats produzierte proteolytische Enzym Renin zum Angiotensin I hydrolysiert wird. Begünstigend für eine Reninausschüttung ist ein renaler Blutdruckabfall, etwa infolge eines Blutverlustes. Angiotensin I wird durch das überwiegend in der Lunge endothelständige Angiotensin-I-converting Enzyme (ACE) zum Angiotensin II, der eigentlich physiologisch wirksamen Substanz, gespalten. Angiotensin II entfaltet seine Wirkung zum einen indirekt – über die Stimulierung der Aldosteronausschüttung aus der Nebennierenrinde – und zum anderen direkt – über die Angiotensin-II-Rezeptor-vermittelte Vasokonstriktion – und führt so zu einer Blutdruckerhöhung.

Aldosteron bewirkt eine vermehrte Natrium- und Wasserresorption am distalen Tubulus und am Sammelrohr der Niere und reguliert somit über eine Normalisierung des extrazellulären Volumens den Blutdruck (Abb. 3.1).

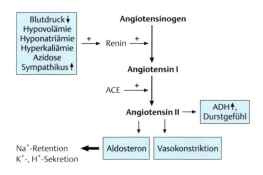

Abb. 3.1 Renin-Angiotensin-System.

3.3 Labor und apparative Diagnostik

diagnostische Methode	Indikation und Sinn der Untersuchung	Ergebnisse der Patientin
Labor	■ **Serumkalium:** Hypokaliämie infolge des vermehrten Kaliumverlustes über den Urin beim primären Hyperaldosteronismus; Aldosteron bewirkt direkt eine Kaliumsekretion an den kortikalen Sammelrohren. Aber Vorsicht: Normokaliämie schließt eine Mineralokortikoidhypertonie nicht aus und ist z.B. bei dem seltenen glukokortikoidsupprimierbaren Hyperaldosteronismus die Regel.	■ Serumkalium mit 2,2 mmol/l vermindert
	■ **Serumnatrium:** Milde Hypernatriämie beim primären Hyperaldosteronismus; infolge der milden Volumenexpansion wird über eine verminderte ADH-Sekretion und ein reduziertes Durstgefühl die Natriumkonzentration hochreguliert	■ Serumnatrium normal
	■ **Serummagnesium:** milde Hypomagnesiämie beim primären Hyperaldosteronismus durch Magnesiumverlust über den Urin.	■ Serummagnesium normal
	■ **Blutgasanalyse:** beim primären Hyperaldosteronismus ggf. metabolische Alkalose.	■ BGA: unauffällig
	■ **Plasma-Aldosteron-Konzentration (PAC, englisch: plasma aldosterone concentration) und Plasma-Renin-Aktivität (PRA):** morgendliche Blutentnahme beim sitzenden Patienten. (Neben der PRA kann auch die Plasma-Renin-Konzentration gemessen werden.)	■ Plasma-Aldosteron in Ruhe deutlich erhöht ■ Plasma-Renin-Aktivität in Ruhe vermindert
	■ **PAC/PRA-Quotient** (Screening-Parameter): Cut-off abhängig von verwendeten Assays für PAC und PRA, deshalb immer den für das jeweilige Labor gültigen Cut-off erfragen. **Cave:** Vor Bestimmung von PAC und PRA sind β-Blocker, Imidazolrezeptorantagonisten (z.B. Clonidin), Schleifendiuretika und Angiotensin-II-Antagonisten für 1 Woche und Aldosteronantagonisten (z.B. Spironolacton) für 4 Wochen zu pausieren, da sie die PAC und PRA beeinflussen.	■ pathologischer PAC/PRA-Quotient
	■ **Kochsalzbelastungstest:** Bestätigungstest bei V.a. primären Hyperaldosteronismus (s. Infobox 3.2).	■ kein adäquater Abfall der PAC

diagnostische Methode	Indikation und Sinn der Untersuchung	Ergebnisse der Patientin
24-h-Blutdruckmessung	Verifizierung und Quantifizierung der arteriellen Hypertonie (Ausschluss eines „Weißkittel-Bluthochdrucks"); Blutdruckerhöhung infolge der milden Volumenexpansion beim primären Hyperaldosteronismus.	■ im Mittel 157/92 mmHg (↑) ■ tagsüber 157/93 mmHg (↑) ■ nachts 160/92 mmHg (↑) **Merke:** Normalerweise sinken der systolische und diastolische Blutdruckwert nachts um über 10% ab. Eine fehlende Nachtabsenkung ist typisch für eine sekundäre Hypertonie!
EKG	Bei Hypokaliämie drohen Rhythmusstörungen (Sinustachykardie, supraventrikuläre und ventrikuläre Extrasystolie, Kammerflimmern). Hypertrophiezeichen und Erregungsleitungsstörungen als Ausdruck einer hypertensiven Herzkrankheit.	Sinusrhythmus, Herzfrequenz 66/min, überdrehter Linkstyp, Linksschenkelblock.

Infobox 3.2

Labordiagnostik bei Verdacht auf primären Hyperaldosteronismus

Eine Abklärung hinsichtlich des Vorliegens eines **primären Hyperaldosteronismus (PHA)** sollte erfolgen bei Patienten mit:
1. hypokaliämischer Hypertonie,
2. arterieller Hypertonie bereits in jungen Lebensjahren,
3. therapierefraktärer Hypertonie ohne erkennbare andere Ursache und
4. einem Inzidentalom der Nebenniere (Abb. 3.2).

Bei den Punkten 2–4 beinhaltet die endokrinologische Diagnostik zudem eine Screening-Untersuchung auf einen Hyperkortisolismus und ein Phäochromozytom.

Bei der Labordiagnostik eines PHA wird zwischen einem sogenannten Suchtest (Screening-Test) und Bestätigungstest unterschieden.

Suchtest

Der **PAC-PRA-Quotient** ist als **Suchtest** zuverlässiger als PAC und PRA allein, da er nur in geringem Maß durch Medikamente und Kochsalzzufuhr beeinflusst wird. Allerdings kann auch der Quotient falsche Werte liefern:
- **falsch positive Werte** bei: chronischer Niereninsuffizienz, Einnahme von β-Rezeptorenblocker oder Clonidin, Gordon-Syndrom (Hypertonie, hyperchlorämische Azidose, hyporeninämischer Hypoaldosteronismus)
- **falsch negative Werte** bei: Einnahme von Diuretika einschließlich Spironolacton, Kalziumantagonisten, Angiotensin-II-Rezeptor-Antagonisten oder Doxazosin, strenger Kochsalzrestriktion, nicht ausgeglichener Hypokaliämie

Der Suchtest ist **positiv,** d.h. das Ergebnis spricht für einen PAH, wenn die PCA erhöht und die PRA erniedrigt ist.

> **Merke:** Wegen zirkadianer und lageabhängiger Schwankungen von PAC und PRA sollte die Blutentnahme vormittags in aufrechter Position stattfinden.

Bestätigungstest

Wie bereits ausgeführt, wird die diagnostische Aussage des PCA-PRA-Quotienten durch verschiedene Faktoren ungünstig beeinflusst. Diese diagnostische Unsicherheit lässt sich jedoch weitgehend beseitigen, indem man einen weiteren unabhängigen Test hinzufügt (sog. Bestätigungstest). Dieser Test ist ein Indikator für die Autonomie (Abkopplung vom physiologischen Regelkreis) des Hormonexzesses.

Kochsalzbelastungstest: Physiologischerweise erfolgt durch Volumenzufuhr eine Suppression der Renin- und nachfolgend der Aldosteronsekretion. Bei einem PHA bleibt

Infobox 3.2

diese Suppression aufgrund der autonomen Aldosteronproduktion (z.B. durch ein Adenom oder eine Hyperplasie) aus.

- **Durchführung:** Zunächst erfolgt eine Blutentnahme zur Bestimmung von PRA und PAC. Dann werden über 4 Stunden 2 Liter isotonische Kochsalzlösung (0,9%) infundiert. Anschließend wird erneut Blut entnommen zur Bestimmung von PRA und PAC.
- **Bewertung:** Bei Gesunden sinkt die PAC nach Kochsalzbelastung auf Werte unter 7 ng/dl ab. Ein **positiver Kochsalzbelastungstest** (d.h. eine Bestätigung des PHA-Verdachtes) liegt bei fehlendem Abfall der PAC vor.

Alternative: Bei **Kontraindikationen** (z.B. Herzinsuffizienz oder schwerer Hypertonie) oder wenn eine Durchführung des Tests nicht möglich ist, kann alternativ **Aldosteron-18-Glucuronid** (ein Abbauprodukt des Aldosterons im Urin) im 24-h-Sammelurin bestimmt werden; seine Konzentration ist beim PAH erhöht.

Merke: Die Subtyp- und Lokalisationsdiagnostik erfolgt generell erst nach der biochemischen Sicherung des PHA.

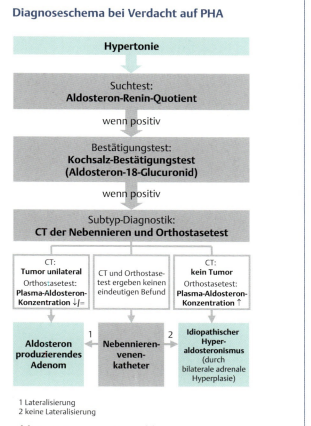

Abb. 3.2 Primärer Hyperaldosteronismus, Diagnoseschema (s. auch Steckbrief).

3.4 Vorstellung beim Oberarzt und weitere Planung

Nach Zusammentragen aller Befunde stellen Sie die Patientin Ihrem Oberarzt vor. Was berichten Sie?

Frau N.N. ist eine 60-jährige Patientin, die sich bei uns auf Veranlassung ihres Hausarztes zur Abklärung einer seit etwa einem Jahr bekannten hypokaliämischen Hypertonie vorstellt. Ein Laxanzienabusus, eine Diuretikatherapie, Erkrankungen des Gastrointestinaltraktes oder der Niere als mögliche Ursachen der Hypokaliämie konnten in der Anamnese ausgeschlossen werden. Die Patientin leidet seit etwa einem halben Jahr an intermittierenden frontotemporalen Kopfschmerzen und berichtet über vermehrte Müdigkeit und Schwäche. Bei der körperlichen Untersuchung bestätigt sich der erhöhte Blutdruck mit einem Wert von 160/90 mmHg. Hinweise auf Folgeerkrankungen der arteriellen Hypertonie liegen nicht vor. Die 24-h-Blutdruckmessung ergab eine milde arterielle Hypertonie mit fehlender Nachtabsenkung. Laborchemisch besteht eine Hypokaliämie. Im EKG zeigen sich keine Arrhythmien, jedoch mögliche Hinweise auf eine hypertensive Herzerkrankung. Der pathologische Plasma-Aldosteron-Plasma-Renin-Quotient und die erhöhte Plasma-Aldosteron-Konzentration deuten auf das Vorliegen eines primären Hyperaldosteronismus hin. Zur Bestätigung wurde ein Kochsalzbelastungstest durchgeführt, der eine nicht supprimierbare Plasma-Aldosteron-Konzentration ergab. Damit ist die Diagnose eines primären Hyperaldosteronismus als Ursache der Hypokaliämie und der arteriellen Hypertonie biochemisch gesichert.

Zur weiteren Planung des therapeutischen Vorgehens sollte nun eine Lokalisationsdiagnostik erfolgen.

> **Infobox 3.3**
>
> ### Klassifikation des primären Hyperaldosteronismus
>
> Die Klassifikation des primären Hyperaldosteronismus ist von entscheidender Wichtigkeit, weil sich davon das weitere therapeutische Vorgehen ableitet.
>
> | Spezifität | Häufigkeit |
> | --- | --- |
> | unilaterales Nebennierenadenom | 50–70% |
> | bilaterale Nebennierenrindenhyperplasie | 20–40% |
> | uni- oder bilaterale primäre makronoduläre Hyperplasie | 5% |
> | glukokortikoidsupprimierbarer Hyperaldosteronismus[1] | 5% |
> | Aldosteron produzierendes Nebennierenrindenkarzinom | <5% |
>
> [1] Seltene, autosomal-dominant vererbte Form des Hyperaldosteronismus, der ursächlich ein chimäres Gen auf dem Chromosom 8 zugrunde liegt, das aus der ACTH-sensiblen Regulationsuntereinheit der 11-β-Hydroxylase (11-β-Hydroxylase vermittelt die Konversion von Desoxycortisol zu Cortisol) und der Aldosteronsynthetase besteht.

3.5 Weiterführende Diagnostik

Zur Klassifizierung der unterschiedlichen Formen des primären Aldosteronismus (s. Infobox 3.3) muss nun eine Bildgebung erfolgen. Welches Verfahren würden Sie vorschlagen?

diagnostische Methode	Indikation und Sinn der Untersuchung	Ergebnisse der Patientin
Abdomensonografie	Die Sonografie ist ein kostengünstiges und für den Patienten wenig belastendes Verfahren; die Untersuchungsbedingungen können allerdings aufgrund von Adipositas oder Meteorismus (Luft- bzw. Gasansammlung im Darm) eingeschränkt sein. Auch haben gerade Aldosteron produzierende Nebennierentumoren häufig einen Durchmesser unter 1 cm und sind damit sonografisch leicht zu übersehen. Die sonografische Beurteilung der Nebennieren gehört deshalb in die Hand eines erfahrenen Untersuchers.	Verdacht auf Nebennierenraumforderung rechts mit einer Größe von 3 × 2 × 2 cm
Abdomencomputertomografie	Bei dieser Fragestellung stellt sie das Verfahren der Wahl dar. Die Beurteilung der Nebennierenregionen mittels CT ist weniger untersucherabhängig als die Sonografie.	Nebennierenraumforderung rechts mit 32 mm maximalen Durchmesser (Abb. 3.3)
Orthostasetest (s. Steckbrief)	Anstieg der PAC beim Gesunden und bei der bilateralen Nebennierenhyperplasie beim Aufstehen aus dem Liegen, kein Anstieg beim Aldosteron produzierenden Adenom.	kein Anstieg der PAC

3.5 Weiterführende Diagnostik

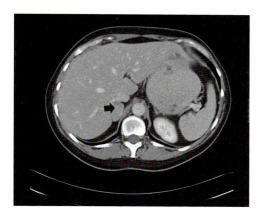

Abb. 3.3 Kontrastmittelangehobene Computertomografie des Abdomens. Glatt begrenztes, homogenes, 3,2 cm messendes Nebennierenadenom rechts.

Infobox 3.4

Vorbereitungen für eine Computertomografie mit Kontrastmittel

Die Computertomografie ist eine hochauflösende Schichtdarstellung der abgebildeten Körperabschnitte. Mit ihr kann die genaue Lokalisation und das Verhalten eines Befundes in Bezug auf umliegende Strukturen beurteilt werden. Allerdings geht eine Computertomografie mit einer nicht unerheblichen Strahlenbelastung für den Patienten einher, sodass die Indikation immer streng gestellt werden sollte.

Kontrastmittel

Die Verabreichung von intravenösem oder oralem Kontrastmittel ermöglicht eine genauere Zuordnung eines Befundes. Insbesondere im Abdominalbereich, wo sich parenchymatöse Organe ähnlicher Dichte befinden, ist die Untersuchung mit Kontrastmittel häufig sinnvoll.
- **Orale Kontrastmittelapplikation:** Hierfür trinkt der Patient verdünntes jodhaltiges Kontrastmittel (z. B. Peritrast®), sodass der Magen-Darm-Trakt kontrastmittelgefüllt und somit besser abgrenzbar ist.
- **Intravenöse Kontrastmittelapplikation:** Dem Patienten wird jodhaltiges Kontrastmittel (z. B. Ultravist®) intravenös gespritzt. Je nachdem, in welchem zeitlichen Abstand nun ein CT gemacht wird, können arterielle oder venöse Gefäße, die Durchblutung einzelner Organe und die renale Ausscheidung des Kontrastmittels beurteilt werden.
- **Kontraindikationen:** manifeste Hyperthyreose. Bei einer latenten Hyperthyreose kann durch eine Verabreichung von Natriumperchlorattropfen (z. B. Irenat®) einer thyreotoxischen Krise vorgebeugt werden. Auch bei einer chronischen Niereninsuffizienz kann Kontrastmittel nur begrenzt eingesetzt werden, da es nephrotoxisch wirkt. Die glomeruläre Filtrationsrate (GFR) dient der Beurteilung der Nierenfunktion. Zur Nephroprotektion sollte eine ausreichende Flüssigkeitszufuhr vor und nach der Kontrastmitteluntersuchung erfolgen. Zusätzlich können Antioxidanzien, wie etwa Acetylcystein, unmittelbar vor und nach dem Eingriff gegeben werden. Die intravenöse Verabreichung von jodhaltigem Kontrastmittel kann auch bei gesunden Patienten zu Nierenfunktionsstörungen führen, daher ist eine ausreichende Flüssigkeitszufuhr nach der Untersuchung grundsätzlich wichtig.
- **Nebenwirkungen** können allergische Reaktionen wie Urtikaria, Bronchospasmus bis hin zum anaphylaktischen Schock sein. Häufiger treten Geschmacksstörungen, Wärme/Kältegefühl und ein Flush auf.
- **Wechselwirkungen:** Bei der intravenösen Applikation von jodhaltigen Kontrastmitteln müssen Wechselwirkungen mit anderen Medikamenten beachtet werden. Bei Einnahme von Biguaniden (Metformin) besteht die Gefahr der Laktatazidose. Daher sollte Metformin 48 Stunden vor der Kontrastmittelapplikation abgesetzt werden.

3.6 Abschließende Bewertung und Diagnosestellung

Fassen Sie abschließend die Ergebnisse der Diagnostik zusammen!
In der Zusammenschau der biochemischen Befunde (pathologischer Aldosteron-Renin-Quotient, keine Suppression im Kochsalzbelastungstest und kein Anstieg der Plasma-Aldosteron-Konzentration im Orthostasetest) und der bildgebenden Befunde (Nebennierenraumforderung in der Abdomensonografie und der Abdomencomputertomografie; s. Abb. 3.3) konnte ein Aldosteron produzierendes Nebennierenrindenadenom als Ursache der hypokaliämischen Hypertonie diagnostiziert werden. Der primäre Hyperaldosteronismus infolge eines Aldosteron produzierenden Nebennierenrindenadenoms wird nach dem Erstbeschreiber auch als Conn-Syndrom bezeichnet. Hinweise auf das Vorliegen eines Nebennierenrindenkarzinoms bestehen in der Bildgebung nicht.

3.7 Therapeutisches Vorgehen

Welche grundsätzlichen Therapieansätze und Behandlungsmöglichkeiten gibt es?
Die korrekte Diagnosestellung ist außerordentlich wichtig, da die verschiedenen Formen des primären Hyperaldosteronismus unterschiedlich behandelt werden. Prinzipiell werden **operative und medikamentöse Therapieansätze** unterschieden. Abhängig von der zugrunde liegenden Ursache des primären Hyperaldosteronismus wird die Therapieentscheidung getroffen (s. Steckbrief).

Konservative Therapie
Ziel: Die medikamentöse Therapie dient dazu, die arterielle Hypertonie und die Hypokaliämie **symptomatisch** zu behandeln.

Substanzen: Mineralokortikoidrezeptor-Antagonisten, wie Spironolacton oder Epleron. Spironolacton war über Jahre hinweg das Medikament der Wahl. Epleron stellt eine neuere, teurere Alternative mit weniger Nebenwirkungen dar. Bei Unverträglichkeit dieser Medikamente kann das Kalium sparende Diuretikum Amilorid verabreicht werden. Bei Persistenz der Hypertonie sollte die Therapie um niedrige Dosen von Hydrochlorothiazid ergänzt werden, da eine Hypervolämie eine wichtige Ursache für eine Resistenz gegenüber Amilorid ist.
Beim glukokortikoidsupprimierbaren Hyperaldosteronismus ermöglicht die dauerhafte Therapie mit physiologischen Glukokortikoid-Dosen eine Normalisierung des Blutdrucks und Korrektur der Hypokaliämie.

Indikationen: präoperative Einstellung von Hypokaliämie und Blutddruck, Inoperabilität oder Ablehnen einer OP, bilaterale Nebennierenrindenhyperplasie, glukokortikoidsupprimierbaren Hyperaldosteronismus.

Operative Therapie
Die operative Therapie kommt nur bei Patienten mit einem unilateralen Nebennierenbefund (z. B. Adenom, unilaterale makronoduläre Hyperplasie, Karzinom) zum Einsatz. Grundsätzlich gilt hierbei, dass benigne Veränderungen bis zu einer Größe von 6 cm auch laparoskopisch entfernt werden können; z. T. genügt hierbei lediglich eine selektive Enukleation des Adenoms. Bei einem Nebennierenrindenkarzinom hingegen sollte eine Adrenalektomie durch einen transperitonealen Zugang mit anschließender dauerhafter Therapie mit dem Adrenolytikum Mitotane erfolgen. Abhängig von dem Ausmaß der Erkrankung und dem Therapieansprechen sollte die Therapie um eine Chemotherapie oder eine Radiatio ergänzt werden.

Welche Therapie kommt bei Ihrer Patientin infrage? Begründen Sie Ihre Entscheidung!
Da bei der Patientin ein unilaterales Aldosteron produzierendes Adenom ursächlich für die hypokaliämische Hypertonie ist, erfolgt die operative Sanierung im Sinne einer Adrenalektomie. Aufgrund der Größe des Adenoms (3,2 cm) ist ein laparoskopisches Vorgehen möglich. Vor Durchführung der Operation sollte jedoch eine 4-wöchige Behandlung mit dem Aldosteronantagonisten Spironolacton erfolgen (s. oben). Die Vorbehandlung dient der Kompensation der Hypokaliämie und der Vermeidung des postoperativen Hypoaldo-

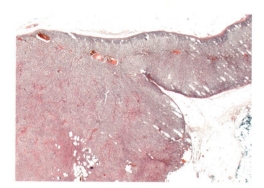

Abb. 3.4 Nebennierenrindenadenom aus spongiozytären und kompakten Rindenzellen mit geringer Anisokaryose. Fokal Fettzellen im Stroma. Oben rechts normaler Nebennierenrindenanteil. Keine morphologischen Zeichen der Maliginität (HE x 12,5).

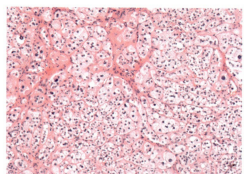

Abb. 3.5 Nebennierenrindenadenom aus spongiozytären und kompakten Rindenzellen mit geringer Anisokaryose. Keine Zunahme an Mitosen. Keine Angioinvasion (HE x 200).

steronismus aufgrund einer Suppression der kontralateralen Nebenniere. Sollte sich postoperativ dennoch ein Hypoaldosteronismus manifestieren – im Sinne von hypotensiven Blutdruckwerten und einer Hyperkaliämie – so ist zumindest zwischenzeitlich eine medikamentöse Therapie mit einem Mineralokortikoid erforderlich.

Nach einer 4-wöchigen Vorbehandlung mit Spironolacton wird die Patientin einer minimalinvasiven Adrenalektomie rechts zugeführt. Die histologische Aufarbeitung ergibt ein Nebennierenrindenadenom. Der weitere postoperative Verlauf gestaltet sich unauffällig.

Gibt es Möglichkeiten, den Erfolg der Operation zu überprüfen?

Wenige Tage nach der Operation normalisieren sich der initial erhöhte Blutdruck sowie der verminderte Kaliumwert. Postoperativ werden die Plasma-Aldosteron-Konzentration und die Plasma-Renin-Aktivität bestimmt. Angesichts von Normalwerten dieser Parameter gibt es keinen Hinweis auf das Fortbestehen des primären Hyperaldosteronismus und die Operation ist als erfolgreich anzusehen. Anhalt für einen postoperativen Hypoaldosteronismus gibt es klinisch und biochemisch nicht.

Postoperativ zeigen fast alle Patienten einen Blutdruckabfall und eine Normalisierung des Serumkaliums. Bei etwa 40% der Patienten verbleibt eine milde arterielle Hypertonie. Ursächlich dafür wird eine Nephrosklerose als Folge der zuvor lange bestehenden, evtl. schlecht eingestellten arteriellen Hypertonie oder einer zusätzlich zugrunde liegenden essenziellen arteriellen Hypertonie diskutiert.

Wie geht es dann weiter? Ist eine Nachsorge erforderlich?

Ambulante endokrinologische Kontrollen, die die Bestimmung des Blutdrucks, des Serumkaliums, der Plasma-Aldosteron-Konzentration sowie der Plasma-Renin-Aktivität beinhalten, sollten 1-mal jährlich erfolgen. Angesichts äußerst seltener Rezidive ist die Prognose beim Nebennierenrindenadenom günstig.

Infobox 3.5

Medikamentöse Therapie bei primärem Hyperaldosteronismus

Aldosteronantagonisten

Wirkstoffe: Spironolacton (Aldactone®).

Wirkprinzip: Hemmung der Natriumretention und der Kaliumsekretion durch kompetitive Bindung an Aldosteronrezeptoren im distalen Tubulus und Sammelrohr der Niere von kapillarer Seite.

Nebenwirkungen: Hyperkaliämie, gastrointestinale Nebenwirkungen, allergische Reaktionen, Sedation. Bei der Frau: sekundäre Amenorrhö, Mastodynie (Spannungs- und Schwellungsgefühl meist mit diffusen oder umschriebenen Schmerzen in den Brüsten) und Hirsutismus. Beim Mann: Gynäkomastie, Impotenz.

Indikation: Hyperaldosteronismus, therapierefraktäre kardiale, renale und hepatogene Ödeme und chronische Herzinsuffizienz.

Kontraindikationen: Chronische Niereninsuffizienz mit einer glomerulären Filtrationsrate unter 30 ml/min, Anurie, akutes Nierenversagen, Hyperkaliämie, Schwangerschaft und Stillzeit.

Kalium sparende Diuretika

Wirkstoffe: Amilorid (Arumil®), Triamteren (Jatropur®).

Wirkprinzip: Hemmung der Natriumresorption und der Kaliumsekretion durch Inhibierung der Natriumkanäle in den distalen Tubuli und Sammelrohren von luminaler Seite.

Nebenwirkungen: Hyperkaliämie, metabolische Azidose, megaloblastäre Anämie, gastrointestinale Nebenwirkungen (Übelkeit, Erbrechen, Diarrhö), allergische Reaktionen.

Kontraindikationen: Hyperkaliämie, chronische Niereninsuffizienz, Schwangerschaft und Stillzeit.

Steckbrief

Primärer Hyperaldosteronismus

Englische Bezeichnung: primary (hyper)aldosteronism.

Definition
Pathologisch gesteigerte autonome, Angiotensin-II-unabhängige Produktion von Aldosteron der Nebennierenrinde.

Epidemiologie
Ein primärer Hyperaldosteronismus (PHA) ist relativ häufig. 5–10% aller Hypertoniker haben schätzungsweise einen PHA. Die meisten sind normokaliämisch!

Merke: Patienten mit therapieresistenter bzw. hypokaliämischer Hypertonie, arterieller Hypertonie in jungen Lebensjahren oder adrenalem Inzidentalom sollten auf einen primären Hyperaldosteronismus untersucht werden.

Ätiologie und Klassifikation
s. Infobox 3.3

Pathophysiologie
- gesteigerte renale Natrium- und Wasserretention infolge vermehrter Aldosteronproduktion
- Volumenexpansion und Suppression der Plasma-Renin-Aktivität
- Hypokaliämie und leichte metabolische Alkalose durch vermehrte renale Kalium- und Wasserstoffionenausscheidung im Austausch gegen Natrium; dadurch erhöhte Vasokonstriktion
- direkt positiver inotroper Effekt von Aldosteron und damit gesteigerte kardiale Auswurfleistung (Abb. 3.6)

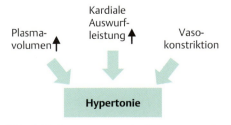

Abb. 3.6 Mechanismen der Mineralokortikoidhypertonie.

Steckbrief

Klinik

Symptome	Häufigkeit (ca. %)
Leitsymptome	
Hypertonie	100
Hypokaliämie	90[1]
metabolische Azidose	75
weitere Symptome	
Muskelschwäche	75
Polyurie	70
Kopfschmerzen	55
gestörte Glukosetoleranz	50
Polydipsie	45
Parästhesien	30
intermittierende Lähmungen	25
Tetanie	25
Müdigkeit	20
Muskelschmerzen	15
Ödeme	5

[1] (da häufig ein normokaliämischer primärer Hyperaldosteronismus vorliegt, findet sich eine Hypokaliämie möglicherweise deutlich seltener [in ca. 50%])

(Tabelle modifiziert nach: Rationelle Diagnostik und Therapie in Endokrinologie, Diabetologie und Stoffwechsel, 2. Auflage, Georg Thieme Verlag, 2003)

Basisdiagnostik
- **Anamnese:** arterielle Hypertonie. Die weiteren Symptome sind eher unspezifisch und Folge der arteriellen Hypertonie und der Hypokaliämie: Müdigkeit, Muskelschwäche, Polyurie/Polydipsie, Kopfschmerzen, gestörte Glukosetoleranz, Tetanien, Obstipation, Parästhesien und intermittierende Lähmungen.
- **Körperliche Untersuchung:** Blutdruck und ggf. Folgeerkrankungen der arteriellen Hypertonie (z. B. hypertensive Retinopathie).
- **Labor:** Natrium, Kalium und Magnesium im Serum, Säure-Basen-Status, Plasma-Aldosteron-Konzentration, Plasma-Renin-Aktivität (und damit **Aldosteron-Renin-Quotient-Bestimmung als Suchtest**), ggf. **Kochsalzbelastungstest als Bestätigungstest,** Aldosteron-18-Glucuronid-Konzentration im 24-h-Sammelurin.
- **Apparative Diagnostik:** 24-h-Blutdruckmessung, EKG.

Lokalisationsdiagnostik
- **Abdomensonografie:** ermöglicht bei einem eindeutigen Herdbefund eine Seitenzuordnung.
- **Abdomencomputertomografie:** dient der genauen dreidimensionalen Lokalisation eines Herdbefundes und der Ausmessung der Größe sowie der Klärung, ob eine Invasivität in umliegendes Gewebe vorliegt. Allerdings können in der CT nur Herde mit einem Durchmesser über 5 mm nachgewiesen werden.
- **Weitere Lokalisationsdiagnostik bei unklarer Seitenlokalisation:** ggf. Nebennierenvenenkatheter: seitengetrennte Blutentnahme aus beiden Nebennierenvenen und der V. cava inferior. Somit kann bei computertomografisch unklaren oder

Steckbrief

nicht fassbaren Befunden eine selektive Aldosteron- und Cortisolbestimmung erfolgen, sodass der Aldosteron/Cortisol-Quotient gebildet werden kann und nachvollziehbar wird, ob und welche Nebenniere vermehrt Hormone produziert. Die Cortisolbestimmung erfolgt zur Lagekontrolle der Katheter. Liegt ein Adenom vor, so ist der Aldosteron/Cortisol-Quotient der betroffenen Seite deutlich höher als in der Vena cava; auf der Seite der gesunden Nebenniere ist der Aldosteron/Cortisol-Quotient niedriger als in der Vena cava. (Selektiver Nebennierenvenenkatheter gehört in die Hand eines erfahrenen Untersuchers, die Katheterisierung der rechten Nebennierenvene gelingt häufig nicht.)

Weitere Diagnostik
Orthostasetest
- **Ziel:** Der Test dient der Differenzierung zwischen einem Nebennierenrindenadenom und einem idiopathischen Hyperaldosteronismus aufgrund einer mikronodulären Hyperplasie der Nebennierenrinde.
- **Indikation:** biochemisch nachgewiesener primärer Hyperaldosteronismus.
- **Durchführung:** Bestimmung der Plasma-Aldosteron-Konzentration morgens um 8:00 Uhr beim liegenden Patienten und erneut nach 3-stündiger Orthostase.
- **Auswertung:** Bei Gesunden und bei Patienten mit einem idiopathischen Hyperaldosteronismus steigt die Serumaldosteronkonzentration morgens nach mehrstündiger Orthostase an. Beim Adenom bleibt der Aldosteronanstieg hingegen aus, da dieses wahrscheinlich nicht ausreichend auf Angiotensin II anspricht. Somit kann zwischen einem Adenom und einem idiopathischen Hyperaldosteronismus unterschieden werden.

Dexamethasonsuppressionstest
Bei Verdacht auf einen **glukokortikoidsupprimierbaren Hyperaldosteronismus wurde in der Vergangenheit ein Dexamethasonsuppressionstest durchgeführt.** Dabei wurde über 4 Tage alle 6 Stunden 0,5 mg Dexamethason gegeben und anschließend die Plasma-Aldosteron-Konzentration bestimmt. Bei Vorliegen eines glukokortikoidsupprimierbaren Hyperaldosteronismus sank diese ab.

Inzwischen erfolgt die Diagnostik mittels des molekulargenetischen Nachweises des chimären Gens, das für die ACTH-sensible Regulationsuntereinheit der 11-β-Hydroxylase und der Aldosteronsynthetase kodiert.

Differenzialdiagnosen
Differenzialdiagnosen der Hypokaliämie
Verminderte Kaliumeinnahme erhöhter Kaliumeinstrom in die Zelle:
- Anstieg des extrazellulären pH-Wertes (Alkalose)
- erhöhte Insulinverfügbarkeit
- gesteigerte β-adrenerge Aktivität durch Stress oder Gabe von β-Sympathomimetika
- Hypokaliämische periodische Paralyse
- starker Anstieg der Blutzellenproduktion
- Hypothermie
- Choloroquin-Intoxikation

Gesteigerter gastrointestinaler Verlust:
- Erbrechen
- Durchfall
- Drainagen
- Laxanzienabusus

Vermehrter Kaliumverlust über den Harn:
- Diuretika
- primärer oder sekundärer Hyperaldosteronismus
- Lakritzabusus
- nicht reabsorbierbare Anionen (diese führen zu einer erhöhten elektrischen Negativität, was wiederum eine erhöhte Kaliumausscheidung nach sich zieht)
- renal-tubuläre Azidose
- Hypomagnesiämie
- Amphotericin B
- Salzverlustnephropathien
- Polyurie
- Bartter-Syndrom

Verlust über vermehrtes Schwitzen, bei Dialyse oder Plasmapherese

Differenzialdiagnose des primären Hyperaldosteronismus
Sekundärer Hyperaldosteronismus: Hierunter versteht man alle Mechanismen, die zu einer gesteigerten Aktivierung des Renin-Angiotensin-Aldosteron-Systems führen. Mögliche Ursachen hierfür sind:
- relevanter Volumenverlust (Blutung, Dehydratation)

Steckbrief

- extravaskulärer Verlust von Natrium und Wasser (Herzversagen und Ödeme, Leberzirrhose und Aszites, nephrotisches Syndrom, Nephritis mit Salzverlust)
- mechanische Obstruktion von Nierengefäßen (Atherosklerose, fibromuskuläre Hyperplasie)
- Renin produzierender Nierentumor, Schwangerschaft

> **Merke:** Die Abgrenzung zum PHA erfolgt durch Bestimmung der Plasma-Renin-Aktivität, die beim sekundären Hyperaldosteronismus deutlich erhöht ist.

Differenzialdiagnose der Mineralokortikoidhypertonie

Die Kombination aus supprimierter Plasma-Renin-Aktivität und niedriger Plasma-Aldosteron-Konzentration deutet auf das Vorliegen einer nicht aldosteronabhängigen Mineralokortikoidhypertonie hin. Mögliche Ursachen sind:
- einige Formen der kongenitalen adrenalen Hyperplasie
- chronischer Lakritzabusus
- das seltene genetische Syndrom des apparenten Mineralokortikoid-Exzesses
- schwere Fälle eines Cushing-Syndroms, insbesondere die ektope ACTH-Produktion
- Desoxycorticosteron produzierende Tumoren

Differenzialdiagnose der Nebennierenraumforderung mit arterieller Hypertonie

Phäochromozytom: meist gutartiger Katecholamin produzierender Tumor des Nebennierenmarks oder seltener des paraaortalen Grenzstrangs, der sich klinisch mit den drei Leitsymptomen **Kopfschmerzen, Schwitzen und Herzklopfen** und evtl. zusätzlichen Symptomen wie Blässe, Unruhe und Tremor manifestiert. Als Screening-Test erfolgt die Katecholaminbestimmung im 24-h-Sammelurin; in nicht eindeutigen Fällen kann der Clonidinsuppressionstest helfen (keine hemmende Wirkung des Clonidins auf Noradrenalin- und Adrenalinausschüttung beim Phäochromozytom). Die Lokalisationsdiagnostik erfolgt mittels Abdomensonografie, Abdomencomputertomografie und ^{123}J-Methyliodobenzylguanidin-(MIBG-)Szintigrafie. Therapie der Wahl ist die operative Entfernung des Tumors nach vorheriger medikamentöser α-Rezeptor-Blockade (s. Fall 1).

Adrenales Cushing-Syndrom: Auslöser ist ein Cortisol produzierender Nebennierenrindentumor. Die Symptome ergeben sich durch die erhöhte Serum-Cortisol-Konzentration (vgl. Fall 5). Aufgrund der hierfür charakteristischen Symptome (Vollmondgesicht, Büffelnacken, stammbetonte Umverteilung des Fettgewebes, Osteoporose, diabetogene Stoffwechsellage, Hautatrophie) ist meist eine klinische Abgrenzung möglich. Allerdings können auch beim Cushing-Syndrom eine Hypokaliämie und eine Hypertonie auftreten.

Inzidentalom: zufällig entdecktes, nicht funktionelles Nebennierenadenom, in Kombination mit einer **essenziellen Hypertonie**. Die Abgrenzung erfolgt durch die endokrinologische Diagnostik.

Therapie
Therapiestrategie

Um eine adäquate Therapie durchführen zu können, ist es unumgänglich, zuvor die einzelnen Subtypen des PHA zu differenzieren. Während es sich etwa beim unilateralen Adenom um eine potenziell durch Operation heilbare Hypertonieform handelt, sind andere Subtypen nicht heilbar und bedürfen einer lebenslangen medikamentösen Behandlung (s. unten).

> **Generell gilt:** Bei unilateralen Befunden, insbesondere bei Hinweisen auf ein malignes Geschehen, wird operiert, bei bilateralen Befunden empfiehlt sich die medikamentöse, symptomatische Therapie. **Merke**

Unilaterales Aldosteron produzierendes Adenom (Conn-Syndrom)

Therapie der Wahl ist die laparoskopische Adrenalektomie; bei kleiner Größe des Adenoms genügt eine Adenomenukleation. Präoperativ muss eine 4-wöchige Vorbehandlung mit Spironolacton zum Ausgleich der Hypokaliämie und zur Normalisierung der arteriellen Hypertonie erfolgen. Außerdem wird auf diese Weise ein postoperativer Hypoaldosteronismus der kontralateralen Nebenniere, die beim PHA supprimiert ist, vermieden. Bei Adenomen mit einem Durchmesser über 6 cm ist ein transperitonealer Zugang angeraten.

Idiopathischer Hyperaldosteronismus (bilaterale mikronoduläre Hyperplasie)

Hier ist die konservative medikamentöse Therapie mit Spironolacton oder Epleron und

Steckbrief

bei Unverträglichkiet der Aldosteronrezeptor-Antagonisten mit Kalium sparenden Diuretika (Amilorid, Triamteren) ggf. in Kombination mit Hydrochlorothiazid indiziert. Die Langzeitmedikation mit dem Aldosteronrezeptor-Antagonisten Spironolacton wird aufgrund seiner Nebenwirkungen (Gynäkomastie, Mastodynie, Libidoabnahme, Zyklusstörungen) häufig schlecht toleriert. Mit Epleron steht inzwischen eine nebenwirkungsärmere, aber auch teurere Alternative zur Verfügung. Die arterielle Hypertonie und Hypokaliämie infolge eines idiopathischen Hyperaldosteronismus lassen sich in der Regel medikamentös beherrschen. Eine bilaterale Adrenalektomie wäre aufgrund der lebenslang erforderlichen Substitutionstherapie mit Gluko- und Mineralokortikoiden eine unverhältnismäßig größere Gefahr für die Patienten.

Makronoduläre Hyperplasie der Nebennieren

Wenn diese nur einseitig auftritt, ist eine Adrenalektomie Therapie der Wahl. Bei einer bilateralen makronodulären Hyperplasie ist eine medikamentöse Therapie mit Aldosteronrezeptor-Antagonisten oder bei Unverträglichkeit mit Kalium sparenden Diuretika ggf. in Kombination mit Hydrochlorothiazid indiziert. Eine bilaterale Adrenalektomie ist aus den o. g. Gründen nicht vertretbar.

Glukokortikoidsupprimierbarer Hyperaldosteronismus

Physiologische Dosen von Glukokortikoiden hemmen über eine negative Rückkopplung die Sekretion von adrenokortikotropem Hormon (ACTH), sodass die ACTH-abhängige Aldosteronproduktion abnimmt. Ziel der Behandlung ist eine Normalisierung des Blutdrucks und des Serumkaliums unter Vermeidung eines Cushing-Syndroms, das bei zu hohen Glukokortikoiddosen auftreten kann.

Nebennierenrindenkarzinom

Bei Vorliegen eines Nebennierenrindenkarzinoms ist eine vollständige chirurgische Entfernung des Tumorgewebes sowie eine regionäre Lymphadenomektomie über einen transperitonealen Zugangsweg indiziert. Zur Vermeidung einer Tumorzellaussaat ist eine Eröffnung des Tumors strikt zu vermeiden. Laparaskopische Operationstechniken sollten nicht zum Einsatz kommen. Im Anschluss an die Operation sollte eine medikamentöse Therapie mit dem Adrenolytikum Mitotane begonnen werden. Bei Unwirksamkeit und Unverträglichkeit der Mitotane-Therapie kann alternativ oder ergänzend eine Chemotherapie notwendig werden. Eine Radiatio ist, insbesondere bei einem Rezidiv sowie bei nicht vollständiger Resektion des Tumors, einzuleiten.

Prognose

Abgesehen vom sehr seltenen Aldosteron produzierenden Nebennierenrindenkarzinom besteht insgesamt eine günstige Prognose.
Adrenalektomie oder Adenomenukleation bei einem Aldosteron produzierenden Adenom führt bei fast allen Patienten zur Normalisierung des Serumkaliums und zu einem Abfall des Blutdrucks. Bei ungefähr 40 % der Patienten besteht eine milde arterielle Hypertonie auch postoperativ fort.

Ihr Alltag

Eine 64-jährige Patientin stellt sich mit dem Verdacht auf eine Mineralokortikoidhypertonie in der Endokrinologischen Ambulanz vor. Bei der Patientin besteht bereits seit mehr als 10 Jahren eine arterielle Hypertonie. Aktuell leide sie zudem unter intermittierenden diffusen Kopfschmerzen. Der Kaliumwert beim Hausarzt sei in den vergangenen Monaten im unteren Referenzbereich bzw. leicht vermindert gewesen. Mögliche andere Ursachen für eine Hypokaliämie können anamnestisch ausgeschlossen werden. Die körperliche Untersuchung ist bis auf einen mit 160/90 mmHg erhöhten Blutdruck unauffällig. Hinweise auf Folgeerkrankungen der arteriellen Hypertonie oder Ursachen für eine sekundäre Hypertonie liegen nicht vor.

Daraufhin wird eine ausführliche biochemische Diagnostik durchgeführt, bei der sich ein pathologisch erhöhter Renin-Aldosteron-Quotient ergibt. Zur Bestätigung wird ein Kochsalzbelastungstest durchgeführt, bei dem die Suppression der Plasma-Aldosteron-Konzentration nicht ausreichend ist. In der Abdomensonografie sowie in der Abdomencomputertomografie stellen sich die Nebennieren unauffällig dar. Der Orthostasetest zeigt keinen Anstieg der Plasma-Aldosteron-Konzentration.

Fragen

1. Klinik und Diagnostik sprechen für das Vorliegen eines primären Hyperaldosteronismus. Wie bewerten Sie die Befunde der Computertomografie sowie des Orthostasetests?
2. Was würden Sie nun diagnostisch als nächsten Schritt in Erwägung ziehen?
3. Welcher andere Subtyp könnte bei dieser Konstellation vorliegen? Welche Diagnostik veranlassen Sie nun?
4. Welche Therapiemöglichkeit ergibt sich aus dieser Diagnose?

Lösungen

1. Die Befunde der Computertomografie (kein Adenomnachweis) und des Orthostasetests (kein Anstieg der Plasma-Aldosteron-Konzentration) sind divergent und passen weder zum Aldosteron produzierenden Adenom noch zur bilateralen Nebennierenrindenhyperplasie, den beiden häufigsten Ursachen eines primären Hyperaldosteronismus.
2. Zur weiteren Abklärung sollte eine **seitengetrennte Nebennierenvenen-Katheterisierung** durchgeführt werden. Hierbei ist trotz korrekter Katheterlage keine Seitenlokalisierung möglich.
3. Die bisher erhobenen Befunde sind mit der seltenen Form eines glukokortikoidsupprimierbaren Hyperaldosteronismus vereinbar. Die molekular-genetische Untersuchung bestätigt die Diagnose eines glukokortikoidsupprimierbaren Hyperaldosteronismus durch Nachweis des chimären Gens.
4. Therapie der Wahl ist eine Glukokortikoidtherapie in physiologischen Dosierungen mit dem Ziel der Normalisierung von Serumkalium und Blutdruck und unter Vermeidung eines iatrogenen Cushing-Syndroms.

Zur Wiederholung

Aldosteron produzierendes Adenom: Adenomnachweis in der Computertomografie und Abfall bzw. kein Anstieg der Plasma-Aldosteron-Konzentration nach Orthostase.

Idiopathischer Hyperaldosteronismus: kein Adenom in der Computertomografie und Anstieg der Plasma-Aldosteron-Konzentration nach Orthostase.

Fall 4

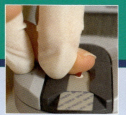 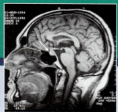 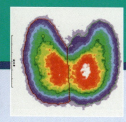

Simone Kaltenbach
Baptist Gallwitz

Fall 4

51-jähriger Patient mit Schilddrüsenknoten – Vorstellung in der endokrinologischen Ambulanz

„Vor 3 Monaten habe ich erstmals eine Umfangszunahme des Halses bemerkt. Daraufhin habe ich mich bei meinem Hausarzt untersuchen lassen. Nach verschiedenen Untersuchungen stellte er fest, dass ich einen Knoten in der Schilddrüse habe, der aber nicht schlimm sei. Nun glaube ich, dass sich die Schilddrüse noch mehr vergrößert hat."

An welche möglichen Ursachen der Beschwerden denken Sie? Beachten Sie dabei: Häufiges ist häufig, Seltenes ist selten!

Da der Schilddrüsenknoten vor 3 Monaten beim Besuch des Hausarztes nicht behandlungsbedürftig war und die Größenzunahme nur gering scheint, ist die Verdachtsdiagnose einer Struma nodosa mit einem größenprogredienten Knoten zu stellen. Die Struma ist ein sehr häufiges Krankheitsbild. Dennoch sollte man überlegen, welche Differenzialdiagnosen bei einem Knoten am Hals noch beachtet bzw. abgeklärt werden sollten:

- Thyreoiditis
- Lymphadenitis
- Lymphom

Ausführliche Informationen zu den Differenzialdiagnosen: s. Steckbrief „Struma nodosa".

4.1 Anamnese

Was würden Sie jetzt vom Patienten wissen wollen, welche Fragen stellen Sie ihm gezielt zusätzlich zu der normalen internistischen Anamnese?

Durch eine gezielte Anamnese erhält man weitere Hinweise, die für die Verdachtsdiagnose einer Struma nodosa sprechen. Außerdem können evtl. mit ihr verbundene lokale Komplikationen (Schmerzen, Schluckbeschwerden, Heiserkeit) oder das Vorliegen einer Schilddrüsenfunktionsstörung (Hypo- oder Hyperthyreose) evaluiert werden.

Frage	Hintergrund der Frage	Antwort des Patienten
Bestanden bereits früher Schilddrüsenerkrankungen?	Die aktuelle Erkrankung könnte Folge oder Rezidiv einer früheren Schilddrüsenerkrankung sein.	Nein.
Kommen Schilddrüsenerkrankungen in Ihrer Familie vor?	Verschiedene Schilddrüsenerkrankungen, z. B. Jodmangelstrumen und Autoimmunthyreopathien (Morbus Basedow, Hashimoto-Thyreoiditis) kommen familiär gehäuft vor. Besonders zu beachten ist das familiär gehäuft auftretende medulläre Schilddrüsenkarzinom (auch im Rahmen einer multiplen endokrinen Neoplasie Typ 2).	Nein.

4.1 Anamnese

Frage	Hintergrund der Frage	Antwort des Patienten
Wie ernähren Sie sich (z. B. jodiertes Speisesalz, Seefisch)? Wurde bei Ihnen in der Vergangenheit ein Jodmangel festgestellt?	Alimentärer Jodmangel ist die häufigste Ursache für die Entstehung einer Struma.	Mir ist nicht bekannt, dass ich jemals einen Jodmangel hatte.
Bestehen lokale Beschwerden im Halsbereich, die durch eine Schilddrüsenvergrößerung verursacht sein können? Z. B. ein Druckgefühl, Globusgefühl, Dysphagie oder Atemnot?	Eine vergrößerte Schilddrüse drückt auf bzw. komprimiert Nachbarorgane, z. B. Trachea, Ösophagus, was mit entsprechender Beschwerdesymptomatik einhergeht. In diesem Zusammenhang muss auch immer an ein Malignom gedacht werden. Ein unbestimmtes Druckgefühl im Halsbereich ist ein häufiges Symptom einer Struma.	Nein.
Haben Sie eine Umfangsvermehrung des Halses (Kragengröße!) bemerkt?	Sie gibt Hinweise auf das Wachstumsverhalten der Schilddrüse, besonders wenn ein Zeitintervall genau angegeben werden kann.	Ja, in den letzten Monaten hat mein Halsumfang zugenommen. Das habe ich v. a. daran gemerkt, dass meine Hemdkragen plötzlich sehr eng waren.
Haben Sie Knoten in Ihrer Schilddrüse getastet?	Wenn ja, kann hier gezielt nachuntersucht werden.	Ja, ich habe vor 3 Monaten erstmals einen Knoten am Hals getastet. Mein Hausarzt hat gesagt, dass der Knoten in der Schilddrüse sitzt.
Leiden Sie an einer unerklärlichen anhaltenden Heiserkeit?	Wenn ja, besteht der dringende Verdacht auf eine Infiltration des N. recurrens und ein Malignom muss sicher ausgeschlossen werden.	Nein.
Haben Sie an Gewicht verloren oder haben Sie an Gewicht zugenommen?	■ Gewichtsverlust: Kann sowohl Hinweis auf eine Hyperthyreose als auch ein Malignom sein. ■ Gewichtszunahme: Eine Hypothyreose muss ausgeschlossen werden.	Nein.
Hat sich Ihr Appetit verändert?	Heißhunger kann ein Symptom einer hyperthyreoten Stoffwechsellage sein; unerklärlicher Appetitverlust kann auf ein malignes Geschehen hinweisen.	Nein.
Besteht oder bestand eine Medikation, die eine Wechselwirkung mit der Schilddrüse aufweist?	Hier ist besonders auf jodhaltige Medikamente (z. B. Amiodaron), orale Kontrazeptiva oder gerinnungshemmende Medikamente (vor geplanter Punktion) und auch auf naturheilkundliche Präparate (z. B. mit Seetang) zu achten.	Nein.
Gibt es Hinweise für eine vorangegangene höhergradige exogene Jodexposition?	Besonders bei bestehender Struma multinodosa mit funktioneller Autonomie kann eine Hyperthyreose ausgelöst werden.	Nein.
Wurde früher eine perkutane Bestrahlung der Halsregion durchgeführt?	Patienten, bei denen eine Bestrahlung der Halsregion durchgeführt wurde, haben ein erhöhtes Risiko zur Entwicklung eines Schilddrüsenkarzinoms. Unabhängig davon besteht ein erhöhtes Risiko für die Entwicklung einer Hypothyreose.	Nein.

Fall 4

Fassen Sie Ihren Eindruck vom Patienten sowie die wesentlichen Erkenntnisse der Anamnese zusammen! Interpretieren Sie in diesem Zusammenhang die erhobene Risikofaktorenkonstellation!

Es handelt sich um einen 51-jährigen Mann mit einem vor 3 Monaten erstmals diagnostizierten Schilddrüsenknoten links. Der Patient beschreibt eine Größenprogredienz des Knotens bzw. der Schilddrüse innerhalb der letzten Wochen. Es besteht keine positive Familienanamnese bezüglich einer Struma bzw. eines Schilddrüsenknotens. Da weder Globusgefühl, Heiserkeit, Atemnot oder Dysphagie bestehen, handelt es sich am ehesten um eine Struma nodosa Grad II (sichtbare Zunahme des Halsumfanges, siehe WHO-Einteilung der Struma, Infobox 4.2) mit größenprogredientem Knoten. Hinweise auf ein malignes Geschehen liegen bisher nicht vor.

Gibt es Fragenbereiche, die Sie noch nicht (ausreichend) berücksichtigt haben?

Wichtig bei Erhebung der Anamnese hinsichtlich Schilddrüsenknoten ist der Ausschluss einer Schilddrüsenfunktionsstörung. Eine Struma nodosa kann sowohl mit einer Schilddrüsenüber- oder Schilddrüsenunterfunktion einhergehen. Es sollten daher alle Symptome einer **Schilddrüsenfunktionsstörung** abgefragt werden.

> **Merke**
> Auch bei Malignomen können starke Gewichtsabnahme, Leistungsminderung und Nachtschweiß auftreten (sog. B-Symptomatik)!

Frage	Hintergrund der Frage	Antwort des Patienten
Haben Sie an Gewicht zu- oder abgenommen?	■ **Hyperthyreose:** Gewichtsabnahme trotz Heißhunger durch Steigerung des Grundumsatzes ■ **Hypothyreose:** Gewichtszunahme durch Abnahme des Grundumsatzes	Ich habe weder zu- noch abgenommen. Ich wiege wie schon seit Jahren 77kg.
Fühlen Sie sich vermehrt müde und abgeschlagen?	**Hypothyreose:** Müdigkeit, Abgeschlagenheit	Nein. Ich gehe jeden Tag zur Arbeit und abends lege ich mich auch mal aufs Sofa. Ich habe nicht das Gefühl, dass ich vermehrt müde bin.
Schwitzen Sie vermehrt oder ist Ihnen eher kalt?	■ **Hyperthyreose** Wärmeintoleranz ■ **Hypothyreose:** Kälteintoleranz	Weder das eine noch das andere.
Fühlen Sie sich in letzter Zeit innerlich unruhig, nervös und leicht reizbar oder antriebsarm und verlangsamt?	■ **Hyperthyreose:** innere Unruhe, leichte Reizbarkeit ■ **Hypothyreose:** Antriebsarmut	Nein. Aber natürlich mache ich mir Sorgen wegen des Knotens am Hals.
Leiden Sie unter Herzrasen und hohem Blutdruck?	**Hyperthyreose:** Sinustachykardie, evtl. Rhythmusstörungen, hoher Blutdruck	Nein.
Leiden Sie unter Durchfall oder Verstopfung?	■ **Hyperthyreose:** Diarrhö ■ **Hypothyreose:** Obstipation	Nein.
Ist Ihnen ein vermehrter Haarausfall aufgefallen?	**Hypothyreose:** vermehrter Haarausfall	Nein.
Bei Frauen: Ist der Zyklus unregelmäßig?	**Hypothyreose:** häufiger als bei Hyperthyreose	Diese Frage wurde dem männlichen Patienten nicht gestellt.
Bei Frauen: Besteht eine Schwangerschaft?	Eine bestehende Schwangerschaft beeinflusst die Wahl der weiteren diagnostischen Verfahren und der Therapie. Außerdem sind einige Schilddrüsenfunktionsparameter während der Schwangerschaft verändert.	Diese Frage wurde dem männlichen Patienten nicht gestellt.

Infobox 4.1

Klinische Symptomatik der Struma nodosa

Patienten mit einer Schilddrüsenvergößerung klagen oft über ein unbestimmtes, nicht genau zu lokalisierendes Druckgefühl im Halsbereich, besonders ventral und dorsal des Pharynx. Es wird häufig ein **Kloß- oder Fremdkörpergefühl** angegeben; dies kann lageabhängig verstärkt sein und manchmal Schluckbeschwerden verursachen. Einige Patienten haben eine Abneigung gegen hochgeschlossene oder enge Kleidung im Halsbereich oder sind in diesem Bereich sogar berührungsempfindlich. Das Engegefühl kann sich zur Luftnot steigern. Bei nach retrosternal reichenden Strumen kann es in seltenen Fällen zur oberen Einflussstauung und zur Trachealeinengung mit inspiratorischem Stridor kommen.

Bei manchen Patienten sind schmerzlose Knoten im Bereich der Schilddrüse zu tasten. Heiserkeit durch Kompression des N. recurrens ist ein seltenes Symptom.

Bei veränderter Schilddrüsenfunktion entsprechend Symptome einer Hypo- oder Hyperthyreose (s. Tabelle unter 4.1 Anamnese).

4.2 Körperliche Untersuchung

Aufgrund der Ergebnisse der Anamnese kann man den Patienten gezielt auf das Vorliegen der vermuteten Erkrankung untersuchen. Es muss in erster Linie auf Hinweise bezüglich einer Schilddrüsenfunktionsstörung oder eines Malignoms geachtet werden.

Wie gehen Sie bei der körperlichen Untersuchung vor, worauf achten Sie besonders und warum?

besonders achten auf	mögliche Befunde/Hinweise	Befunde des Patienten
Haare	trockene, stumpfe Haare: Hinweis auf eine Hypothyreose	Normalbefund
Haut	▪ warme und feuchte Haut: Hinweis auf eine Hyperthyreose ▪ trockene, schuppige und blasse Haut, teigige Unterhaut (Myxödem): Hinweis auf eine Hypothyreose ▪ Zyanose bei oberer Einflussstauung: Hinweis auf eine retrosternale Struma bzw. ein Malignom	Normalbefund
Augen	▪ Lidödem, Protrusion der Bulbi, inkompletter Lidschluss, Konjunktivitis, Fremdkörpergefühl, vermehrter Tränenfluss, Doppelbilder (endokrine Orbitopathie) Hinweis auf Hyperthyreose bei Morbus Basedow ▪ teigige Schwellung der Augenlider: Hypothyreose	Normalbefund
Stimme	▪ heisere und raue Stimme, kloßige Sprache: Hypothyreose ▪ Heiserkeit kann auch auf eine Kompression/Infiltration des N. recurrens hindeuten (→V.a. Malignom!)	Normalbefund

Fall 4

besonders achten auf	mögliche Befunde/Hinweise	Befunde des Patienten
Hals	- vermehrter Halsumfang, palpable Knoten; bei Hyperthyreose zusätzlich Schwirren über der Schilddrüsenregion - vergrößerte regionäre Lymphknoten, keine Schluckverschieblichkeit der Schilddrüse, obere Einflussstauung: Hinweis auf ein Malignom	sichtbare Struma (Grad II), kein Schwirren über der Schilddrüsenregion
Puls	- beschleunigter Puls (Tachykardie), ggf. absolute Arrhythmie: Hinweis auf Hyperthyreose - Bradykardie: Hinweis auf Hypothyreose	Puls: 72/min, regelmäßig
Blutdruck	erhöhte Blutdruckamplitude oder arterielle Hypertonie: Hinweis auf Hyperthyreose	RR 130/80 mmHg
Herzfrequenz, Herzrhythmus	- systolisches Strömungsgeräusch, ggf. absolute Arrhythmie: Hinweis auf Hyperthyreose - Bradykardie: Hinweis auf Hypothyreose	Herztöne rein und regelmäßig
Körpergröße, Körpergewicht und Body-Mass-Index (BMI)	- Gewichtsverlust und Kachexie: Hinweis auf Hyperthyreose (Erhöhung des Grundumsatzes) oder Malignom - Gewichtszunahme: Hinweis auf Hypothyreose	keine Gewichtsveränderung Körpergewicht 77 kg, Körpergröße 1,78 m → BMI 24,3 kg/m² (→ normaler Ernährungszustand)
Extremitäten, Finger	- feinschlägiger Tremor: Hinweis auf Hyperthyreose - teigige Schwellung: Hinweis auf Hypothyreose	keine Auffälligkeiten
Nervensystem	- Beschleunigung der Muskeleigenreflexe: Hinweis auf Hyperthyreose - verlangsamte Muskeleigenreflexe: Hinweis auf Hypothyreose	Reflexe unauffällig, seitengleich auslösbar
Psyche	- Unruhe, Gereiztheit, Konzentrationsstörungen, Stimmungsschwankungen: Hinweis auf Hyperthyreose - Lethargie, Depression: Hinweis auf Hypothyreose	ausgeglichener Gemütszustand, jedoch sehr besorgt und ängstlich

Infobox 4.2

WHO-Klassifikation der Struma nodosa

Stadium	Befund
0a	keine Struma
0b	tastbare, aber nicht sichtbare Struma
I	tastbare und bei zurückgebeugtem Kopf eben sichtbare Struma
II	sichtbare Struma
III	große sichtbare Struma

Bewerten Sie die erhobenen Befunde in der Zusammenschau mit der Anamnese! Welche weitere Diagnostik veranlassen Sie und warum?

Bei der körperlichen Untersuchung konnte die Verdachtsdiagnose einer Struma nodosa bestätigt werden. Es gibt keine Anzeichen für eine Schilddrüsenfunktionsstörung oder für ein malignes Geschehen (wie Gewichtsabnahme, Leistungsminderung, Nachtschweiß oder Heiserkeit). Bei der Palpation zeigte sich ein weicher gut abgrenzbarer Knoten. Die Schilddrüse war schluckverschieblich und die regionären Lymphknoten waren nicht vergrößert. Für ein benignes Geschehen spricht u.a. die nur geringe Größenprogredienz des Knotens innerhalb der letzen Wochen.

Zur weiteren Abklärung sollten eine Blutentnahme zur Bestimmung von TSH, fT_3, fT_4 und Schilddrüsenantikörpern sowie eine sonografische Untersuchung der Schilddrüse erfolgen.

4.3 Labor und apparative Diagnostik

diagnostische Methode	Indikation und Hintergrund der Untersuchung	Ergebnisse des Patienten
Labor	■ **Schilddrüsenwerte:** TSH, fT_3, fT_4 (s. Abb. 4.1) zur Abklärung der **Schilddrüsenfunktion** **Merke:** TSH ist der Screening-Parameter zum Nachweis einer Schilddrüsenfunktionsstörung. Ein normales TSH schließt eine Schilddrüsenfunktionsstörung aus.	■ im Normbereich
	■ **Schilddrüsenantikörper:** Zur Abgrenzung immunogener Formen der Hyperthyreose gegenüber anderen Formen (z. B. funktioneller Autonomie): – TSH-R-AK: AK gegen TSH-Rezeptor; typischer Antikörper bei Morbus Basedow, selten positiv bei Hashimoto-Thyreoiditis – TPO-AK: AK gegen Schilddrüsenperoxidase; typischer Antikörper positiv bei Autoimmunthyreopathien (90 % positiv), in 70 % positiv bei Morbus Basedow – Tg-AK: AK gegen Thyreoglobulin; positiv bei Autoimmunthyreopathien, Durchführung in Ergänzung zu TPO-AK **Merke:** Bei positiven Befunden ist eine „Verlaufskontrolle" der Schilddrüsenantikörper nicht sinnvoll, da der Titerverlauf keine eindeutigen Rückschlüsse auf den Krankheitsverlauf zulässt.	■ unauffällig
	■ **Tumormarker:** Thyreoglobulin, CEA, Calcitonin **Merke:** Bestimmung der Tumormarker nur bei begründetem Malignomverdacht und in der Nachsorge (s. auch Infobox 4.5 „Schilddrüsenkarzinome")	■ Thyreoglobulin, Calcitonin und CEA wurden bei unserem Patienten nicht untersucht.

Fall 4

diagnostische Methode	Indikation und Hintergrund der Untersuchung	Ergebnisse des Patienten
Sonografie	- Untersuchung zu **morphologischen Veränderungen** der Schilddrüse (s. Abb. 4.1) - Bestimmung des Schilddrüsenvolumens und der Schilddrüsenlage zu den Nachbarorganen - Beurteilung der Binnenstruktur der Schilddrüse (z. B. regressive Veränderungen; Knoten, echoarme Binnenstruktur bei Autoimmunthyreopathien)	- Gesamtvolumen 30 ml - rechter Schilddrüsenlappen 14,6 ml, keine Auffälligkeiten - linker Schilddrüsenlappen 15,4 ml - im mittleren Drittel 7 × 9 × 7 mm großer echoarmer Knoten - im oberen Drittel echoarmer 7 × 7 × 6 mm großer Knoten - im Isthmus echoleere Struktur 29 × 26 × 19 mm, am ehesten einer Zyste entsprechend
Szintigrafie	- Untersuchung zum **Funktionszustand** der Schilddrüse (s. Abb. 4.1) - Nachweis „heißer", „warmer" (= hyperfunktioneller) und „kalter" (= nicht stoffwechselaktiver) Knoten (s. Infobox 4.3 „Schilddrüsenszintigrafie") - bei manifester oder latenter Hyperthyreose und V.a. funktionelle Autonomie. Zur Therapiekontrolle nach Operation oder Radiojodtherapie	kalter Knoten im Isthmusbereich
EKG	- Rhythmus: z. B. absolute Arrhythmie bei Hyperthyreose - Leitungszeiten: ggf. verkürzt bei Hyperthyreose bzw. verlängert (AV-Blockierungen) bei Hypothyreose	Wurde nicht durchgeführt.
Individuelle Diagnostik bei großen Strumen: Tracheazielaufnahme, Röntgenaufnahme des Thorax, Lungenfunktionstest, CT des Thorax	- bei Stridor: Tracheazielaufnahme: Einengung der Trachea - Röntgen- oder CT-/MRT-Aufnahme des Thorax: retrosternale Struma - Lungenfunktionstest: funktionell wirksame Trachealstenose	Wurde bei fehlender Klinik nicht durchgeführt.

4.3 Labor und apparative Diagnostik

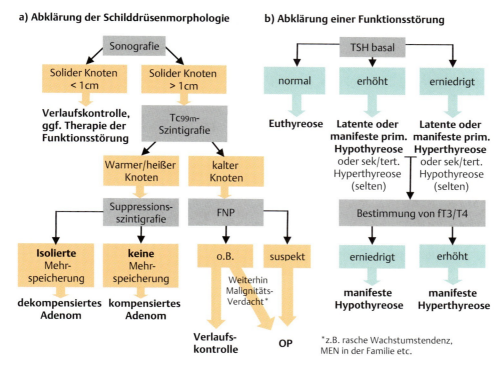

Abb. 4.1 Diagnostisches Vorgehen bei Schilddrüsenknoten.

Infobox 4.3

Schilddrüsenszintigrafie

Technetium-Szintigrafie

Definition: Die Technetium-Szintigrafie dient der Funktionsuntersuchung der Schilddrüse.

Indikation: Abklärung sonografisch auffälliger Knoten, Verdacht auf Autonomie.

Kontraindikation: Stillzeit und Schwangerschaft.

Durchführung und Prinzip: Dem Patienten wird das selektive Radionuklid ^{99m}**Tc-Pertechnetat** i.v. injiziert. ^{99m}Tc-Pertechnetat wird ähnlich wie Jod aktiv von den Thyreozyten aufgenommen, im Gegensatz zu Jod allerdings nicht in die Schilddrüsenhormone eingebaut. ^{99m}Tc-Pertechnetat wird rasch wieder ausgeschieden, sodass die Strahlenbelastung bei dieser diagnostischen Methode sehr gering ist. 5–30 min nach Applikation wird das injizierte Radionuklid in der Schilddrüse nachgewiesen und quantifiziert.

Auswertung: Die Darstellung der Schilddrüse erfolgt durch Umwandlung der Aktivitätsverteilung in ein farbkodiertes Bild. Es wird eine quantitative Uptake-Messung für die gesamte Schilddrüse und eine regionäre Uptake-Messung (z.B. im Bereich eines sonografisch auffälligen Knotens) durchgeführt.

Beurteilung: Das Szintigramm wird beurteilt nach Aktivitätsverteilung (disseminiert versus lokalisiert), Mehranreicherung („warme und heiße" Areale) und Minderanreicherung („kühle und kalte" Areale).

Hieraus ergeben sich folgende Befunde:

Anreicherung	Differenzialdiagnosen
kalter Knoten	Zyste, Entzündung, Malignom
warmer Knoten	Adenom, selten Malignom
heißer Knoten	V.a. dekompensiertes autonomes Adenom
diffuse Mehranreicherung	V.a. Morbus Basedow/disseminierte Autonomie

Infobox 4.3

> **Merke:** Zur genaueren Beurteilung eines kalten Knotens ist ein Vergleich zwischen dem szintigrafischen und sonografischen Befund hilfreich. Ein „kalter Knoten", der im Sonogramm echofrei erscheint, spricht für eine Zyste, ein kalter Knoten, der in der Sonografie eine echoreiche Binnenstruktur aufweist, ist malignitätsverdächtig.

Spezielle Untersuchungen

Jodszintigrafie
Bei der Jodszintigrafie wird dem Patienten ^{123}**Jod** i.v. injiziert. Die Jodszintigrafie wird nur noch **bei speziellen Indikationen** durchgeführt: z. B. zum Nachweis von ektopem, retrosternalem Schilddrüsengewebe, bei Schilddrüsenkarzinomen in der Nachsorge oder zur Dosisberechnung vor einer Radiojodtherapie.

Suppressionsszintigrafie
Ziel: Nachweis autonomer Bezirke, die sich nicht durch TSH regulieren lassen. Hiermit kann zwischen einer disseminierten und fokalen Autonomie unterschieden werden.

Indikation: Verdacht auf Autonomie bei noch normwertigem TSH-Wert.

Durchführung: Voraussetzung für die Durchführung einer Suppressionsszintigrafie ist, dass der TSH-Wert zum Zeitpunkt der Untersuchung erniedrigt ist. Hierfür verabreicht man dem Patienten vor der Untersuchung hochdosiert Thyroxin (z. B. 150–200 µg/d über 14 d). Nach i.v. Applikation von ^{99m}Tc-Pertechnetat wird dann die Aufnahme des Radionuklids durch die Thyreozyten unter Suppression der Schilddrüse bestimmt (TcT-Uptake: ^{99m}**Tec**hne**t**ium **t**hyreoidaler-**U**ptake).

Beurteilung:
- **TcT-Uptake > 2 %:** Es liegt eine klinisch relevante Autonomie vor.
- **TcT-Uptake > 3 %:** Es liegt eine höhergradige Autonomie vor.

> **Merke:** TcT-Uptake > 5 % Gefahr der Auslösung einer Hyperthyreose durch exogene Jodexposition.

4.4 Vorstellung beim Oberarzt und weitere Planung

Sie haben sich Ihr Bild vom Patienten und einen „Plan" gemacht; jetzt rufen Sie Ihren Oberarzt in die Ambulanz, um das weitere Vorgehen abzusprechen. Was berichten Sie? Achten Sie auf eine möglichst kompakte aber dennoch umfassende Schilderung!

Herr N. N. ist ein 51 Jahre alter Patient, der sich heute erstmals in unserer Ambulanz vorstellt. Es besteht bei ihm der Verdacht auf einen Schilddrüsenknoten mit Größenprogredienz. Vor 3 Monaten habe er erstmals einen Knoten am Hals bemerkt. Eine daraufhin durchgeführte Untersuchung beim Hausarzt ergab einen Schilddrüsenknoten links. Es wurden im Verlauf keine weiteren Untersuchungen eingeleitet. In den letzten Wochen bemerkte der Patient eine Größenprogredienz des Knotens. Ansonsten fühlt sich der Patient beschwerdefrei. Es besteht keine positive Familienanamnese bezüglich einer Struma bzw. eines Schilddrüsenknotens oder eines Schilddrüsenkarzinoms.

Bei der körperlichen Untersuchung war der Patient in gutem Allgemein- und Ernährungszustand. Die Schilddrüse war sichtbar vergrößert mit einer Struma Grad II nach WHO-Klassifikation. Symptome einer Schilddrüsenfunktionsstörung liegen nicht vor, ebenso gibt es keine Hinweise auf ein malignes Geschehen.

Im Labor sind Schilddrüsenwerte (TSH und fT_3, fT_4) und Schilddrüsenantikörper (TSH-R-AK, TPO-AK und Tg-AK) unauffällig. Sonografisch ist der rechte Schilddrüsenlappen unauffällig, links zeigten sich sowohl 2 echoarme Knoten als auch im Isthmus eine 29 × 26 × 19 mm große echoleere Struktur, die am ehesten einer Zyste entspricht. Um den Funktionszustand der Schilddrüse bzw. der knotigen und zystischen Veränderungen zu überprüfen, wurde eine Szintigrafie durchgeführt. Im Szintigramm zeigte sich im Isthmusbereich ein kalter Knoten, dessen Dignität wir unbedingt abklären müssen. Zur histologischen Untersuchung des Knotens werde ich eine Feinnadelpunktion oder einen operativen Eingriff veranlassen.

Infobox 4.4

Stoffwechselfunktionsstörungen (Hyperthyreose/Hypothyreose)

Hyperthyreose

Ätiologie
- immunogen (**Morbus Basedow**)
- bei Schilddrüsenautonomie (unifokal, mulitfokal, disseminiert)
- seltenere Formen (z. B. exogene Hyperthyreose nach Jodexposition, paraneoplastisch)

Prävalenz: Prävalenz bei Frauen 2–5%, bei Männern 0,2–0,7%. Die häufigsten Ursachen sind in der ersten Lebenshälfte immunogene Hyperthyreose und in der zweiten Lebenshälfte Schilddrüsenautonomie, z. B. autonomes Adenom.

Pathogenese
- Immunogene Hyperthyreose (Morbus Basedow): unkontrollierte Stimulation der Schilddrüsenfunktion durch ein Autoimmungeschehen mit Bildung stimulierender Autoantikörper. Schilddrüsen-Autoantikörper können sich gegen den TSH-Rezeptor, die Schilddrüsenperoxidase und das Thyreoglobulin richten. Bei Morbus Basedow führt die ständige Aktivierung des TSH-Rezeptors durch TSH-Rezeptorantikörper zu einer Steigerung der Sekretion von Schilddrüsenhormon. Es manifestiert sich eine **Hyperthyreose**.
- Hyperthyreose bei Schilddrüsenautonomie: Jede Schilddrüse enthält in ihrem Gewebe autonome Areale, die sich der Regulation über den Hypothalamus-Hypophysen-Regelkreis entziehen; ihr Anteil nimmt mit höherem Alter zu. Diese autonomen Areale können lange Zeit asymptomatisch bleiben, bergen aber die Gefahr, dass eine exogene Jodzufuhr zur Auslösung einer Hyperthyreose führt.

Klinik
- allgemein: Leistungsabfall, vermehrte Müdigkeit
- Schilddrüse: diffus vergrößert und eventuell schwirrend
- kardiovaskuläres System: Sinustachykardie, Hypertonie, absolute Arrhythmie
- Haut: feucht-warm, Hyperhidrosis, Effluvium, prätibiales Myxödem (selten)
- Augen: Lidödem, Konjunktivitis, Exophtalmus, endokrine infiltrative Orbitopathie
- Psyche: Nervosität, Gereiztheit, Schlaflosigkeit
- gastrointestinales System: Diarrhöen, Übelkeit, Erbrechen
- Sexualfunktionen: Libidostörungen, Zyklusunregelmäßigkeiten, Impotenz
- Bei Morbus Basedow ggf. zusätzlich Auftreten einer endokrinen Orbitopathie: Lidödem, Konjunktivitis, Exophtalmus

> **Merke:** Die typische **„Merseburger Trias"** bei Morbus Basedow (in 50% d. F.) lautet: Struma, Exophtalmus, Tachykardie.

Komplikationen: endokrine infiltrative Orbitopathie, selten thyreotoxische Krise.

Diagnostik
- **Labor:** TSH vermindert, FT_3 und FT_4 erhöht, bei Morbus Basedow TPO-AK, TSH-AK und/oder Tg-AK oft erhöht
- **Sonografie:** diffus vergrößerte Schilddrüse, Hypervaskularisation

Therapie
- Nach Sicherung der Diagnose **thyreostatische** Therapie unter regelmäßiger Beobachtung (Thiamazol, Carbimazol oder Propylthiouracil). Bei immunogener Hyperthyreose ist nach 1 Jahr ein Auslassversuch gerechtfertigt, da es in fast 50% der Fälle zu Langzeitremissionen kommt.
- Die Therapie sollte anfänglich in Kombination mit einem **Betablocker** zur Behandlung der hyperthyreosebedingten Symptome erfolgen.
- Bei Rezidiv/Persistenz: definitive Therapie durch Radiojodtherapie oder Schilddrüsenoperation.

> **Merke:** Vor jeder definitiven Therapie sollte mithilfe einer thyreostatischen Therapie eine Euthyreose erreicht werden! Gelingt dies nicht, ist eine dann notfallmäßige Thyreoidektomie die Behandlung der Wahl.

Erworbene Hypothyreose

Ätiologie
- Hashimoto-Thyreoiditis (häufigste Ursache der erworbenen Hypothyreose)
- Entzündung
- Neoplasie
- iatrogen: Medikamente (z. B. Lithium), nach Strumektomie oder Radiojodtherapie

Prävalenz der Hypothyreosen **10%**, wobei **50–80%** dieser Patienten einen **positiven Titer für TPO-AK** aufweisen.

Pathogenese der Hashimoto-Thyreoiditis: Eine T-Zell-vermittelte zytotoxische Autoimmunreaktion führt zu einer schleichenden, progredienten und irreversiblen Zerstörung der Schilddrüsenfollikel.

> **Infobox 4.4**
>
> **Klinik**
> - schleichender Verlauf: Müdigkeit, Konzentrationsstörungen, allgemeine Leistungsminderung, Kälteintoleranz, leichte Gewichtszunahme, Obstipation, Depression, Libidoverlust
> - körperlicher Befund: trockene Haut, eingeschränkte Mimik, Neigung zu Ödemen, Heiserkeit, Hyporeflexie, Bradykardie, Zyklusstörungen
>
> **Komplikationen:** selten Myxödem-Koma.
>
> **Diagnostik**
> - **Labor:** TSH erhöht, FT_3 und FT_4 normal bis vermindert. TPO-AK erhöht bei Hashimoto-Thyreoiditis.
> - **Sonografie:** Schilddrüse verkleinert, inhomogene diffus-echoarme Binnenstruktur, verminderte Durchblutung (typischer Befund bei Hashimoto-Thyreoiditis).
>
> **Therapie:** Bei manifester Hypothyreose Substitution von Schilddrüsenhormon und regelmäßige Kontrollen. Bei latenter Hypothyreose gibt es noch keine eindeutige Therapieempfehlung, aktuelle Studien zeigen allerdings, dass bei einer latenten Hypothyreose das kardiovaskuläre Risiko erhöht ist und auch andere Organsysteme schon beeinträchtigt sein können. Es muss daher individuell über einen Therapiebeginn entschieden werden.

4.5 Weiterführende Diagnostik

diagnostische Methode	Indikation und Hintergrund der Untersuchung	Ergebnisse des Patienten
Feinnadelpunktion	■ Dignitätsbestimmung auffälliger Knoten (wenn Knoten echoarm und szintigrafisch kalt). ■ Bei geübten Untersuchern mit langjähriger Punktionserfahrung und bei erfahrenen Zytopathologen liegt die Sensitivität und Spezifität bei 80–90 %.	Wurde nicht durchgeführt, Patient wünschte Operation.

Cave: Ein negatives Ergebnis in der Feinnadelpunktion schließt ein Malignom niemals aus.

4.6 Abschließende Bewertung und Diagnosestellung

Jetzt haben Sie alles, was Sie brauchen?! Stellen Sie die Diagnose und begründen Sie Ihre Entscheidung!
In Zusammenschau der bisher erhobenen Befunde kann die Diagnose einer euthyreoten Struma nodosa mit kaltem Knoten im Isthmusbereich gestellt werden. Bisher kann jedoch noch keine Aussage über die Dignität des Knotens getroffen werden.

Welche weiteren diagnostischen bzw. therapeutischen Möglichkeiten haben Sie nun, und was müssen Sie unbedingt ausschließen?
Bei einem szintigrafisch kalten Knoten muss immer eine Dignitätsabklärung erfolgen. Denn das Malignitätsrisiko bei sonografisch echoarmen und szintigrafisch kalten Knoten > 1 cm liegt bei ca. **8 %**.

Die Dignitätsabklärung erfolgt entweder mittels Feinnadelpunktion oder durch einen operativen Eingriff (gleichzeitig auch therapeutischer Eingriff).

Infobox 4.5

Schilddrüsenkarzinome

Inzidenz: Mit einem Anteil von 1 % an allen bösartigen Geschwülsten eher selten.

Histologische Typen (prozentuale Verteilung) und **ihre Charakteristika:**

histologischer Typ	Häufigkeit	Bemerkung
differenzierte Karzinome - papilläre Karzinome - follikuläre Karzinome	 - 66,4 % - 27,2 %	- Metastasierung: Papilläre Karzinome metastasieren überwiegend lymphogen, follikuläre Karzinome metastasieren überwiegend hämatogen - Tumormarker: Thyreoglobulin
undifferenziertes (anaplastisches) Karzinom	3,6 %	- Metastasierung: hämatogen und lymphogen - keine Teilnahme am Jodstoffwechsel, daher keine Radiojodtherapie durchführbar
medulläres (C-Zell-) Karzinom	2,8 %	- keine Teilnahme am Jodstoffwechsel, daher keine Radiojodtherapie durchführbar - Tumormarker: Calcitonin, CEA - Es muss immer das Vorliegen einer multiplen endokrinen Neoplasie (MEN) ausgeschlossen werden.

Klinik (in weit fortgeschrittenem Stadium)
- Palpation eines harten Strumaknotens, der im Verlauf rasch an Größe zunimmt. Später mit zunehmend derber, höckeriger Oberfläche.
- Bei der körperlichen Untersuchung ist die Schilddrüse im Spätstadium nicht mehr schluckverschieblich, die lokalen zervikalen/supraklavikulären Lymphknoten sind vergrößert, hart und bei Druck indolent.
- Zu den typischen **lokalen Spätsymptomen** gehören: lokales Druckgefühl mit Dysphagie, Dyspnoe bis hin zum Stridor, Heiserkeit (durch Parese des N. recurrens), obere Einflussstauung, selten das Horner-Syndrom (gekennzeichnet durch Miosis, Ptosis und scheinbaren Enophthalmus).

Diagnostik: bei einem auffälligen Knoten der Schilddrüse:
- Sonografie
- Szintigrafie
- evtl. Feinnadelpunktion
- operativer Eingriff mit intraoperativem Schnellschnitt

Therapie
- Differenzierte Schilddrüsenkarzinome: Thyreoidektomie mit ggf. Lymphadenektomie und anschließender Radiojodtherapie.
- Medulläres Karzinom: Thyreoidektomie und Lymphadenektomie und ggf. regionäre Radiatio.
- Anaplastisches Karzinom: Thyreoidektomie und Lymphadenektomie.
- **Verlauf:** Bestimmung von Tumormarkern: **differenzierte Schilddrüsenkarzinome:** Thyreoglobulin nach totaler Thyreoidektomie und Radiojodtherapie, Anstieg bei Tumorrezidiv.
- **Medulläres Schilddrüsenkarzinom:** Calcitonin und (ergänzend) CEA.
- CEA als Tumormarker für das **medulläre Schilddrüsenkarzinom** in der Nachsorge als Ergänzung zum Calcitonin wichtig, sonst keine Indikation.

Prognose:
- differenzierte Schilddrüsenkarzinome: 10-Jahres-Überlebensrate ca. 90 %
- anaplastische Karzinome: wenige Monate

4.7 Therapeutisches Vorgehen

Welche grundsätzlichen Therapieansätze und Behandlungsmöglichkeiten gibt es?

Grundsätzlich bestehen bei Struma nodosa die Möglichkeiten der operativen, der medikamentösen und der Radiojodtherapie.

Vor der Entscheidung, ob überhaupt eine konservative Therapieform gewählt werden kann, müssen 2 Fragen geklärt sein:
- Ist eine Autonomie ausgeschlossen?
- Ist ein Malignom ausgeschlossen?

Nur wenn beide Fragen sicher mit „Ja" beantwortet werden können, ist eine konservative Therapie sinnvoll und durchführbar.

Konservative Therapie: medikamentöse Maßnahmen und Radiojodtherapie
- Bei der **medikamentösen Therapie** wird eine Kombinationstherapie mit L-Thyroxin und Jod bevorzugt. L-Thyroxin führt zu einer Rückbildung der Hypertrophie der Follikelzellen, Jod hemmt die Zellproliferation und bewirkt einen Rückgang der Hyperplasie. Die Dosis von L-Thyroxin wird individuell titriert (in 25-µg-Schritten, beginnend bei 50 µg). Bei der Dosierung orientiert man sich am TSH-Wert, der im unteren Normbereich zwischen 0,3–0,9 mU/l (Normbereich 0,3–2,5 mU/l) liegen sollte (nicht TSH-suppressiv). Bei Jod ist eine tägliche Gabe von 150 µg – auch im Rahmen einer Kombinationstherapie – meist ausreichend.
- Die **Radiojodtherapie** ist ein sehr wirksames Verfahren, das zur Volumenreduktion bei fehlendem Ansprechen auf die medikamentöse Behandlung eingesetzt wird. Vor ihrer Anwendung muss ein **Malignom** jedoch **sicher ausgeschlossen** sein. Sie ist auch dann indiziert, wenn ein operatives Vorgehen nicht wünschenswert oder nicht möglich ist (z. B. bei Multimorbidität des Patienten, ausdrücklichem Patientenwunsch, Rekurrensparese). Bei der Radiojodtherapie kommt es regelmäßig zu einer **Verkleinerung** der Schilddrüse **um 30 %** oder mehr. Bei größeren Strumen ist die Radiojodtherapie schwieriger durchzuführen, da der Verkleinerungseffekt zu gering ist und unzureichend Jod speichernde Areale nicht erreicht werden. Strahlenbedingte Thyreoitiden als Komplikation sind selten. Ebenso wie nach Operation ist eine **medikamentöse Rezidivprophylaxe** erforderlich.

Operative Therapie

Die euthyreote Struma nodosa stellt mit 80 % die häufigste Indikation zur chirurgischen Intervention an der Schilddrüse dar. Bei der Indikationsstellung sollte jedoch zwischen „absoluter" und „relativer" Operationsindikation unterschieden werden.

Zu den **absoluten Operationsindikationen** gehören:
- Objektivierbare lokale Komplikationen wie Trachealeinengung > 50 %, Tracheomalazie, Einengung des Ösophagus in Kombination mit Dyspnoe, Dysphagie und Stridor.
- Konkreter Malignitätsverdacht bei auffälligem zytologischem Ergebnis nach Feinnnadelpunktion und/oder raschem Knotenwachstum sowie bei sonografischen Malignitätskriterien (echoarm oder echokomplex, Mikro- oder Makroverkalkungen, solide und zystische Anteile, unscharfe Randbegrenzung).
- Ausdrücklicher Operationswunsch des Patienten, der das Angebot einer konservativen Therapie oder einer Radiojodtherapie ablehnt.

Eine **relative Operationsindikation** besteht bei:
- nicht ausreichendem Ansprechen der Struma nodosa auf eine medikamentöse Therapie,
- subjektiver Beschwerdesymptomatik (s. Infobox 4.1 „Klinische Symptomatik der Struma nodosa"),
- fehlender Bereitschaft des Patienten zu Verlaufskontrolluntersuchungen.
- Bei jüngeren Patienten wird die Operationsindikation großzügiger als bei älteren Menschen gestellt (wegen der verbleibenden Restlebenszeit, dem natürlichen Verlauf der Struma und der damit verbundenen Notwendigkeit von Kontrolluntersuchungen).

> **Merke:** Nach der Operation ist eine **medikamentöse Rezidivprophylaxe** notwendig (Durchführung: s. medikamentöse Therapie).

Welche Therapie kommt bei Ihrem Patienten infrage? Begründen Sie Ihre Entscheidung!

Bei Herrn N.N. liegt eine **euthyreote Struma nodosa** mit einem **szintigrafisch kalten Knoten** im Isthmusbereich vor. Die Klärung der Dignität dieses szintigrafisch kalten Knotens kann mittels **Feinnadelpunktion bzw. operativ** erfolgen.

Wünscht der Patient eine primär operative Behandlung, so ist eine Hemithyreoidektomie links indiziert. In diesem Fall (Größenprogredienz des Knotens, große Sorge des Patienten vor einem Malignom) sind präoperativ keine weiteren diagnostischen Maßnahmen erforderlich.

Wie geht es bei dem Patienten weiter?

Der Patient wurde auf ausdrücklichen Wunsch operiert. Die Operation verlief komplikationslos; im Schnellschnitt ergab sich kein Anhalt für Malignität. Auch der endgültige histologische Befund ergab erfreulicherweise keine Hinweise für ein Schilddrüsenkarzinom. Nach Erhalt des benignen Befundes kann eine Substitutionstherapie mit L-Thyroxin begonnen werden. Dem Patienten wird empfohlen, sich halbjährlich zur Kontrolle (Anamnese, Tastbefund, Sono, Labor) in der endokrinologischen Ambulanz vorzustellen. Momentan ist die Stoffwechsellage unter 75 µg L-Thyroxin euthyreot und sonografisch stellt sich der rechte Schilddrüsenlappen im Verlauf unverändert dar.

Steckbrief

Struma nodosa

Englische Bezeichnung: nodular goiter.

Definition

Die Struma ist ein **Symptom** unterschiedlicher Erkrankungen der Schilddrüse, unabhängig von deren Ursache und unabhängig von der Schilddrüsenfunktion. Sie ist als tastbare, sichtbare oder mittels Sonografie messbare Vergrößerung der Schilddrüse definiert. Bei einer Struma nodosa sind in der vergrößerten Schilddrüse knotige Veränderungen zu finden.

Ätiologie

Die Ätiologie des Symptoms Struma nodosa ist vielfältig. Ursachen für das Vorliegen einer Struma können sein:
- Jodmangel (häufigste Ursache!)
- Autonomie
- Immunthyreopathien
- Medikamente (Lithium, Thyreostatika)
- Entzündungen
- Zysten
- maligne und benigne Schilddrüsentumoren
- TSH oder TSH-ähnliche Substanzen (z. B. β-HCG)
- Akromegalie (s. Kapitel Akromegalie)
- Mitbeteiligung der Schilddrüse bei verschiedenen Krankheiten (Sarkoidose, Amyloidose)

Pathophysiologie

Die häufigste Ursache für die Entstehung einer Struma ist der alimentäre Jodmangel. Jodarmut führt in der Schilddrüse kompensatorisch zur Sekretion zahlreicher Wachstumsfaktoren. Diese bewirken eine Follikelhyperplasie (Zellvermehrung) sowie eine Proliferation von Fibroblasten und Gefäßen. Dauert der Jodmangel längere Zeit an, entstehen unter dem anhaltenden Proliferationsreiz degenerative Veränderungen und Bindegewebseinlagerungen, die zu einer knotigen Veränderung der Schilddrüse führen. Ein weiterer modulierender Faktor stellt TSH dar. TSH stimuliert das Wachstum von Schilddrüsenzellen, wodurch eine Follikelhypertrophie (Zellvergrößerung) entsteht.

Klinik

Meistens bleibt die Struma lange Zeit unbemerkt. Größere Strumen oder Knoten können zu mechanischen Komplikation führen wie z. B. Globusgefühl (durch Schwellung am Hals), Stridor und Dyspnoe (durch Einengung der Trachea) und Dysphagie (durch Einengung des Ösophagus). Durch die Entstehung autonomer Areale kann sich eine hyperthyreote Stoffwechsellage einstellen (Symptome einer Hyperthyreose, s. auch unter 4.1 Anamnese).

Diagnostik
Anamnese
- Sind Schilddrüsenprobleme schon bekannt? (Struma seit langer Zeit? Operation?)
- Familienanamnese bezüglich einer Struma
- Verlauf bisher:
    - Seit wann bestehen Beschwerden?
    - Traten im Verlauf Veränderungen ein?
    - Bestehen lokale mechanische Komplikationen (Dysphagie, Dyspnoe, Globusgefühl, Heiserkeit)?

Steckbrief

- Medikamentenanamnese (insbesondere: Jodid, Schilddrüsenhormon, Lithium)
- Vorerkrankungen (insbesondere: Bestrahlung am Hals?)
- Liegen Symptome einer hyper- oder hypothyreoten Stoffwechsellage vor?

Körperliche Untersuchung
- allgemeiner körperlicher Zustand (Hinweise für Schilddrüsenfunktionsstörung)
- gründliche Untersuchung der Schilddrüse (Größe, Beschaffenheit [derb, fest, knotig verändert], Schluckverschieblichkeit)
- Lymphknoten (Größe, Druckdolenz, Beschaffenheit, Verschieblichkeit)
- mechanische Komplikationen (Heiserkeit, Stridor, obere Einflussstauung)

Labor
- TSH, fT_3, fT_4
- Schilddrüsen-Autoantikörper: TPO- (Peroxidase-)Autoantikörper, TKA (Thyreoglobulin-Antikörper), TSH-Rezeptor-Autoantikörper
- Tumormarker (nur bei Malignomverdacht, postoperative Nachsorge): Thyreoglobulin, CEA, Calcitonin. BSG, BB, CRP

Apparative Diagnostik
- Schilddrüsensonografie (Größe, Binnenstruktur: echoarm/echoreich, homogen/inhomogen)
- Schilddrüsenszintigrafie (Funktionsuntersuchung der Schilddrüse: regionäre Funktionsbeurteilung, kalte/warme Areale. Bei Verdacht auf autonome Areale: Suppressionsszintigrafie)
- Feinnadelpunktion: zytologische Untersuchung suspekter Areale (keine 100%ige Sensitivität und Spezifität!!); bei V. a. Malignom → immer OP
- eventuell (bei sehr großen bzw. retrosternalen Strumen): Röntgenaufnahme der Trachea, CT-Aufnahme des Thorax (s. Abb. 4.2)

Differenzialdiagnose
Bei **retrosternaler Struma** weitere Ursachen für ein verbreitertes oberes Mediastinum:
- Karzinome
- Lymphome
- Aortenaneurysma

Therapie
Therapiestrategie
Ziel der Therapie ist es, die Entstehung von Knoten und eine weitere Größenzunahme zu verhindern und/oder eine Verkleinerung des nicht knotigen Parenchyms. Ein Ansprechen der Therapie liegt vor, wenn es zu keiner Vergrößerung der schon bestehenden Knoten kommt und keine neuen Veränderungen auftreten.

Folgende Therapieoptionen sind gegeben: medikamentöse Therapie, operative Therapie oder Radiojodtherapie.

Konservative/medikamentöse Therapie
Wenn Autonomie und Malignom ausgeschlossen sind!
- Iodid (Erwachsene 200 µg/d, Kinder 100 µg/d) zur Strumaprophylaxe bei positiver Familienanamnese, Schwangerschaft und Stillzeit. Prophylaxe nach Kombinationstherapie (s. auch unter 4.7 „Therapeutisches Vorgehen")
- L-Thyroxin (nicht TSH-suppressiv, zeitlich befristet 1–1,5 Jahre, dann im Anschluss alleinige Jodid-Prophylaxe)
- **Kontraindikationen:**
  - absolut: Hyperthyreose, Malignomverdacht
  - relative Kontraindikation für Jodid: Autoimmunthyreoiditis Hashimoto
- regelmäßige 6–12-monatige Kontrollen

Operative Therapie
Absolute Indikation: konkreter Malignomverdacht, mechanische Beeinträchtigung.

Relative Indikation: kein Ansprechen auf Medikamente, subjektiver Leidensdruck, Größenzunahme, szintigrafisch kalter Knoten und subjektive Beschwerden ohne konkreten Malignomverdacht, mediastinale Struma ohne momentane Beschwerden.

Eingriff: funktionelle Strumaresektion. Ziele: Beseitigung des knotig veränderten Gewebes. Belassung eines knotenfreien Restes. Erhalt des gesunden Gewebes.

Standard: intraoperativer Test der Stimmbandfunktion. Neuromonitoring.

Risiken: Schädigung des N. recurrens (permanent oder passager) und postoperativer Hypoparathyreoidismus (permanent oder passager).

Postoperativ: je nach Restfunktion: Substitution von Schilddrüsenhormon, Strumaprophylaxe mit Jodid und L-Thyroxin.

Steckbrief

Radiojodtherapie
Wirksam zur Volumenreduktion. Spielt bei euthyreoten benignen Strumen jedoch nur eine untergeordnete Rolle.

Indikation: Wenn Kontraindikationen zum operativen Vorgehen bestehen. Bei eher kleiner Schilddrüse bessere Ergebnisse der Radiojodtherapie.

Prognose
Medikamentöse Therapie
Bei jüngeren Menschen führt die medikamentöse Kombinationstherapie innerhalb der ersten 6 Monate zu einer deutlichen Volumenabnahme (20–40 %). Nach diesem Zeitpunkt ist eine weitere Abnahme der Schilddrüsengröße nur noch selten.

Operative Therapie
Die Rezidivprophylaxe nach einer operativen Strumaverkleinerung ist obligat. Neueste Daten zeigen, dass nur mit einer medikamentösen Kombinationstherapie von Schilddrüsenhormon und Jod eine effektive Strumarezidivprophylaxe erreicht werden kann.

Radiojodtherapie
Es kommt regelmäßig zu einer Verkleinerung der Struma um ca. 30 %.

Ihr Alltag

Eine 67-jährige Patientin stellt sich in Ihrer Sprechstunde mit folgender Symptomatik vor: Die Patientin berichtet, dass sie seit 4 Monaten über Heiserkeit und Dyspnoe beim Sprechen klage. Eine HNO-ärztliche Untersuchung hätte eine Rekurrensparese rechts ergeben. Vor 15 Jahren wurde sie wegen einer Knotenstruma schon einmal an der Schilddrüse operiert. Auch damals litt sie nach der Operation für kurze Zeit an Heiserkeit.

Fragen

1. An was denken Sie nun? Worauf achten Sie bei der körperlichen Untersuchung?
2. Wie gehen Sie weiter vor? Welche Laborwerte möchten Sie anfordern? Welche weitere apparative Diagnostik ordnen Sie an?
3. Zu welcher Therapieoption raten Sie nun Ihrer Patientin und weshalb?

Lösungen

1. 67-jährige Frau, 165 cm groß und 57 kg schwer in reduziertem Allgemeinzustand. Gewichtsabnahme 8 kg in 4 Monaten, verminderter Appetit, kein Fieber, kein Nachtschweiß, aber verminderte Leistungsfähigkeit seit einigen Monaten. Schilddrüse rechts vergrößert, multiple Knoten tastbar (hart, indolent, kein Druckschmerz), keine Schluckverschieblichkeit der Schilddrüse. Regionäre Lymphknoten nicht vergrößert. Pulmo und Cor frei, Herzaktion regelmäßig 78/min, RR 150/80 mmHg. Das Abdomen ist weich, kein Druckschmerz, keine Resistenzen. Keine peripheren Ödeme.
2.
    - **Laborwerte:** TSH, fT_3 und fT_4 im Referenzbereich. Thyreoglobulin mit 295 µg/l erhöht und CEA < 1 µg/l unauffällig. Weitere Routineparameter wie Diff-BB, BSG und Transaminasen ebenso unauffällig.
    - **Sonografie der Schilddrüse:** rechtsbetont vergrößerte Schilddrüse. Rechter Schilddrüsenlappen 27,6 ml, linker Lappen 1,5 ml. Binnenstruktur: echoarme, inhomogene Parenchymstruktur. Fast den gesamten rechten Lappen einnehmende, echogleiche, inhomogene, scharf abgrenzbare Rundstruktur 27 × 29 × 25 mm. Im linken Lappen kein Nachweis von Knoten, Zysten oder Verkalkungen. Kein Nachweis pathologisch vergrößerter Lymphknoten.
    - **Schilddrüsenszintigrafie:** Zustand nach Schilddrüsenoperation. Links

Ihr Alltag

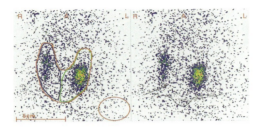

Abb. 4.2 Szintigrafie der Schilddrüse.

relativ gut Radiojod speicherndes Restparenchym, dem sonografisch echoarmes Gewebe entspricht. Rechts im Unterpol dringender Verdacht auf ein kaltes Areal. Sonografisch findet sich an dieser Stelle ein großer echoarmer bis echofreier Knoten.
- **CT-Hals/Thorax:** Strumarezidiv rechts. Keine pathologisch vergrößerten Lymphknoten im Bereich der Halsgefäßscheide beidseits, keine pathologischen Veränderungen intrapulmonal, keine pathologisch vergrößerten Lymphknoten axillär beidseits, mediastinal und hilär beidseits, kein Pleuraerguss, kein Perikarderguss, keine pathologischen Veränderungen in den mitangeschnittenen Organen.
- **Lungenfunktion:** leichte periphere Obstruktion.

3. Aufgrund des Befundes eines „kalten Knotens" wird der Patientin zu einer Operation geraten, zumal das Thyreoglobulin erhöht ist und klinische Symptome, die auf ein Malignom hinweisen (neu aufgetretene Heiserkeit bei Rekurrensparese, Gewichtsabnahme, Leistungsknick) bestehen. Intraoperativ bestätigt sich der Malignomverdacht, die Schnellschnittuntersuchung ergibt ein diffenziertes Karzinom. Die Patientin wird radikal thyreodektomiert und lymphadenektomiert. Die endgültige Histologie und das Staging ergeben ein papilläres Schilddrüsenkarzinom im Stadium pT2, N1, M0. Postoperativ ist zur Vorbereitung einer Radiojodtherapie ein deutlich erhöhtes TSH (ca. 60 mU/l) erwünscht. Dies kann entweder durch die parenterale Gabe von rekombinantem TSH geschehen, oder man wartet mit der Substitutionstherapie mit L-Thyroxin, bis der TSH-Wert angestiegen ist. Dann (d.h. nach wenigen Wochen) wird unter erhöhtem TSH-Wert eine ablative Radiojodtherapie durchgeführt. Danach erfolgt eine Substitution mit L-Thyroxin mit dem Ziel, TSH supprimiert zu halten. Unter dieser Therapie ist die Patientin auch 2 Jahre nach Operation rezidivfrei. Die Rekurrensparese rechts hat sich leicht gebessert.

Fall 5

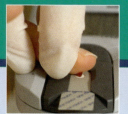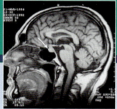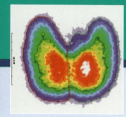

Karsten Müssig

Fall 5

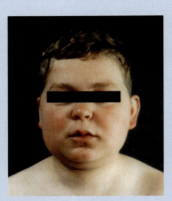

Abb. 5.1: Patient mit Cushing-Syndrom.

19-jähriger Patient mit ungeklärter Gewichtszunahme und Wachstumsstörung – Überweisung durch den Hausarzt in die endokrinologische Ambulanz

„Ich habe in den letzten 3 Jahren, also seit meinem 16. Lebensjahr, 15 kg an Gewicht zugenommen und bin seitdem nicht mehr gewachsen. Mein Hausarzt meinte, dass dies weiter abgeklärt werden sollte."

Fassen Sie die Leitsymptome des Patienten zusammen, stellen Sie eine Verdachtsdiagnose und nennen Sie mögliche Differenzialdiagnosen!

Jede **Gewichtszunahme** im Erwachsenen- wie im Kindesalter kann durch eine Veränderung der Ernährungsgewohnheiten (fettreiche Überernährung, hoher Anteil schnell resorbierbarer Kohlenhydrate) und einen Mangel an körperlicher Bewegung bedingt sein.

Die Kombination aus **Wachstumsstillstand** und Gewichtszunahme im Kindes- und Jugendalter muss allerdings insbesondere an eine endokrinologische Ursache denken lassen.

Endokrine Störungen, die sich durch Übergewicht und verminderte Körpergröße manifestieren, sind:
- Schilddrüsenunterfunktion (Hypothyreose),
- Hyperkortisolismus (endogen oder exogen) oder
- Wachstumshormonmangel (isoliert oder mit anderen hypophysären Hormonmangelerscheinungen einhergehend).

5.1 Anamnese

Die Fragen in der Anamneseerhebung sollten darauf abzielen, Hinweise zu erhalten, um die zuvor genannten Differenzialdiagnosen gegeneinander abzugrenzen. Daher sollten die Symptome einer Adipositas, einer Hypothyreose, eines Wachstumshormonmangels und eines Hyperkortisolismus detaillierter erfasst werden.

Was würden Sie jetzt von dem Patienten wissen wollen, welche Fragen stellen Sie ihm?

Frage	Hintergrund der Frage	Antwort des Patienten
Haben sich Ihre Ernährungsgewohnheiten in den vergangenen 3 Jahren geändert?	Übergewicht wird durch eine Ernährung, die reich an schnell resorbierbaren Kohlenhydraten und tierischen Fetten ist, begünstigt (quantitative Erfassung der Ernährung durch ein Ernährungsprotokoll über 7 Tage).	Ich habe mich immer ausgewogen ernährt. Viel Obst und Gemüse, wenig Fett. Seit 3 Jahren habe ich aber ständig Hunger und esse einfach mehr als früher.
Sind Sie körperlich weniger aktiv als noch vor 3 Jahren?	Überwiegend sitzende Tätigkeiten in Beruf und Freizeit begünstigen eine Adipositas (Bestimmung der körperlichen Aktivität und Inaktivität mit einem Fragebogen).	Zurzeit mache ich eine Ausbildung zum Zimmermann, habe also eine körperlich schwere Arbeit. In meiner Freizeit spiele ich Fußball in einer Mannschaft. Wir trainieren 2-mal in der Woche und am Wochenende haben wir ein Spiel.
Sind Ihre Eltern und Geschwister normal- oder übergewichtig?	familiäre Belastung mit Adipositas	Meine Eltern und mein 5 Jahre jüngerer Bruder sind schlank.
Ist Ihre körperliche Belastbarkeit vermindert? Sind Sie schnell kurzatmig?	■ verminderte Herzleistung durch Reduktion der Herzfrequenz und Myokardkontraktilität bei Hypothyreose ■ Hypoventilation durch Schwäche der respiratorischen Muskulatur und reduzierte pulmonale Reaktion auf Hypoxie (Herabsetzung des Sauerstoffgehalts im Gesamtorganismus oder bestimmten Körperregionen) und Hyperkapnie ([gr. kapnos = Dunst, Gas] Erhöhung des arteriellen CO_2-Partialdruckes über 45 mmHg) bei Hypothyreose	Ja, ich habe keine Kondition mehr und habe deshalb meinen Stammplatz in meiner Fußballmannschaft verloren.
Sind Sie tagsüber häufig müde?	■ Schlafapnoesyndrom als Folge einer Makroglossie bei Hypothyreose ■ Müdigkeit bei Hypothyreose	Ich bin einfach schlapper als früher.
Leiden Sie an Verstopfung?	herabgesetzte Darmmotilität bei Hypothyreose	Nein.
Frieren Sie schnell? Haben Sie Veränderungen, was das Schwitzen angeht, festgestellt?	Kälteintoleranz und vermindertes Schwitzen durch Verlangsamung der metabolischen Prozesse bei Hypothyreose	Nein.
Sind Sie depressiv verstimmt? Sind Sie desinteressiert und antriebslos? Können Sie sich schlecht konzentrieren? Sind Sie vergesslich?	allgemeine Verlangsamung der zentralnervösen Funktionen bei Hypothyreose	Nein.

Fall 5

Frage	Hintergrund der Frage	Antwort des Patienten
Haben Sie trockene, kühle Haut?	▪ verminderte Hautdurchblutung bei Hypothyreose ▪ Atrophie der Epidermis und Hyperkeratose bei Hypothyreose	Nein.
Sind Ihre Haare trocken und stumpf? Haben Sie Haarausfall? Sind Ihre Nägel brüchig?	bei Hypothyreose Akkumulation von Glykosaminoglykanen (hochpolymere Verbindungen aus Aminozuckern, die besonders im Bindegewebe vorkommen und den verbindenden Teil der gallertigen Grundsubstanz bilden) im Interstitium	Nein.
Haben Sie Schwellungen am Körper?	Myxödem (nicht eindrückbare Schwellungen) durch Infiltration der Haut (vor allem Kopf und Extremitäten) mit Glykosaminoglykanen und nachfolgender Wasserretention bei Hypothyreose	Nein.
Sind Sie häufig heiser?	Glykosaminoglykanablagerung an den Stimmbändern bei Hypothyreose	Nein.
Wie groß sind Sie bzw. Ihre Eltern und Geschwister?	Objektivierung der Körpergröße. Abschätzung der Zielgröße. Liegt ein familiärer Minderwuchs vor?	Ich bin 153 cm groß, mein Vater 180 cm, meine Mutter 150 cm und mein 14-jähriger Bruder 170 cm.
Sind Sie am Kopf operiert oder bestrahlt worden? Haben Sie ein Schädel-Hirn-Trauma bzw. ein Geburtstrauma erlitten?	Wachstumshormonmangel infolge einer Schädigung von Hypothalamus und Adenohypophyse	Nein.
Gab es Probleme, als Ihre Mutter mit Ihnen schwanger war? Kennen Sie Ihr Geburtsgewicht und ihre Geburtsgröße? Wie sind Sie in Ihrer Kindheit im Vergleich zu Ihren Klassenkameraden gewachsen?	bisheriger Wachstumsverlauf	▪ Soweit ich weiß, verlief die Schwangerschaft meiner Muter normal. ▪ Mein Geburtsgewicht kenne ich leider nicht. ▪ Im Vergleich mit meinen Klassenkameraden bin ich bis zum 16. Lebensjahr normal gewachsen.
Bestehen chronische Erkrankungen, die Sie dazu veranlassen, regelmäßig Kortisonpräparate einzunehmen?	medikamentöses (sog. iatrogenes) Cushing-Syndrom als häufigste Form des Hyperkortisolismus	Nein.
Haben Sie Akne? Wenn ja, seit wann?	adrenale Hyperandrogenämie bei Hyperkortisolismus	Ja, vor allem am Rücken, seit etwa zwei Jahren.
Sind Ihnen andere Hautveränderungen aufgefallen? Wenn ja, seit wann?	▪ Hautatrophie – durch den Verlust des subkutanen Fettes bei Hyperkortisolismus sind subkutane Blutgefäße sichtbar.	Ja, seit 6 Monaten bekomme ich zunehmend rote Streifen an den Flanken, wie so eine Art „rote Schwangerschaftsstreifen". Das stört mich sehr.

5.1 Anamnese

Frage	Hintergrund der Frage	Antwort des Patienten
	■ Leichte Verletzlichkeit – Verlust des subkutanen Bindegewebes durch katabole Wirkung der Glukokortikoide. ■ Striae rubrae infolge der Dehnung der fragilen Haut durch stammbetonte Gewichtszunahme bei Hyperkortisolismus. ■ Pilzinfektionen am Stamm durch Unterdrückung immunologischer Vorgänge bei Hyperkortisolismus. ■ Hyperpigmentierung wegen Kosekretion von ACTH (adrenokortikotropes Hormon) und MSH (melanozytenstimulierendes Hormon; reguliert die Melaninsynthese in den Melanozyten, die Melanozytenexpansion und die Pigmentdispersion) aufgrund eines gemeinsamen Prohormons.	
Haben Sie eine Abnahme Ihrer Leistungsfähigkeit, etwa Schwierigkeiten beim Treppensteigen, festgestellt?	Müdigkeit und proximale Muskelschwäche durch katabole Wirkung der Glukokortikoide auf den Skelettmuskel.	Ja, ich habe keine Kraft mehr in den Oberschenkeln und bin deshalb beim Fußballspielen deutlich schlechter geworden.
Haben Sie Knochenschmerzen? Hatten Sie in den letzten 3 Jahren Knochenbrüche?	Osteoporose durch herabgesetzte intestinale Kalziumabsorption, verminderte Knochenbildung, erhöhte Knochenresorption und reduzierte renale Kalziumreabsorption bei Hyperkortisolismus.	Nein.
Wie viel trinken Sie täglich?	Polydipsie/Polyurie als Hinweis auf Diabetes mellitus; durch das erhöhte Cortisol wird eine Glukoseintoleranz induziert (Stimulation der Glukoneogenese und periphere Insulinresistenz infolge der Adipositas).	Etwa zwei Liter täglich.
Haben Sie hohen Blutdruck?	Arterielle Hypertonie als die häufigste Ursache für Morbidität und Mortalität bei Patienten mit Hyperkortisolismus.	Nicht, dass ich wüsste.
Hatten Sie schon eine Venenentzündung oder eine Thrombose?	Thrombophlebitis und thromboembolische Ereignisse als Folge der erhöhten Plasmakonzentration an Gerinnungsfaktoren bei Hyperkortisolismus.	Nein.
Waren Sie zuletzt seelisch angeschlagen? Waren Sie nicht Sie selbst?	Symptome psychiatrischer Erkrankungen bei mehr als der Hälfte der Patienten mit Hyperkortisolismus: emotionale Labilität, agitierte Depression, Reizbarkeit, Ängstlichkeit, Panikattacken, leichte Paranoia.	Nein.

Fall 5

Frage	Hintergrund der Frage	Antwort des Patienten
Schlafen Sie gut?	Änderung des Schlafmusters (REM-Schlaf ↓, „slow-wave-sleep" ↑, Schlafzeit ↓) infolge der nächtlich erhöhten Cortisolwerte.	Ja.
Haben Sie gehäuft Infektionen?	Infektionsneigung durch immunsupprimierende Wirkung der Glukokortikoide.	Nein.
Haben Sie Sehstörungen?	Posteriorer subkapsulärer Katarakt bei chronischem Hyperkortisolismus als Folge einer Permeabilitätsstörung der Zellmembran (Elektrolytverschiebung).	Nein.
Wann hatten Sie Ihren ersten Samenerguss? Seit wann besteht eine Schambehaarung? Seit wann haben Sie Bartwuchs? Rasieren Sie sich regelmäßig?	Verzögerte Pubertät durch Suppression der Gonadotropine unter Cortisolexzess.	Meinen ersten Samenerguss hatte ich mit 16 Jahren. Etwa 1 Jahr später hat bei mir der Wuchs der Schambehaarung und des Bartes begonnen. Rasieren muss ich mich allerdings nicht regelmäßig.

Fassen Sie Ihren Eindruck von dem Patienten sowie die wesentlichen Erkenntnisse der Anamnese zusammen!
Der Patient berichtet, dass er seit dem 16. Lebensjahr nicht mehr gewachsen sei und seitdem 15 kg an Gewicht zugenommen habe. Zudem leide er seit 2 Jahren an **Akne** und habe vor einem halben Jahr erstmals **abdominelle livide Striae** festgestellt. Die Leistungsfähigkeit sei beeinträchtigt, die Pubertätsentwicklung verzögert. Aufgrund der anamnestischen Angaben besteht der dringende Verdacht auf ein **Cushing-Syndrom**.

Unspezifische Symptome, wie Müdigkeit und herabgesetzte Belastbarkeit können sowohl bei der Hypothyreose als auch beim Hyperkortisolismus auftreten. Nur durch weiteres Fragen, in diesem Falle nach Hautveränderungen wie Acne vulgaris und Striae rubrae, gelingt es, die Differenzialdiagnosen gegeneinander abzugrenzen. Die von dem Patienten berichtete ausgeprägte Gewichtszunahme spricht auch eher für ein Cushing-Syndrom. Die Gewichtszunahme bei der Hypothyreose ist in der Regel moderat.

Infobox 5.1

Ursachen des Cushing-Syndroms

Exogenes Cushing-Syndrom

Durch Langzeittherapie mit Glukokortikoiden; häufigste Ursache für ein Cushing-Syndrom.

Endogenes Cushing-Syndrom

Durch erhöhte Cortisolsekretion:
- **ACTH-abhängige Formen** (85 %):
  - ACTH-produzierendes Hypophysenadenom (Synonyme: zentrales Cushing-Syndrom oder Morbus Cushing, 80 %)
  - ektope (paraneoplastische) ACTH-Sekretion (20 %), etwa infolge eines kleinzelligen Bronchialkarzinoms oder eines Bronchuskarzinoids
  - ektope (paraneoplastische) Corticotropin-Releasing-Hormone- (CRH)Sekretion infolge eines nicht hypothalamischen Tumors (sehr selten)
- **ACTH-unabhängige Formen** (15 %):
  - Nebennierenrindenadenom (50 %)
  - Nebennierenrindenkarzinom (50 %)

Infobox 5.1

- pigmentierte mikronoduläre Nebennierenrindenhyperplasie (sehr selten)
- bilaterale makronoduläre Nebennierenhyperplasie (sehr selten)

Pseudo-Cushing-Syndrom

- physischer Stress, wie etwa eine schwere bakterielle Infektion
- ausgeprägte Adipositas
- psychischer Stress, wie etwa eine schwere Depression
- chronischer Alkoholismus

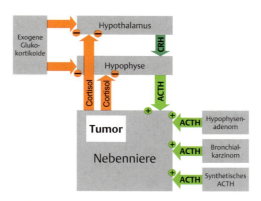

Abb. 5.2 Cortisol und ACTH. Einfluss auf die hypothalamisch-hypophysäre Achse.

Gibt es Fragenbereiche, die Sie noch nicht (ausreichend) berücksichtigt haben?

Da ein ACTH-produzierendes Hypophysenadenom die häufigste Form des endogenen Cushing-Syndroms darstellt, sollten noch Fragen hinsichtlich klinischer Manifestationen hypophysärer Raumforderungen gestellt werden. Hypophysenmakroadenome (> 1 cm) können sich klinisch folgendermaßen manifestieren:

- **Zephalgien** (Kopfschmerzen),
- **Hypophysenvorderlappeninsuffizienz** (s. Fall 6),
- **Gesichtsfeldausfälle**, wie etwa bitemporale Hemianopsien oder **Visusstörungen** aufgrund der Nähe zum Chiasma opticum,
- **Gynäkomastie** (ein- oder doppelseitige Vergrößerung der männlichen Brustdrüse) und **Galaktorrhö** (spontane milchige Absonderung aus der Brustdrüse außerhalb der Laktationsperiode) aufgrund einer Begleithyperprolaktinämie bei Kompression des Hypophysenstiels (Prolaktin wird im Hypophysenvorderlappen gebildet und stimuliert Brustwachstum und Milchproduktion).

Der Patient berichtet auf Nachfragen, dass er nicht unter Kopfschmerzen leide, keine Sehstörungen bemerkt habe und ihm auch keine Vergrößerung der Brüste oder gar eine Absonderung aus diesen aufgefallen sei. Somit besteht aktuell anamnestisch kein Hinweis auf ein verdrängend wachsendes Hypophysenadenom, es ist aber natürlich auch nicht ausgeschlossen.

> **Merke**
> Fehlt der anamnestische Hinweis auf ein für eine bestimmte Krankheit typisches Symptom bedeutet dies keinesfalls ein Ausschlusskriterium. Die klinische Symptomatik ist u. a. abhängig vom Krankheitsstadium. Der diagnostische Aussagewert eines Tests (also auch der Anamnese) korreliert direkt mit dessen Spezifität und Sensitivität.

Der nächste Schritt auf dem Weg zur Diagnose ist die körperliche Untersuchung. Nachdem Sie nun aufgrund der Anamnese den Verdacht auf ein Cushing-Syndrom haben, gilt es, in der Untersuchung klinische Manifestationen des Hyperkortisolismus zu erfassen.

5.2 Körperliche Untersuchung

Wie gehen Sie bei der körperlichen Untersuchung vor, worauf achten Sie besonders und warum?

besonders achten auf	mögliche Befunde/Hinweise	Ergebnisse des Patienten
Körpergröße und -gewicht	Adipositas	153 cm, 76,2 kg, BMI 32 kg/m²
Haut	<ul><li>Gesichtsplethora (griech. plethora = Überfülle)</li><li>Rubeosis faciei (dauernde Rötung des Gesichts)</li><li>Striae rubrae (s. Abb. 5.3)</li><li>Acne vulgaris</li><li>Hautatrophie</li><li>Ekchymosen (= Hautblutungen; griech. chymos = Saft)</li><li>Hautinfektionen</li><li>Hirsutismus bei Frauen (männlicher Behaarungstyp bei Frauen mit verstärkter Pubes-, Körper- und Gesichtsbehaarung und evtl. Neigung zu Seborrhö und Acne vulgaris)</li></ul>	<ul><li>Gesichtsplethora</li><li>Gesichtsrötung</li><li>Livide abdominelle Striae</li><li>Akne am Rücken</li></ul>
Kopf und Hals	<ul><li>Exophthalmus durch retroorbitale Fettablagerung (ein- oder beidseitige Vordrängung des Augapfels)</li><li>Büffelnacken</li><li>supraklavikuläre Fettpolster</li></ul>	Büffelnacken
Stamm	<ul><li>stammbetonte Adipositas</li><li>Bestimmung des Bauch- und Hüftumfangs</li></ul>	<ul><li>stammbetonte Adipositas</li><li>Bauch: 90 cm</li><li>Hüfte: 72 cm</li></ul>
Extremitäten	<ul><li>grazile Extremitäten</li><li>Myopathie</li></ul>	<ul><li>schlanke Extremitäten</li><li>Muskelschwäche der proximalen Schulter- und Hüftmuskulatur</li></ul>
Wirbelsäule	klinische Zeichen der Osteoporose:<ul><li>Rundrücken („Witwenbuckel")</li><li>Hautfaltenbildung am Rücken („Tannenbaumphänomen")</li><li>Rippen-Becken-Abstand vermindert</li><li>Druckschmerz der Rückenmuskulatur</li><li>Wirbelsäulenbeweglichkeit vermindert</li><li>Klopfschmerzhaftigkeit der Dornfortsätze</li></ul>	unauffällig
kardiovaskuläres System	arterielle Hypertonie	140/100 mmHg
Genitale	verzögerte Pubertätsentwicklung:<ul><li>vermindertes Hodenvolumen</li><li>reduzierte Penislänge</li><li>spärliche Pubesbehaarung</li></ul>	<ul><li>Hoden (Volumen: rechts 18 ml, links 17 ml) und Penis Stadium G4 nach Marshall und Tanner</li><li>Pubesbehaarung Stadium PH4 nach Marshall und Tanner (vgl. Infobox 5.2)</li></ul>
Psyche	psychiatrische Auffälligkeiten: Stimmung, Schwingungsfähigkeit, Orientierung	unauffällig

5.2 Körperliche Untersuchung

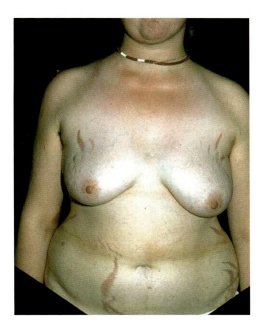

Abb. 5.3 Striae rubrae bei einer 22-jährigen Patientin mit Morbus Cushing.

Infobox 5.2

Stadien der Genitalentwicklung und Pubesbehaarung bei Jungen nach Marshall und Tanner 1969

- G1: infantil, Hodenvolumina < 3 ml
- G2: Vergrößerung des Skrotums, Hodenvolumina 3–8 ml
- G3: Vergrößerung des Penis in die Länge, Vergrößerung von Testes und Skrotum
- G4: Penis wird dicker, Entwicklung der Glans, Skrotalhaut wird dunkler, Samenerguss
- G5: Genitalien ausgereift wie beim erwachsenen Mann, reife Spermien
- PH1: keine Behaarung
- PH2: wenige, leicht pigmentierte Haare um den Penis und am Skrotum
- PH3: kräftigere, dunklere und stärkere Behaarung, die sich in der Mittellinie über der Symphyse ausbreitet, sichtbar auf Fotos
- PH4: kräftigere Behaarung, wie beim Erwachsenen, aber geringere Ausdehnung
- PH5: Behaarung des Erwachsenen mit horizontaler Begrenzung nach oben, Übergang auf die Oberschenkel
- PH6: Übergang der Behaarung bis zum Nabel

Bewerten Sie die erhobenen Befunde in der Zusammenschau mit der Anamnese! Welche Diagnostik veranlassen Sie und warum?

Angesichts der erhobenen Untersuchungsbefunde Gesichtsplethora, Büffelnacken, stammbetonte Adipositas, Akne am Rücken, abdominelle Striae rubrae, proximale Muskelschwäche und arterielle Hypertonie sowie der anamnestischen Angaben Wachstumsstillstand und Gewichtszunahme von 15 kg in den vergangenen 3 Jahren besteht der dringende Verdacht auf einen **Hyperkortisolismus**.

Die zunächst zu veranlassende Diagnostik dient dem Nachweis eines Hyperkortisolismus: Ausscheidung des freien Cortisols im 24-h-Sammelurin, niedrig dosierter Dexamethasonhemmtest und mitternächtlicher Cortisol-Wert (s. Infobox 5.3). Zur Diagnosesicherung sollten zwei dieser Tests deutlich positiv sein.

5.3 Labor und apparative Diagnostik

diagnostische Methode	Indikation und Sinn der Untersuchung	Ergebnisse des Patienten
freies Cortisol im 24-h-Sammelurin	Diagnose eines Hyperkortisolismus durch Nachweis einer erhöhten Ausscheidung von freiem Cortisol im 24-h-Sammelurin.	Erhöhte Ausscheidung von freiem Cortisol im 24-h-Urin. Die einmalige Bestimmung ist insbesondere bei einem unauffälligen Befund nicht ausreichend.
niedrig dosierter Dexamethasonsuppressionstest	■ Fehlende Suppression von Cortisol hinweisend auf Hyperkortisolismus. ■ Falsch positive Ergebnisse bei Depression und Alkoholismus; Anamnese und Verlauf helfen bei der Differenzierung.	nicht ausreichend supprimierbar
rotes Blutbild	Polyglobulie infolge Steigerung der Erythropoese bei Hyperkortisolismus.	■ Hämatokrit diskret erhöht ■ Hämoglobin und Erythrozyten im Referenzbereich
Differenzialblutbild	Lymphopenie, Eosinopenie, Basophilopenie durch Umverteilung in andere Kompartimente (Knochenmark, Lymphknoten, Milz) und Apoptose (programmierter Zelltod); leichte Granulozytose durch Aktivierung reifer Zellen aus dem Knochenmark bei Hyperkortisolismus.	■ Leukozytose mit Linksverschiebung ■ Eosinopenie ■ Lymphozytopenie
Kalium	Hypokaliämie durch mineralokortikoide Wirkung des Cortisols.	Kalium im mittleren Normbereich
Nüchternplasmaglukose	pathologische Glukosetoleranz/Diabetes mellitus bei Hyperkortisolismus	Nüchternglukose mit 75 mg/dl normal

Wie interpretieren Sie die vorliegenden Ergebnisse?
Die erhöhte Ausscheidung des freien Cortisols im 24-h-Sammelurin und die unzureichende Suppression des Cortisols im Dexamethasonhemmtest sind beweisend für einen Hyperkortisolismus. Die Veränderungen des weißen Blutbildes sind auch mit einem Cushing-Syndrom vereinbar. Hinweise auf einen Diabetes mellitus oder eine Hypokaliämie liegen zum jetzigen Zeitpunkt nicht vor.

5.4 Vorstellung beim Oberarzt und weitere Planung

Nach Zusammentragen aller Befunde stellen Sie den Patienten Ihrem Oberarzt vor. Was berichten Sie?
Herr N. N. ist ein 19 Jahre alter Patient, der sich erstmalig bei uns vorstellt. Der Patient berichtet, dass er in den vergangenen 3 Jahren 15 kg an Gewicht zugenommen habe und seitdem nicht mehr gewachsen sei. Aktuelle Größe 153 cm, aktuelles Gewicht 76,2 kg, BMI 32 kg/m² und damit einer Adipositas Grad I entsprechend. Die klinische Untersuchung des Patienten zeigte Stigmata eines Cushing-Syndroms: Gesichtsplethora, Büffelnacken, stammbetonte Adipositas, abdominelle Striae

rubrae, Akne, proximale Muskelschwäche und arterielle Hypertonie. Ein iatrogenes Cushing-Syndrom ließ sich anamnestisch ausschließen. In Übereinstimmung mit den klinischen Befunden war die Ausscheidung des freien Cortisols im 24-h-Sammelurin erhöht und in einem niedrig dosierten Dexamethasonhemmtest erwies sich der Cortisolspiegel als nicht ausreichend supprimierbar. Somit ist der Hyperkortisolismus biochemisch gesichert. Zur ätiologischen Abklärung des Cushing-Syndroms werden nun weitere Tests veranlasst.

5.5 Weiterführende Diagnostik

Nach Sicherung der Diagnose Hyperkortisolismus gilt es nun, die Genese des Hyperkortisolismus abzuklären, also festzustellen, ob ein ACTH-abhängiges oder ein ACTH-unabhängiges Cushing-Syndrom vorliegt, sowie die Lokalisation der Ursache festzustellen. Zudem ist eine Beurteilung der anderen hypophysären Hormonachsen (s. Fall 6) indiziert.

diagnostische Methode	Indikation und Sinn der Untersuchung	Ergebnisse des Patienten
basaler Plasma-ACTH-Wert (morgens 8:00 Uhr)	Differenzierung zwischen ACTH-abhängigem Cushing-Syndrom (ACTH normal oder ↑) oder ACTH-unabhängigem Cushing-Syndrom (ACTH ↓)	ACTH erhöht
hoch dosierter Dexamethasonhemmtest	Differenzierung zwischen zentraler ACTH-Produktion (Serum-Cortisol um >50% supprimierbar) oder ektoper ACTH-Produktion (keine Suppression möglich, z.B. bei Bronchialkarzinom). Eine sichere Differenzierung zwischen ektopem und zentralem Cushing-Syndrom ist nicht immer möglich, meist jedoch in Kombination mit dem CRH-Test.	Serum-Cortisol um >50% supprimierbar
CRH-Test	Differenzierung zwischen zentraler ACTH-Produktion (Anstieg des ACTH >35% des Ausgangswerts) und ektoper ACTH-Produktion (ACTH nicht stimulierbar)	ACTH und Cortisol deutlich stimulierbar
Insulin-like Growth Factor (IGF-1)	Hemmung der Wachstumshormonsekretion durch Cortisol-Exzess; allerdings schließt ein normaler Wert einen Wachstumshormonmangel nicht endgültig aus.	IGF-1 im altersentsprechenden Referenzbereich
Testosteron, LH, FSH Prolaktin	Hemmung der Gonadotropinsekretion durch Cortisol-Exzess oder Hyperprolaktinämie	■ Testosteron und LH vermindert ■ FSH im unteren Referenzbereich ■ Prolaktin im Referenzbereich
Androgene	ACTH-abhängige Androgensekretion der Nebenniere	Dehydroepiandrosteronsulfat (DHEAS) und Androstendion im oberen Referenzbereich
augenärztliche Untersuchung	Gesichtsfelddefekte bei Beeinträchtigung des Chiasma opticum	keine Gesichtsfelddefekte

diagnostische Methode	Indikation und Sinn der Untersuchung	Ergebnisse des Patienten
MRT der Sella	Hypophysenvorderlappenadenom	normal große Adenohypophyse ohne Hinweis auf Mikro- oder Makroadenom
Sinus-petrosus-inferior-Katheterisierung	Diagnosesicherung und Lokalisation von bildmorphologisch nicht nachweisbaren Mikroadenomen der Hypophyse. ACTH-Gradient zental/peripher basal >2:1 bzw. >3:1 nach CRH-Stimulation	links: ■ vor CRH-Gabe: 1,2 (normal) ■ nach CRH-Gabe: 1,7 (normal) rechts: ■ vor CRH-Gabe: 1,0 (normal) ■ nach CRH-Gabe: 4,1 (pathologisch)

Infobox 5.3

Rationelle endokrinologische Stufendiagnostik bei Hyperkortisolismus

Die Stufendiagnostik ist im Überblick aus Abb. 5.4 zu ersehen.

Bestimmung des freien Cortisols im 24-h-Sammelurin

Indikation: Nachweis eines Hyperkortisolismus.

Testprinzip: Die Serum-Cortisol-Konzentration unterliegt einer zirkadianen Rhythmik (höchster Wert am Morgen, niedrigster am Abend). Die Bestimmung des freien Cortisols im 24-h-Sammelurin erlaubt eine Aussage über die an einem Tag produzierte Cortisol-Menge.

Testablauf: Der Patient entleert am Morgen seine Blase und beginnt anschließend den Urin bis zum nächsten Morgen zu sammeln. Anschließend erfolgt die Bestimmung des freien Cortisols im 24-h-Sammelurin.

Beurteilung: Erhöhte Ausscheidung von freiem Cortisol im 24-h-Sammelurin weist auf einen Hyperkortisolismus hin.

Niedrig dosierter Dexamethasonhemmtest

Indikation: Nachweis eines Hyperkortisolismus.

Testprinzip: Das synthetische Glukokortikoid Dexamethason führt über eine negative Rückkopplung zur Hemmung der Sekretion von CRH und ACTH und in der Folge zur Suppression des Serum-Cortisols.

Testablauf: Um 23:00 Uhr Gabe von 1 mg Dexamethason p.o. Am nächsten Morgen um 8:00 Uhr Bestimmung des Serum-Cortisols.

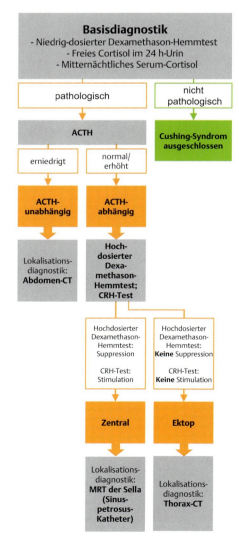

Abb. 5.4 Cushing-Syndrom, Diagnostik.

Infobox 5.3

Beurteilung:
- normal: Serum-Cortisol <55 nmol/l
- Eine fehlende Suppression weist auf einen Hyperkortisolismus hin.

Cortisol-Tagesrhythmik

- **Indikation:** Nachweis eines Hyperkortisolismus
- **Testprinzip:** Die Cortisol-Konzentration im Serum unterliegt einem zirkadianen Rhythmus. Morgens gegen 6:00 Uhr ist der Cortisol-Spiegel am höchsten und gegen Mitternacht am tiefsten.

Testablauf:
- um 24:00 Uhr Blutentnahme beim schlafenden Patienten zur Bestimmung des Serum-Cortisols
- alternativ: ambulante Messung des freien Cortisols im Speichel

Beurteilung:
- normal: Serum-Cortisol <80 nmol/l
- Eine fehlende Suppression weist auf einen Hyperkortisolismus hin.

Plasma-ACTH

Indikation: Differenzierung zwischen ACTH-abhängigem und ACTH-unabhängigem Cushing-Syndrom.

Testprinzip: ACTH fördert die adrenale Cortisol-Produktion, Cortisol bewirkt über eine negative Rückkopplung eine verminderte CRH- und ACTH-Sekretion.

Testablauf: um 8:00 Uhr Bestimmung des Plasma-ACTH.

Beurteilung:
- normal oder erhöht → ACTH-abhängiger Hyperkortisolismus
- vermindert → ACTH-unabhängiger Hyperkortisolismus

Differenzierungsparameter ist das ACTH und nicht das Cortisol. Cortisol ist bei beiden Formen erhöht und für das klinische Erscheinungsbild des Patienten verantwortlich.

> **Merke:** Daraus ergibt sich folgende **diagnostische Faustregel:** Cushing-Syndrom = klinisches Bild vereinbar mit Cushing-Syndrom (s. Steckbrief) + biochemische Abweichungen: erhöhte Cortisol-Sekretionsrate und/oder gestörtes zirkadianes Cortisol-Sekretionsmuster (aufgehobene Tagesrhythmik).

Hoch dosierter Dexamethasonhemmtest

Indikation: Differenzierung zwischen zentraler und ektoper ACTH-Produktion.

Testprinzip: Suppression der ACTH- und damit der Cortisol-Sekretion durch hohe Dexamethasondosen beim hypophysären Cushing-Syndrom, beim ektopen Cushing-Syndrom keine Suppression.

Testablauf: Am ersten Tag um 8:00 Uhr Serum-Cortisol-Bestimmung. Am Abend um 23:00 Uhr Gabe von 8 mg Dexamethason p.o. Am 2. Tag um 8:00 Uhr erneute Serum-Cortisol-Bestimmung.

Beurteilung:
- beim hypophysären Cushing-Syndrom Suppression des Cortisol-Ausgangswertes um 50%
- beim ektopen ACTH-Syndrom keine Suppression

CRH-Test

Indikation: Differenzierung zwischen zentraler und ektoper ACTH-Produktion.

Testprinzip: Stimulation der ACTH- und in der Folge Cortisol-Sekretion durch Gabe von CRH beim hypophysären Cushing-Syndrom, nicht jedoch beim ektopen Cushing-Syndrom.

Testablauf: Patient bleibt nüchtern. Venöser Zugang. Nach 30 min erste Blutentnahme zur ACTH- und Cortisol-Bestimmung. Langsam 100 µg humanes CRH intravenös. Weitere Blutentnahmen zur ACTH- und Cortisol-Bestimmung nach 15, 30, 45, 60, 90 und 120 min.

Beurteilung: Beim hypophysären Cushing-Syndrom Anstieg des ACTH-Ausgangswertes um mindestens 35%.

Sinus-petrosus-inferior-Katheterisierung

Indikation: Differenzialdiagnose des ACTH-abhängigen Hyperkortisolismus, Seitenlokalisation eines hypophysären Mikroadenoms.

Testprinzip: Differenzierung zwischen hypophysärem Cushing-Syndrom (Mirkoadenome <2 mm werden in der MRT nicht erkannt) und ektopem Cushing-Syndrom durch gleichzeitige bilaterale ACTH-Bestimmung in den Sinus petrosi inferiores und aus einer peripheren Vene.

Testablauf: Einbringen von zwei Kathetern von der Leiste aus über die V. femoralis in beide distalen Enden der Sinus petrosi inferiores, die die Hypophyse drainieren. Zur peripheren Blutentnahme einen Zugang am Unterarm

> **Infobox 5.3**

legen. Die Plasma-ACTH-Konzentration wird gleichzeitig peripher und in den Sinus petrosi inferiores vor sowie 5, 10 und 15 min nach intravenöser Gabe von 100 µg CRH bestimmt.

Beurteilung: Beim zentralen Cushing-Syndrom ist der Quotient aus Plasma-ACTH ein- oder beidseitig im Sinus petrosus inferior zu peripherem Plasma-ACTH >2 basal bzw. >3 nach CRH-Gabe.

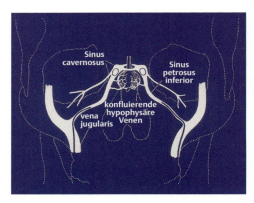

Abb. 5.5: Sinus-petrosus-Katheter.

5.6 Abschließende Bewertung und Diagnosestellung

Fassen Sie abschließend die Ergebnisse der Diagnostik zusammen!

Der Patient stellte sich mit den im Kindes- und Jugendalter typischen Manifestationen eines Hyperkortisolismus vor: Wachstumsstillstand, verzögerte Pubertätsentwicklung infolge eines hypogonadotropen Hypogonadismus, Gewichtszunahme mit stammbetonter Adipositas, Büffelnacken, Gesichtsplethora, Akne, Striae rubrae und arterieller Hypertonie. In den daraufhin veranlassten Screening-Untersuchungen Bestimmung des freien Cortisols in 24-h-Sammelurin und niedrig dosiertem Dexamethasonhemmtest ergab sich ein Hyperkortisolismus, dessen Ursache weiter abgeklärt wurde. Der erhöhte basale Plasma-ACTH-Wert bestätigte einen ACTH-abhängigen Hyperkortisolismus. Mittels des hoch dosierten Dexamethasonhemmtests und des CRH-Tests konnte eine extraadrenale Ursache bestätigt werden und eine hypophysäre gegen eine ektope ACTH-Produktion abgegrenzt werden. Da die zum Nachweis eines Hypophysenadenoms veranlasste MRT der Sella einen unauffälligen Befund ergab, wurde zur Seitenlokalisation eine Sinus-petrosus-inferior-Katheterisierung durchgeführt. Hier wurde das Vorliegen eines zentralen Cushing-Syndroms bestätigt und der ACTH-Exzess in der rechten Adenohypophysenhälfte lokalisiert.

5.7 Therapeutisches Vorgehen

Welche grundsätzlichen Therapieansätze gibt es?

Die **Therapie der ersten Wahl** ist bei allen Formen des endogenen Hyperkortisolismus die **Operation**.

Beim **Morbus Cushing** erfolgt eine transphenoidale Resektion des Hypophysenadenoms. Bei nicht vollständig resektablen Tumoren oder Tumorrezidiven kann die operative Therapie um eine **Radiatio** der Sella ergänzt werden. Bei ektoper ACTH-Produktion erfolgt eine Therapie entsprechend der zugrunde liegenden Ursache. Ein kleinzelliges Bronchialkarzinom etwa erfordert eine Polychemotherapie, die, abhängig von dem Ausmaß der Erkrankung, um eine Radiatio ergänzt wird.
Ist eine vollständige Remission eines ACTH-abhängigen Cushing-Syndroms nicht zu er-

zielen, ist die bilaterale Adrenalektomie zu diskutieren.

> **Merke**
> Bei bilateraler Adrenalektomie droht die Entwicklung eines Nelson-Syndroms, d.h. eines ACTH-produzierenden, aggressiv wachsenden Hypophysenadenoms. Deshalb sollte vor einer bilateralen Adrenalektomie eine Radiatio der Hypophyse erfolgen.

Das **ACTH-unabhängige Cushing-Syndrom** infolge eines Nebennierenrindenadenoms wird durch eine unilaterale Adrenalektomie oder Adenomenukleation behandelt. Ein Nebennierenkarzinom erfordert eine unilaterale Adrenalektomie, ggf. in Kombination mit einer Radiatio. Bei bilateraler mikro- oder makronodulärer Hyperplasie der Nebennieren ist die bilaterale Adrenalektomie die Therapie der Wahl.

Die **medikamentöse Therapie** spielt nur eine untergeordnete Rolle und kommt beispielsweise bei Nebennierenrindenkarzinomen in Form von adrenolytisch (z.B. Mitotane) oder adrenostatisch wirkenden Substanzen (z.B. Ketoconazol) zum Einsatz.

Welche Therapie kommt bei Ihrem Patienten infrage? Begründen Sie Ihre Entscheidung!

Bei biochemisch gesichertem **hypophysärem Cushing-Syndrom** ist die selektive Enukleation des ACTH-produzierenden Hypophysenadenoms die Therapie der Wahl. Bei fehlendem Nachweis eines Hypophysenadenoms in der Magnetresonanztomografie ist eigentlich die Hypophysektomie indiziert, die eine Hypophysenvorderlappeninsuffizienz mit lebenslanger Substitution der ausgefallenen Hormone zur Folge hat. Angesichts der hier gelungenen Seitenlokalisierung in der Sinus-petrosus-inferior-Katheterisierung kann im Sinne einer Hemihypophysektomie schonender operiert und dadurch eine Hypophysenvorderlappeninsuffizienz vermieden werden.

Wie geht es mit dem Patienten weiter? Kann der Erfolg der Operation überprüft werden?

Der Erfolg der Operation lässt sich zum einen durch die histologische Aufarbeitung des Operationspräparats und zum anderen durch postoperative Tagesprofile von ACTH und Cortisol verifizieren. Histologisch ergibt sich ein Hypophysenmikroadenom (Abb. 5.4). Immunhistochemisch kann eine ACTH-Produktion im Tumorgewebe nachgewiesen werden.

Postoperativ sind sowohl die Plasma-ACTH-Konzentration als auch die Serum-Cortisol-Konzentration über den gesamten Tag hinweg konstant vermindert. Somit besteht aktuell kein Hinweis auf einen Hormonexzess und die Operation ist als erfolgreich anzusehen. Aufgrund der sekundären Nebennierenrindeninsuffizienz ist für zumindest ein halbes Jahr eine Hydrocortison-Substitution einzuleiten, zudem ist dem Patienten ein Glukokortikoid-Notfallausweis auszuhändigen. In somatischen Stresssituationen (Unfall, Operation, Fieber) ist die Hydrocortison-Substitutionsdosis um das 3–5-Fache zu steigern, da von einer nicht ausreichenden endogenen Cortisol-Produktion ausgegangen werden muss.

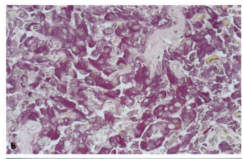
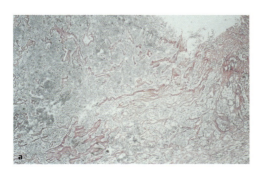
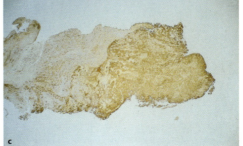

Abb. 5.6 a–c a) Adenom in der linken oberen Bildhälfte (aufgehobene Läppchenanordnung); rechts unten regelhaftes Hypophysenvorderlappen-Gewebe (Retikulin-Versilberung); b) Abbildung aus Zentrum des Adenoms; Zytoplasma mit PAS-positivem Material gefärbt (= Hormongranula) (PAS-Färbung). c) Adenom mit ACTH-produzierenden Zellen (Braunfärbung) in der rechten Bildhälfte; links regelhaftes Hypophysenvorderlappen-Gewebe (Anti-ACTH-Färbung).

Fall 5

Wann würden Sie die erste Kontrolle vornehmen? Worauf achten Sie besonders?

Der Patient stellt sich 3 Monate nach Resektion des Hypophysenadenoms in der endokrinologischen Ambulanz vor. Die Stigmata des Hyperkortisolismus – stammbetonte Adipositas, Gesichtsplethora, Akne, Striae, arterielle Hypertonie – sind deutlich rückläufig. Biochemisch gibt es keinen Hinweis auf eine Einschränkung der thyreotropen, gonadotropen und somatotropen Hormonachsen.

Bei der nächsten Vorstellung des Patienten nach weiteren 3 Monaten erfolgt zur Beurteilung der kortikotropen Hormonachse ein CRH-Test. Hier zeigt sich eine adäquate Stimulierbarkeit von Plasma-ACTH und Serum-Cortisol. Daraufhin wird die Substitutionstherapie beendet.

Bis zum heutigen Tag, mehr als 2 Jahre nach der Operation, ist kein Rezidiv des Morbus Cushing aufgetreten und es besteht keine Hypophysenvorderlappeninsuffizienz. Eine Substitutionstherapie ist deshalb nicht erforderlich. In den vergangenen 2 Jahren ist der Patient 10 cm gewachsen und das äußere Genitale entspricht inzwischen dem eines Erwachsenen.

Steckbrief

Cushing-Syndrom (Hyperkortisolismus)

Englische Bezeichnung: Cushing's syndrome; hypercortisolism.

Definition
Gesamtheit der klinischen Symptome durch Erhöhung von Cortisol im Serum.

Ätiologie
s. Infobox 5.1

> **Merke**: Die häufigste Form des Cushing-Syndroms entsteht iatrogen durch therapeutische Anwendung von Glukokortikoiden (Cushing-Schwelle 5–7,5 mg Prednisolon).

Pathophysiologie
- anhaltende und erhöhte Produktion und Sekretion von endogenem Cortisol
- Aufhebung der zirkadianen Rhythmik der Serum-Cortisol-Freisetzung
- Unterscheidung des Ursprungs des Hyperkortisolismus durch Differenzierung zwischen ACTH-abhängigem und ACTH-unabhängigem Cushing-Syndrom

Klinik

Symptome	Häufigkeit (beim Cushing-Syndrom [%])
A) Symptome, die isoliert noch keinen Cushing-Verdacht zulassen	
Adipositas/Gewichtszunahme	90
Diabetes mellitus	30
Hirsutismus	70
Hypertonie	80
osteoporotische Frakturen	40
B) Symptome, die in Kombination mit A zum begründeten Verdacht auf das Vorliegen eines Cushing-Syndroms führen	
Hautveränderungen: Hautatrophie, Rubeosis, Plethora, Ekchymosen, livide Striae, Akne, Hautinfektionen	>95
stammbetonte Fettverteilung	90

Steckbrief

Symptome	Häufigkeit (beim Cushing-Syndrom [%])
Facies lunata (Vollmondgesicht)	80
Myopathie	40
Zyklusstörungen	50
psychische Auffälligkeiten	60

(modifiziert nach: Rationelle Diagnostik und Therapie in Endokrinologie, Diabetologie und Stoffwechsel, 2. Auflage, Georg Thieme Verlag, 2003)

Diagnostik
S. auch Infobox 5.3.

Anamnese
Gewichtszunahme, Veränderungen des Erscheinungsbilds, psychische Störungen (v.a. Depressionen), Abnahme der Leistungsfähigkeit, Schwierigkeiten beim Treppensteigen durch proximal betonte Muskelschwäche, bei Frauen sekundäre Amenorrhö und Hirsutismus, Alopezie (Kahlheit als Folge eines vermehrten Haarausfalls), Rückenschmerzen, arterielle Hypertonie. Im Kindes- und Jugendalter Wachstumsverzögerung oder -stillstand, Verzögerung der Pubertätsentwicklung.

Inspektion
Stammbetonte Adipositas, Gesichtsplethora, supraklavikuläre Polster, Büffelnacken (s. Abb. 5.7), Striae rubrae (Abb. 5.3), Hauthämatome nach Mikrotraumen, Hautinfekte, Akne, Hirsutismus (bei Frauen), Muskelatrophie, Rundrücken.

Labor
- Differenzialblutbild: Leukozytose, Lymphopenie, Eosinopenie, leichte Granulozytose
- rotes Blutbild: Polyglobulie
- Elektrolyte: Hypokaliämie

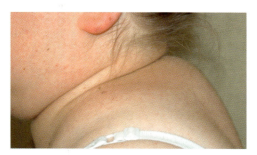

Abb. 5.7: Büffelnacken bei einer Patientin mit Cushing-Syndrom.

- Nüchternglukose, ggf. oraler Glukosetoleranztest (oGTT): pathologische Glukosetoleranz, Diabetes mellitus
- Hyperkortisolismus-Screening: freies Cortisol im 24-h-Sammelurin, niedrig dosierter Dexamethasonhemmtest, mitternächtlicher Cortisol-Wert
- Differenzialdiagnostik des Hyperkortisolismus:
  - ACTH-abhängig vs. ACTH-unabhängig: Plasma-ACTH
  - zentrale vs. ektope ACTH-Produktion: hoch dosierter Dexamethasonhemmtest, CRH-Test
- biochemische Beurteilung der anderen hypophysären Hormonachsen

Bildgebung
(erst nach biochemischer Sicherung):
- hypophysäres Cushing-Syndrom: kraniales MRT, ggf. Sinus-petrosus-inferior-Katheterisierung
- adrenales Cushing-Syndrom: Abdomensonografie, Abdomen-CT
- ektopes Cushing-Syndrom: Röntgenaufnahme des Thorax, Thorax-CT

Differenzialdiagnosen
Hyperkortisolismus im Kindesalter
Hypothyreose (Unterfunktion der Schilddrüse): Die Schilddrüsenfunktion sollte immer abgeklärt werden, da eine Wachstumsverzögerung erstes und einziges Symptom der Schilddrüsenunterfunktion sein kann. Neben dem TSH sollte auch das freie Thyroxin (fT$_4$) bestimmt werden, da sowohl primäre als auch sekundäre Formen der Hypothyreose sich als Wachstumsstörungen äußern können, eine alleinige TSH-Messung eine zentrale Hypothyreose aber nicht erfasst.

Wachstumshormonmangel, angeboren oder erworben: Kinder mit angeborenem vollständigem Wachstumsmangel zeigen

Steckbrief

schwere Wachstumsstörungen, vermindertes Knochenalter und sehr niedrige Wachstumshormon-, IGF-I- und IGF-Bindungsprotein-3-Konzentrationen im Serum. In weniger stark ausgeprägten Fällen bedarf es der genauen Dokumentation des Wachstumsverlaufs.

Hyperkortisolismus im Erwachsenenalter
Metabolisches Syndrom: Kombination aus Adipositas, Diabetes mellitus, arterieller Hypertonie und Hypercholesterinämie. Abgrenzungsmöglichkeit, da die Adipositas beim metabolischen Syndrom den Stamm ebenso wie die Extremitäten betrifft.

Hypothyreose: Primäre Ursachen (Autoimmunthyreoiditis Hashimoto, Therapiefolgen von Strumaoperation, Radiojodtherapie, externe Bestrahlung oder Thyreostatika) und sekundäre Ursachen (Hypophysenvorderlappeninsuffizienz). Diagnose der Autoimmunthyreoiditis Hashimoto aufgrund der laborchemischen Veränderungen (Antikörper gegen die thyreoidale Peroxidase = TPO erhöht, Thyreoglobulin-Antikörper erhöht, TSH-Rezeptor-Antikörper i.d.R normal) und des sonografischen Befundes (kleine echoarme hypervaskularisierte Schilddrüse).

Pseudo-Cushing: z.B. im Rahmen einer Alkoholkrankheit oder Depression. Erhöhung von freiem Cortisol im 24-h-Sammelurin möglich, Dexamethasonhemmtest meist aber negativ, sonst Abgrenzung durch Klinik und Verlauf.

Andere Virilisierungsursachen: Androgen produzierende Ovarialtumoren, adrenogenitales Syndrom.

Andere Striaeursachen: Adipositas, Schwangerschaft (meist weiße Striae).

Therapie
Operative Therapie
- **Hypophysärer Hyperkortisolismus**: transphenoidale selektive Enukleation des Hypophysenadenoms. Bei primär nicht erfolgreicher Operation oder bei Rezidiven Radiatio der Sella oder bilaterale Adrenalektomie.
- **Adrenaler Hyperkortisolismus**: unilaterale Adrenalektomie oder Adenomenukleation bei Nebennierenrindenadenom, unilaterale Adrenalektomie bei Nebennierenkarzinom, bilaterale Adrenalektomie bei bilateraler mikro- oder makronodulärer Hyperplasie.
- **Ektoper Hyperkortisolismus**: Resektion des Primärtumors (z.B. Bronchuskarzinoid) bzw. Polychemotherapie in Kombination mit Radiatio (z.B. kleinzelliges Bronchialkarzinom).

Konservative/medikamentöse Therapie
- Adrenolytika (Mitotane) und Adrenostatika (Aminoglutethimid, Ketoconazol oder Metyrapon)
- häufig nebenwirkungsreiche Therapie, deshalb Langzeittherapie erschwert
- indiziert bei Vorliegen folgender Kriterien:
  - Ursache des Cushing-Syndroms nicht operabel
  - Patient nicht operationsfähig
  - Beseitigung des Hyperkortisolismus als Vorbereitung auf chirurgischen Eingriff
  - Überbrückung des Zeitraums bis zum Wirkungseintritt einer Strahlentherapie
  - Akuttherapie bei Komplikationen des Cushing-Syndroms
- Hydrocortison-Substitution wegen sekundärer Nebennierenrindeninsuffizienz nicht vergessen!

Prognose
Abhängig von der Genese des Hyperkortisolismus.
- **Hypophysäres Cushing-Syndrom:** Rezidivraten bis zu 15%. Bei Rezidiv werden ein erneutes neurochirurgisches Vorgehen, eine Radiatio der Sella oder selten eine bilaterale Adrenalektomie erforderlich.
- **Ektopes Cushing-Syndrom:** Prognose abhängig vom Primärtumor. Schlechte Prognose bei kleinzelligem Bronchialkarzinom, eher gutartiger Verlauf bei Bronchuskarzinoid.
- **Adrenales Cushing-Syndrom:**
  - benigne Ursache (Nebennierenrindenadenom, mikro-/makronoduläre Nebennierenrindenhyperplasie): kurativ durch uni- oder bilaterale Adrenalektomie
  - maligne Ursache (Nebennierenrindenkarzinom): schlechte Prognose mit einer 5-Jahres-Überlebensrate von etwa 35%

Ihr Alltag

Eine 27-jährige Frau stellt sich wegen sekundärer Amenorrhö und Gewichtszunahme um 4 kg in 3 Monaten in der endokrinologischen Ambulanz vor. In der klinischen Untersuchung fallen Ihnen Gesichtsakne, Hirsutismus, stammbetonte Adipositas und livide Striae am Bauch auf.
Biochemisch zeigen sich eine erhöhte Ausscheidung des freien Cortisols im 24-h-Sammelurin sowie eine fehlende Serum-Cortisol-Suppression im niedrig dosierten Dexamethasonhemmtest. Der Plasma-ACTH-Spiegel ist erniedrigt. Sie veranlassen eine Abdomensonografie sowie eine Computertomografie des Abdomens (s. Abb. 5.8).

Fragen

1. Wie lautet die Diagnose?
2. Was können Sie in Abbildung 5.8 erkennen? Bestätigt dies Ihren Verdacht?
3. Wie würden Sie therapeutisch vorgehen?

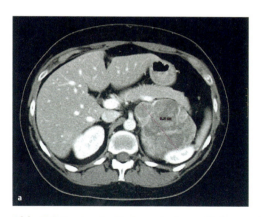 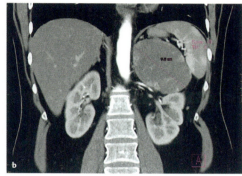

Abb. 5.8 Kontrastmittelangehobene Abdomen-CT: axial (a) und koronar (b).

Lösungen

1. Die Patientin stellt sich mit dem klinischen Bild eines Cushing-Syndroms vor. Die Laboruntersuchungen bestätigen ein ACTH-unabhängiges Cushing-Syndrom. Dementsprechend liegt eine adrenale Ursache dem Hyperkortisolismus zugrunde.
2. In der Abdomensonografie bzw. der Abdomen-CT ist eine Raumforderung der linken Nebenniere mit einem Durchmesser von ca. 9 cm zu erkennen (Abb. 5.8). Die Größe der Nebennierenraumforderung deutet auf das Vorliegen eines malignen Tumors hin. Letztendlich lässt sich die Dignität des Befundes jedoch nur histologisch klären, bildmorphologisch können sich nur Hinweise ergeben.
3. Die Nebennierenraumforderung wurde transperitoneal reseziert. In der histologischen Aufarbeitung des Resektats zeigte sich ein Nebennierenrindenkarzinom. Aus diesem Grunde erfolgte anschließend eine Radiatio der linken Nebennierenloge und eine systemische Therapie mit Mitotane. Da Mitotane als Adrenolytikum auch die gesunden Nebennierenzellen zerstört, ist eine Substitutionstherapie mit Hydrocortison indiziert.

Fall 6

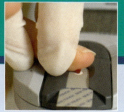 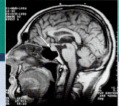 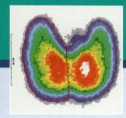

Karsten Müssig

Fall 6

70-jähriger Patient mit chronischer Müdigkeit und herabgesetzter Belastbarkeit – Verlegung aus der psychiatrischen Klinik auf die endokrinologische Station

„Seit 2 Jahren leide ich an vermehrter Müdigkeit und herabgesetzter Belastbarkeit. Ich bin einfach nicht mehr der Alte, ich habe zu nichts mehr Lust und bin nicht mehr so unternehmungslustig wie noch vor zwei Jahren. Mein Hausarzt meinte, es könnte eine Depression dahinterstecken und hat mich in die Nervenklinik eingewiesen. Dort hat man jede Menge Untersuchungen gemacht und mir dann am Ende mitgeteilt, dass ich keine Depression habe, dass aber etwas mit meiner Hirnanhangdrüse nicht stimmt. Jetzt bin ich hier, damit nach meinen Hormonen geschaut wird."

An welche möglichen Ursachen der Beschwerden denken Sie? Beachten Sie dabei: Häufiges ist häufig, Seltenes ist selten!

Da der Patient aus einer anderen Klinik verlegt wurde, wäre der erste Schritt, den Entlassungsbericht zu lesen. Leider war dieser zum Zeitpunkt der Entlassung noch nicht fertiggestellt, sodass Sie sich vorerst mit den anamnestischen Angaben des Patienten begnügen müssen.

Angesichts der vom Patienten berichteten vermehrten Müdigkeit, herabgesetzten Belastbarkeit, Interesselosigkeit, Antriebsarmut im Zusammenhang mit dem Hinweis auf eine Erkrankung der Hypophyse kommen folgende Differenzialdiagnosen in Betracht:

- Hormonmangelzustände: partielle oder vollständige Hypophysenvorderlappeninsuffizienz
- Hormonexzesse: erhöhte ACTH- (Morbus Cushing) oder Wachstumshormonproduktion (Akromegalie)

6.1 Anamnese

Ziel der Anamneseerhebung sollte es sein, möglichst schon allein durch die Antworten des Patienten die genannten Differenzialdiagnosen gegeneinander abzugrenzen, um dann den Patienten auf das Vorliegen der vermuteten Erkrankung gezielt zu untersuchen und die entsprechende Diagnostik vornehmen zu können. Da die bereits vom Patienten erwähnten Symptome allen genannten Krankheitsbildern zugeordnet werden können, sollte nun auf spezifische Symptome geachtet werden.

Was würden Sie jetzt vom Patienten wissen wollen, welche Fragen stellen Sie ihm?

Fragen, die auf das Vorliegen eines Morbus Cushing (s. auch Fall 5) oder eine Akromegalie (s. auch Fall 8) abzielen:
Auf die Frage nach Hautveränderungen berichtet Ihnen der Patient, dass seiner Frau seit einiger Zeit aufgefallen sein, dass seine Haut sehr trocken ist. Sie ist der Meinung, er müsse sich öfter eincremen. Als Sie nach einem erhöhten Blutdruck fragen, erklärt er, dass er tatsächlich einige Jahre lang unter Bluthochdruck gelitten habe, der auch medikamentös behandelt werden musste. Seit 2 Jahren sei der Blutdruck aber bei jeder Kontrolle normal, sodass er auch die Medikamente hätte absetzten können. Auf Nachfrage bestätigt er Ihnen, dass sein sexuelles Interesse schon seit einigen Jahren deutlich nachgelassen habe. Weitere – für einen Morbus Cushing oder eine Akromegalie spezifische Symptome – konnten nicht erfragt werden.

Fragen, die auf das Vorliegen einer Hypophysenvorderlappeninsuffizienz abzielen: s. folgende Tabelle.

Frage	Hintergrund der Frage	Antwort des Patienten

Wenn Sie aus dem Liegen oder Sitzen schnell aufstehen, wird Ihnen dann schwarz vor Augen?	▪ Ausfall der **kortikotropen** Hormonachse:
	  – orthostatische Dysregulation
	  – Cortisol hält den peripheren Gefäßtonus aufrecht
		Wenn ich schnell aufstehe, wird mir kurz schwarz vor Augen und etwas schwindelig. Als junger Mann hatte ich nie Kreislaufprobleme.

Hat sich Ihr Gewicht in den letzten Jahren verändert?	▪ Ausfall der **kortikotropen** Hormonachse: Gewichtsabnahme infolge einer Anorexie (Anorexie = Appetitlosigkeit, Herabsetzung des Triebes zur Nahrungsaufnahme) ▪ Ausfall der **somatotropen** Hormonachse: Gewichtszunahme durch verminderte Muskelmasse und erhöhte Fettmasse bei Mangel an Wachstumshormon (Synonyme: STH, somatotropes Hormon; GH, englisch: growth hormone)	Nein, mein Gewicht war in den letzten Jahren konstant.
Ist es in den vergangenen 2 Jahren zu Episoden von Kaltschweißigkeit, Zittern, Hungergefühl, Herzklopfen und Blässe der Haut gekommen?	Ausfall der **kortikotropen** Hormonachse: Hypoglykämie infolge eines Cortisol-Mangels	Nein.
Haben Sie in den letzten Jahren Veränderungen an Ihrer Haut bemerkt, z. B. Veränderungen der Farbe, der Temperatur?	▪ Ausfall der **kortikotropen** Hormonachse: Depigmentierung der Haut bei Melanozyten-stimulierendes-Hormon(MSH)-Mangel (Cosezernierung von ACTH und MSH aufgrund eines gemeinsamen Prohormons) ▪ Ausfall der **thyreotropen** Hormonachse: kühle und trockene Haut durch verminderte Hautdurchblutung, Atrophie der Epidermis und Hyperkeratose	Seit 2 Jahren habe ich trockene Haut, obwohl ich sie täglich eincreme.
Leiden Sie an Verstopfung?	Ausfall der **thyreotropen** Hormonachse: herabgesetzte Darmmotilität	Nein.

Frage	Hintergrund der Frage	Antwort des Patienten
Frieren Sie schnell? Haben Sie Veränderungen, was das Schwitzen angeht, festgestellt?	Ausfall der **thyreotropen** Hormonachse: Kälteintoleranz und vermindertes Schwitzen durch Verlangsamung der metabolischen Prozesse	Im Vergleich zu noch vor 2 Jahren schwitze ich eher weniger, aber ich bewege mich auch weniger als früher.
Sind Ihre Haare trocken und stumpf? Haben Sie Haarausfall? Sind Ihre Nägel brüchig?	Ausfall der **thyreotropen** Hormonachse: Akkumulation von Glykosaminoglykanen im Interstitium	Nein.
Haben Sie Schwellungen am Körper?	Ausfall der **thyreotropen** Hormonachse: Myxödem (nicht eindrückbare Schwellungen) durch Infiltration der Haut (vor allem Kopf und Extremitäten) mit Glykosaminoglykanen und nachfolgender Wasserretention	Nein.
Sind Sie häufig heiser?	Ausfall der **thyreotropen** Hormonachse: Glykosaminoglykanablagerung an den Stimmbändern	Meine Stimme ist häufig belegt, ich muss mich dann räuspern.
Wie häufig rasieren Sie sich? Sind die Achselhaare und die Schambehaarung weniger geworden?	Ausfall der **gonadotropen** Hormonachse: verminderter Bartwuchs und reduzierte Sekundärbehaarung bei Testosteronmangel	Ich rasiere mich täglich. Die Scham- und Achselbehaarung ist nicht weniger geworden.
Sind Sie sexuell aktiv? Sind Ihre Potenz und Libido vermindert?	Ausfall der **gonadotropen** Hormonachse: Einschränkung von Potenz und Libido infolge des Testosteronmangels	Schon seit einigen Jahren bin ich nicht mehr sexuell aktiv. Ich habe einfach das Interesse verloren.
Haben Sie Kinder?	Ausfall der **gonadotropen** Hormonachse: Infertilität bei Testosteronmangel	Ich habe einen erwachsenen Sohn und inzwischen 2 Enkelkinder.
Ist in den vergangenen beiden Jahren Ihre Muskelkraft weniger geworden?	Ausfall der **gonadotropen** Hormonachse: Energieverlust und herabgesetzte Muskelmasse infolge Testosteronmangels (missbräuchlicher Einsatz von anabolen Steroiden zum Muskelaufbau!)	Allerdings, früher konnte ich meine beiden Enkel mit einem Arm hochheben, heute schaffe ich es kaum, einen der beiden zu halten.
Haben Sie Knochenschmerzen?	■ Ausfall der **gonadotropen** Hormonachse: Osteoporose durch Testosteronmangel ■ Ausfall der **somatotropen** Hormonachse: Osteoporose infolge des Wachstumshormonmangels	Nein.
Fühlen Sie sich in Ihrer Haut nicht wohl?	Ausfall der **somatotropen** Hormonachse: eingeschränkte Lebensqualität infolge des Mangels an Wachstumshormon (ggf. Verwendung eines Fragebogens)	Ich bin einfach nicht mehr der Alte.
Wie viel Liter trinken Sie täglich?	■ Polydipsie, Polyurie ■ Trinkmengen von 5–20 l bei Diabetes insipidus (Diabetes insipidus nur bei Beteiligung von Hypophysenstiel oder Hypothalamus)	1,5 l

6.1 Anamnese

Frage	Hintergrund der Frage	Antwort des Patienten
Müssen Sie nachts zur Toilette? Haben Sie auch nachts Durst? Wenn ja, wie viel trinken Sie nachts?	Nykturie (Patienten mit einer psychogenen Polydipsie trinken in der Regel nachts nicht, s. Fall 9!) antidiuretisches-Hormon- (ADH)Mangel (ADH wird im Hypothalamus produziert und im Hypophysenhinterlappen sezerniert)	Nein.

Fassen Sie die wesentlichen, aus der Anamnese gewonnen Erkenntnisse zusammen. Wie interpretieren Sie die Antworten des Patienten?
Sie haben sicherlich anhand der Fragen festgestellt, dass die Erkrankungen Akromegalie, Cushing-Syndrom und Hypophysenvorderlappeninsuffizienz neben der vermehrten Müdigkeit, Leistungsabnahme und Wesensveränderungen, etwa im Sinne von Desinteresse und Antriebsarmut, als weitere Symptome Libido- und Potenzverlust, gemeinsam haben. In der Zusammenschau der Antworten des Patienten liegen zurzeit keine direkten Hinweise auf ein Cushing-Syndrom oder eine Akromegalie vor. Die anamnestischen

Infobox 6.1

Ursachen der Hypophysenvorderlappeninsuffizienz

Ursachen der Hypophysenvorderlappeninsuffizienz		
angeboren	■ isolierter Hypophysenhormonmangel	■ KAL-, DAX-1-, GH-1-, GnRH-, GHRH- und TRH-Rezeptor-Mutationen, Prader-Willi- und Bardet-Beidl-Syndrom
	■ multipler Hypophysenhormonmangel	■ PIT-1-, PROP-1-, HESX-1- Mutationen
neoplastisch	■ Hypophysenadenom	■ funtionell/nicht funktionell
	■ selläre Tumoren	■ Kraniopharyngeome, Rathke'sche Taschenzyste, Meningeom, Gliom, Keimzelltumor, Metastasen, Langerhans-Zell-Histiozytose
vaskulär	Infarzierung	Sheehan-Syndrom (ischämische Hypophysennekrose infolge eines starken Blutverlustes unter der Geburt), Hypophysenapoplex, Aneurysma
entzündlich/ infiltrativ		Sarkoidose, Wegener-Granulomatose, Riesenzellgranulom, lymphozytische Hypophysitis, Hämochromatose
Infektion		Tuberkulose, Syphilis, Mykosen
post Radiatio		Hypophyse, nasopharyngeal, kranial
Verschiedenes		Schädel-Hirn-Trauma „Empty-sella-Syndrom"

Angaben des Patienten deuten vielmehr auf das Vorliegen einer Hypophysenvorderlappeninsuffizienz hin mit Einschränkung der kortikotropen (orthostatische Dysregulation, Normalisierung eines vormals erhöhten Blutdrucks), der thyreotropen (trockene Haut, vermindertes Schwitzen, heisere Stimme, vermehrte Tagesmüdigkeit, Konzentrationsschwäche), der gonadotropen (Libido- und Potenzverlust, verminderte Muskelkraft) und der somatotropen Hormonachse (verminderte Lebensqualität). Anhalt für einen Diabetes insipidus gibt es augenblicklich nicht.

In der Zwischenzeit ist der Entlassungsbericht des Patienten aus der psychiatrischen Klinik eingetroffen. Auch die Kollegen haben eine Hypophysenvorderlappeninsuffizienz vermutet.

Gibt es Fragenbereiche, die Sie noch nicht (ausreichend) berücksichtigt haben?

Hypophysentumoren sind die häufigste Ursache einer Hypophysenvorderlappeninsuffizienz. Sie können sich als Kopfschmerzen, Gesichtsfeld- und Visusstörungen sowie Gynäkomastie und Galaktorrhö infolge einer Begleit- oder Enthemmungshyperprolaktinämie manifestieren (Hyperprolaktinämie infolge einer Kompression des Hypophysenstiels und Entkopplung von der hemmenden hypothalamischen Regulation, s. Fall 2). Kopfschmerzen und Sehstörungen wurden bereits abgefragt und liegen bei dem Patienten nicht vor. Zur Abklärung einer Hyperprolaktinämie sollte nach einer Größenzunahme der Brust und dem Austritt eines milchigen Sekrets gefragt werden. Beide Symptome werden von dem Patienten verneint.

Weitere mögliche Ursachen für eine Hypophysenvorderlappeninsuffizienz sind Schädel-Hirn-Traumen, Operationen und Bestrahlungen am Gehirn. Auch diese werden vom Patienten verneint. Somit besteht zumindest anamnestisch kein Hinweis auf die Genese des Hypopituitarismus (Synonym für Hypophysenvorderlappeninsuffizienz).

6.2 Körperliche Untersuchung

Wie gehen Sie bei der körperlichen Untersuchung vor, worauf achten Sie besonders und warum?

Der Anamneseerhebung schließt sich nun die körperliche Untersuchung des Patienten an. Worauf sollten Sie besonders achten? Wie manifestiert sich eine sekundäre Hypothyreose, eine sekundäre Nebenniereninsuffizienz, ein sekundärer Hypogonadismus und ein Wachstumshormonmangel?

besonders achten auf	mögliche Befunde/Hinweise	Befunde des Patienten
Blutdruck, Puls	■ Ausfall der **kortikotropen** Hormonachse: Hypotonie infolge des reduzierten peripheren Widerstands und der verminderten kardialen Kontraktilität bei Cortisol-Mangel ■ Ausfall der **thyreotropen** Hormonachse: Hypotonie und Bradykardie	■ Blutdruck 120/60 mmHg ■ Puls 64/min
Haut	■ Ausfall der **kortikotropen** Hormonachse: wächserne Blässe durch MSH-Mangel ■ Ausfall der **thyreotropen** Hormonachse: trockene, raue, kühle, blassgelbliche Haut („pastös-teigig") ■ Ausfall der **gonadotropen** Hormonachse: zarte, blasse Haut, feine Fältelung der Gesichtshaut	■ blasses Kolorit ■ teigige, kühle, trockene Haut
Haare	Ausfall der **thyreotropen** Hormonachse: spröde, struppige Haare	Nein.

6.2 Körperliche Untersuchung

besonders achten auf	mögliche Befunde/Hinweise	Befunde des Patienten
Wirbelsäule	Ausfall der **kortikotropen, gonadotropen** und **somatotropen** Hormonachse: Klopfschmerzhaftigkeit durch Osteoporose	Nein.
Gesicht	Ausfall der **thyreotropen** Hormonachse: Ausdrucksloses, müdes, gedunsenes Gesicht mit Lidödem (Myxödemgesicht)	gedunsenes, ausdrucksarmes Gesicht
Stimme	Ausfall der **thyreotropen** Hormonachse: ■ langsame Sprache ■ raue Stimme	heisere, raue Stimme
Motorik	Ausfall der **thyreotropen**, **kortikotropen** und **gonadotropen** Hormonachse: Muskelschwäche	Erheben aus dem Stuhl deutlich erschwert, ebenso das Treppensteigen. Bei der Krafteinzelprüfung 4-/5-Beuger- und Streckerparese in den Hüftgelenken und 4-/5-Kraftminderung auch der Abduktion in beiden Schultergelenken.
neurologisch	Ausfall der **thyreotropen** Hormonachse: Areflexie, Parästhesien, zerebellare Ataxie, Hypakusis. Die Pathogenese der hypothyreoten Neuropathie ist nicht vollständig verstanden. Als zugrunde liegende Pathologie wird eine Demyelinisierung, die möglicherweise Folge von metabolischen Veränderungen in den Schwann'schen Zellen ist, mit einer sekundären axonalen Degeneration angenommen.	Achillessehnenreflex beidseits fehlend, 4/8 Pallhypästhesie beidseits (Pallhypästhesie, Herabsetzung des Vibrationsempfindens).
psychisch	Ausfall der **thyreotropen** Hormonachse: Orientierung, Gedankengang, Stimmungsbild, Schwingungsfähigkeit	Allseits orientiert, formaler Gedankengang verlangsamt und etwas weitschweifig, leichte Wortfindungsstörungen, im Stimmungsbild niedergestimmt bis gleichgültig, antriebsgemindert, vermindert schwingungsfähig, keine inhaltlichen Denkstörungen, keine Wahrnehmungsstörungen, keine Eigen- oder Fremdgefährdung.
Bartwuchs, Achsel- und Schambehaarung	Ausfall der **gonadotropen** Hormonachse: verminderter Bartwuchs und reduzierte Sekundärbehaarung	unauffällig
Hodengröße, -konsistenz	Ausfall der **gonadotropen** Hormonachse: vermindertes Hodenvolumen durch Atrophie der Tubuli seminiferi (Hodenkanälchen)	Hodenvolumen mit beidseits 15 ml vermindert (normal 20–25 ml).

besonders achten auf	mögliche Befunde/Hinweise	Befunde des Patienten
Brust	Ausfall der **gonadotropen** Hormonachse: Gynäkomastie verursacht durch eine Imbalance zwischen Östrogenen und Androgenen infolge einer verminderten Androgenproduktion	unauffällig
Gewicht, Körperzusammensetzung	Ausfall der **somatotropen** Hormonachse: Übergewicht infolge Zunahme der Fettmasse und Abnahme der fettfreien Masse	Größe: 186 cm, Gewicht: 98,9 kg, BMI 29 kg/m² (Übergewicht)

6.3 Vorstellung beim Oberarzt und weitere Planung

Sie haben sich Ihr Bild und Ihren „Plan" gemacht und stellen den Patienten jetzt Ihrer Oberärztin/Ihrem Oberarzt vor. Was berichten Sie ihr/ihm? Beachten Sie, dass es auf eine möglichst kompakte, aber dennoch umfassende Information ankommt.

Herr N. N., ein 70-jähriger Patient, wurde aus einer psychiatrischen Klinik mit dem Verdacht auf eine Hypophysenvorderlappeninsuffizienz zu uns überwiesen. Der Aufnahmegrund in die psychiatrische Klinik war die Abklärung einer vermuteten Depression. Der Patient berichtet über die für eine Hypophysenvorderlappeninsuffizienz typischen Symptome: vermehrte Müdigkeit, herabgesetzte Belastbarkeit, Interesselosigkeit, Antriebsarmut, orthostatische Dysregulation, Normalisierung eines vormals erhöhten Blutdrucks, trockene Haut, vermindertes Schwitzen, heisere Stimme, vermehrte Tagesmüdigkeit, Libido- und Potenzverlust, reduzierte Muskelkraft und verminderte Lebensqualität.

Auch die in der klinischen Untersuchung erhobenen Befunde – gedunsenes, ausdrucksarmes Gesicht, teigige, kühle, trockene Haut, heisere, raue Stimme, Areflexie an beiden Achillessehnen, verlangsamter Gedankengang, niedergestimmtes bis gleichgültiges Stimmungsbild, Antriebsminderung, verminderte Schwingungsfähigkeit, Hypotonie, blasses Hautkolorit, proximal betonte Muskelschwäche und Übergewicht – deuten auf das Vorliegen eines Hypopituitarismus hin. Mögliche Ursachen für eine Hypophysenvorderlappeninsuffizienz wie Schädel-Hirn-Trauma, Operation oder Bestrahlung des Gehirns werden von dem Patienten verneint. Kopfschmerzen, Sehstörungen oder Gynäkomastie und Galaktorrhö als mögliche Hinweise auf ein verdrängend wachsendes Hypophysenmakroadenom sind nicht zu eruieren, somit besteht zumindest aufgrund der Anamnese und klinischen Untersuchung kein Hinweis auf ein verdrängend wachsendes Hypophysenmakroadenom.

Als Nächstes gilt es, die Hypophysenvorderlappeninsuffizienz laborchemisch zu sichern.

Infobox 6.2

Regulation der hypothalamisch-hypophysären Hormonachsen

Die Hypophyse ist mit dem Hypothalamus über den Hypophysenstiel (Infundibulum) verbunden und setzt sich aus dem Hypophysenvorderlappen (Adenohypophyse) und dem Hypophysenhinterlappen (Neurohypophyse) zusammen. Die Hormonproduktion und -sekretion in der Adenohypophyse wird mittels im Hypothalamus freigesetzter Releasing-Hormone bzw. Release-inhibiting-Hormone geregelt. Im Gegensatz dazu werden die beiden Hormone Oxytocin und das antidiuretische Hormon (ADH), die in der Neurohypophyse gespeichert und ausgeschüttet werden, im Nucleus paraventricularis bzw. im Nucleus supraopticus des Hypothalamus gebildet.

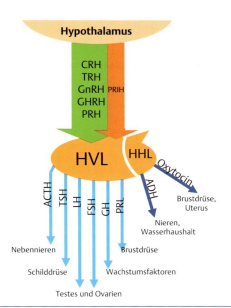

Abb. 6.1: Regulation der hypothalamisch-hypophysären Hormonachsen.
ACTH = adrenokortikotropes Hormon (Synonym: Kortikotropin); ADH = antidiuretisches Hormon; CRH = Corticotropin-releasing-Hormon; FSH = Follikel stimulierendes Hormon; GH = Wachstumshormon (englisch: growth hormone); GHRH = Wachstumshormon-releasing-Hormon (englisch: growth hormone-releasing hormone); GnRH = Gonadotropin-releasing-Hormon; HHL = Hypophysenhinterlappen; HVL = Hypophysenvorderlappen; LH = luteinisierendes Hormon; PRH = Prolaktin-releasing-Hormon; PRIH = Prolaktin-Release-inhibiting-Hormon (Dopamin); PRL = Prolaktin; TRH = Thyreotropin-releasing-Hormon; TSH = thyreoideastimulierendes Hormon (Synonym: Thyreotropin).

6.4 Labordiagnostik

diagnostische Methode	Indikation und Sinn der Untersuchung	Ergebnisse des Patienten
Blutbild	■ Anämie bei Hypothyreose und Hypogonadismus ■ Anämie, Eosinophilie, Lymphozytose bei Nebennierenrindeninsuffizienz	diskrete Anämie mit einem Hämoglobin von 13,0 g/dl
Serumelektrolyte	Kalium ↑, Kalzium ↑, Natrium ↓ bei Nebennierenrindeninsuffizienz	Serumelektrolyte ausgeglichen
Lipide	■ Cholesterin, Triglyzeride ↑ bei Hypothyreose ■ HDL-Cholesterin ↓, LDL-Cholesterin ↑ bei Wachstumshormonmangel	Hypercholesterinämie (Cholesterin 202 mg/dl) und Hypertriglyzeridämie (Triglyzeride 367 mg/dl)
Blutzucker	Nüchternblutzucker ↓ bei Nebennierenrindeninsuffizienz	normale Plasma-Glukose mit 93 mg/dl

Fall 6

diagnostische Methode	Indikation und Sinn der Untersuchung	Ergebnisse des Patienten
Cortisol im Serum (8:00 Uhr) (Cortisol-Sekretion unterliegt einer zirkadianen Rhythmik, höchster Wert am Morgen) **ACTH-Test** **CRH-Test** (vgl. Infobox 6.3) (Goldstandard zur Beurteilung der kortikotropen Hormonachse, Insulinhypoglykämietest – nur stationär!)	■ Serum-Cortisol bei komplettem Mangel erniedrigt ■ Normalwert schließt partiellen Mangel nicht aus Bei sekundärer Nebennierenrindeninsuffizienz im CRH-Test kein adäquater Anstieg von Plasma-ACTH und Serum-Cortisol, wenn länger andauernd auch kein Ansprechen auf ACTH wegen der sich entwickelnden Nebennierenatrophie.	■ Serum-Cortisol und Plasma-ACTH basal vermindert ■ im ACTH-Test Serum-Cortisol nicht adäquat stimulierbar ■ im CRH-Test Plasma-ACTH und Serum-Cortisol nicht adäquat stimulierbar
TSH, freies Thyroxin (fT_4) (Die alleinige Bestimmung von TSH reicht nicht aus!)	■ fT_4 bei thyreotroper Insuffizienz vermindert ■ TSH erniedrigt oder niedrig normal	TSH und die freien Schilddrüsenhormone freies Thyronin (fT_3) und fT_4 vermindert
Testosteron, LH, FSH, Prolaktin	■ Testosteron, LH, FSH bei hypogonadotropem Hypogonadismus vermindert ■ Einschränkung der gonadotropen Hormanachse auch infolge einer Hyperprolaktinämie	■ Testosteron, LH und FSH vermindert ■ Normoprolaktinämie
IGF-1, GHRH-Arginin-Test (vgl. Infobox 6.3) (Goldstandard zur Beurteilung der somatotropen Achse, Insulinhypoglykämietest – nur stationär!)	■ altersentsprechend vermindertes IGF-1 → GH-Mangel wahrscheinlich ■ Normalwert schließt GH-Mangel nicht aus (Wachstumshormon [GH, englisch: growth hormone] unterliegt in kürzester Zeit starken Schwankungen, deshalb zur Beurteilung nicht geeignet!)	■ IGF-1 deutlich vermindert ■ im GHRH-Arginin-Test GH nicht adäquat stimulierbar
Serum- und Urinosmolalität, Urinvolumen	Diabetes insipidus: Urinosmolalität ↓, kein Anstieg nach Flüssigkeitskarenz, Serumosmolalität ↑	Serum- und Urinosmolalität im Referenzbereich
EKG	periphere Niederspannung, PQ-Zeit verlängert bei Hypothyreose	■ normofrequenter Sinusrhythmus ■ Linkstyp ■ AV-Block Grad I ■ QTc-Zeit geringgradig verlängert ■ diffuse Repolarisationsstörungen

Infobox 6.3

Stimulationstests zur Abklärung einer Hypophysenvorderlappeninsuffizienz

ACTH-Test

Indikation: Erfassung einer primären und einer länger bestehenden sekundären Nebenniereninsuffizienz.

Testprinzip: ACTH wird in der Adenohypophyse gebildet und bewirkt nach Bindung an spezifische Rezeptoren in der Zona fasciculata der Nebennierenrinde eine vermehrte Produktion und Sekretion von Cortisol.

Testablauf: Patient bleibt nüchtern. Venöser Zugang. Nach 30 min 1. Blutentnahme für die Bestimmung von Cortisol. Danach intravenöse Injektion von 250 µg ACTH$^{1-24}$ im Bolus. Weitere Blutentnahmen zur Cortisol-Bestimmung nach 30 und 60 min.

Beurteilung: bei Gesunden Serum-Cortisol-Anstieg > 20 µg/dl (550 nmol/l).

CRH-Test

Indikation: Beurteilung der kortikotropen Hypophysenfunktion.

Testprinzip: CRH wird im Hypothalamus produziert und reguliert die Synthese und Freisetzung von ACTH in der Hypophyse und stimuliert somit die Cortisol-Produktion in der Nebennierenrinde.

Testablauf: Patient bleibt nüchtern. Venöser Zugang. Nach 30 min 1. Blutentnahme zur Bestimmung der Basalwerte für ACTH und Cortisol. Langsame Gabe von 100 µg humanem CRH i.v. Weitere Blutentnahmen zur ACTH- und Cortisol-Bestimmung nach 15, 30, 45, 60, 90 und 120 min.

Beurteilung: Bei Gesunden kommt es zu einem Plasma-ACTH-Anstieg um das 2–4-Fache des Ausgangswertes und einem Serum-Cortisol-Anstieg > 20 µg/dl (550 nmol/l).

GHRH-Arginin-Test

Indikation: Beurteilung der somatotropen Hypophysenfunktion.

Testprinzip: Der GHRH-Arginin-Test ist der stärkste verfügbare GH-Stimulus. GHRH (englisch: growth hormone-releasing hormone) wird im Hypothalamus produziert und reguliert die Synthese und Freisetzung von GH (englisch: growth hormone) in der Hypophyse.

Die Aminosäure Arginin stimuliert ebenfalls die GH-Sekretion durch Suppression der Somatostatinsekretion.

Testablauf: Patient nüchtern. Legen eines venösen Zugangs 30 min vor Testbeginn. Blutentnahmen zur Wachstumshormonbestimmung 15 min vor und unmittelbar vor Gabe der Testsubstanzen. 0,5 g Arginin-Hydrochlorid pro kg Körpergewicht als Infusion und gleichzeitige intravenöse Applikation von 1 µg GHRH pro kg Körpergewicht als Bolus. Weitere Blutentnahmen zur Wachstumshormonbestimmung 15, 30, 45, 60, 75, 90, 105 und 120 min nach Injektion.

Beurteilung: normal: Serum-GH-Anstieg auf > 4,1 µg/l.

Insulin-Hypoglykämie-Test

Indikation: Gleichzeitige Beurteilung der kortikotropen und der somatotropen Hypophysenfunktion sowie der Prolaktinsekretion unter Einschluss der Hypothalamusfunktion.

Testprinzip: Die insulininduzierte Hypoglykämie führt über Stress und Substratmangel zu einer α-adrenerg vermittelten Sekretion von ACTH, Wachstumshormon und Prolaktin.

Testablauf: Durchführung des Tests unter stationären Bedingungen bei Anwesenheit eines Arztes während des gesamten Tests. 20%ige Glukoselösung sollte für den Notfall bereitgehalten werden. Legen eines venösen Zugangs. Patient nüchtern. Nüchternblutzucker muss > 60 mg/dl sein. Anlage einer Infusion mit NaCl 0,9 % (20 ml/h). Blutentnahmen zur Bestimmung von Blutzucker, Wachstumshormon, ACTH und Cortisol 30 min und unmittelbar vor intravenöser Applikation von 0,1 I.E. Normalinsulin pro kg Körpergewicht als Bolus. Gabe der Testsubstanzen. Weitere Blutentnahmen zur Bestimmung von Blutzucker, Wachstumshormon, ACTH, Cortisol 15, 30, 45, 60 und 90 min nach Injektion. Blutzucker sollte auf 50 % des Ausgangswertes, möglichst auf < 40 mg/dl, abfallen. Zur Beurteilung der kortikotropen Hypophysenfunktion sollten auch Hypoglykämiesymptome (Schwitzen, Zittern, Hungergefühl) auftreten.

Beurteilung:
- normal: Serum-Cortisol-Anstieg auf > 20 µg/dl (550 nmol/l)
- normal: Serum-GH-Anstieg auf > 5,1 µg/l

6.5 Abschließende Bewertung und Diagnosestellung

Jetzt haben Sie alles, was Sie brauchen?! Stellen Sie die Diagnose und begründen Sie Ihre Entscheidung!

Die Hormondiagnostik bei dem Patienten ergab reduzierte basale Werte von ACTH, Cortisol, fT_4, TSH, Testosteron, LH, FSH und IGF-1 sowie keine ausreichende Stimulierbarkeit von ACTH, Cortisol und Wachstumshormon in den entsprechenden Stimulationstests. Es besteht somit eine Einschränkung der kortikotropen, thyreotropen, gonadotropen und somatotropen Hypopysenfunktion. Der Ausfall aller hypophysären Hormonachsen wird auch als Panhypopituitarismus bezeichnet.

Der aufgrund der Anamnese und der klinischen Untersuchung des Patienten geäußerte Verdacht auf eine Hypophysenvorderlappeninsuffizienz hat sich also bestätigt. Hinweise auf einen Diabetes insipidus liegen aktuell nicht vor. Laborchemisch fällt außerdem eine leichte Anämie, eine diskrete Hypercholesterinämie sowie eine Hypertriglyzeridämie auf. Zum jetzigen Zeitpunkt wissen wir jedoch noch nichts über die Genese der beim Patienten vorliegenden Störung. Es sollte sich nun eine weiterführende apparative Diagnostik anschließen.

6.6 Apparative Diagnostik

Welche weiteren Diagnostika sind nun zu ergreifen, um die Genese aufzuklären? (Tipp: Denken Sie an die häufigsten Ursachen eines Hypopituitarismus!)

Die mit Abstand häufigste Ursache für eine Hypophysenvorderlappeninsuffizienz sind Tumoren im Bereich von Hypothalamus und Hypophyse. Der Patient erhält also eine magnetresonanztomografische Darstellung der Sella. Zur Beurteilung des Gesichtsfeldes wird zudem eine Perimetrie durchgeführt.

diagnostische Methode	Indikation und Sinn der Untersuchung	Ergebnisse des Patienten
Magnetresonanztomografie der Sella	Nachweis eines hypophysären oder extrahypophysären Tumors	Makroadenom der Hypophyse (Abb. 6.2)
Gesichtsfeldperimetrie	Gesichtsfelddefekte infolge Chiasmakompression bei verdrängend wachsendem Tumor im Bereich der Sella	relativer temporaler Halbseitendefekt am linken Auge

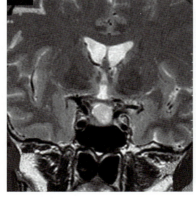 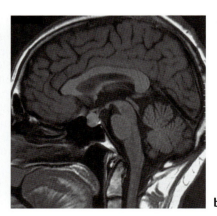

Abb. 6.2 a, b Die MRT der Sella ergibt ein Makroadenom der Hypophyse.
a Koronare Schnittführung, T2-gewichtet. **b** Sagittale Schnittführung, T1-gewichtet.

6.7 Abschließende Bewertung und Diagnosestellung

Fassen Sie die Ergebnisse kurz zusammen. Wie beurteilen Sie die Ergebnisse?

Der angesichts der anamnestischen Angaben und klinischen Befunde geäußerte Verdacht auf eine Hypophysenvorderlappeninsuffizienz konnte biochemisch im Sinne eines Panhypopituitarismus bestätigt werden. Als ursächlich zeigte sich in der MRT der Sella ein hormoninaktives Makroadenom der Hypophyse. Die Perimetrie ergab einen relativen temporalen Halbseitendefekt am linken Auge.

6.8 Therapeutisches Vorgehen

Welche grundsätzlichen Therapieansätze gibt es?

Symptomatische Therapie

Unabhängig von der Ursache sollte jede Hypophysenvorderlappeninsuffizienz rasch **substituiert** werden, um ein hypophysäres Koma zu vermeiden (ausführliche Informationen zur Substitution, siehe Steckbrief).

- An erster Stelle steht der Ausgleich der **Nebennierenrindeninsuffizienz** durch tägliche Gabe von 20–30 mg Hydrokortison, aufgeteilt in 3 Tagesdosen.

> **Beachte:** In somatischen Stresssituationen (Fieber, Unfall, Operation) ist die Tagesdosis auf das 3–5-Fache zu steigern. Der Patient sollte ausführlich über seine Erkrankung aufgeklärt werden und einen Glukokortikoid-Notfallausweis erhalten, den er ständig bei sich tragen sollte.

- Anschließend wird die **thyreotrope Hormonachse** mit 50–150 μg L-Thyroxin morgens substituiert.
- Der Ersatz der **Sexualhormone** erfolgt beim Mann mit alle 3–4 Wochen zu applizierenden intramuskulären Testosteron-Depotpräparaten oder alternativ transdermal mit Testosteronpflaster oder Testosterongel. Vor Beginn und im Verlauf der Therapie sollten regelmäßige urologische Kontrollen erfolgen, um das Wachstum eines okkulten Prostatakarzinoms rechtzeitig zu erfassen. Bei der Frau Ersatztherapie mit Östrogen-/Gestagenpräparat. Strenge Indikationsstellung wegen erhöhten Malignomrisikos und kardiovaskulären Risikos.
- Wenn alle Hormonachsen adäquat substituiert sind und der Patient weiterhin eine Einschränkung seiner Lebensqualität angibt, ist auch im Erwachsenenalter eine Substitutionstherapie mit **Wachstumshormon** zu diskutieren. Beginn der Therapie mit einer niedrigen Dosis (0,15–0,30 mg/d abends s.c.). Schrittweise Erhöhung der Dosis unter Berücksichtigung des klinischen Ansprechens und des Auftretens von Nebenwirkungen. Ziel ist ein IGF-1-Wert im mittleren bis oberen altersentsprechenden Normbereich.

Kausale Therapie

Abhängig von seiner Genese sollte der Hypopituitarismus nach Einleitung der Substitutionstherapie möglichst kausal behandelt werden, da sich die Funktionen einzelner Hormonachsen nach Entfernung eines verdrängend wachsenden hypophysären oder extrahypophysären Tumors durchaus wieder erholen können.

Ausnahme: Beim Prolaktinom primär medikamentöse Therapie mit Dopaminagonisten (z.B. Bromocriptin oder Cabergolin, s. Fall 2). Ist der Tumor nicht vollständig zu entfernen oder kommt es postoperativ zu einem Rezidiv, insbesondere Hormon produzierender Tumoren, ist die Therapie ggf. um eine Radiatio der Sella zu ergänzen. Zu beachten sind die Nachteile einer Bestrahlung: der verzögerte Wirkungseintritt von Monaten, Beeinträchtigung noch vorhandener hypophysärer Funktionen, die Gefahr eines Strahlenschadens am Gehirn (Temporallappen) oder an den Hirnnerven (N. opticus, N. oculomotorius) sowie der erhöhten Mortalität aufgrund von zerebrovaskulären Erkrankungen.

Welche Therapie kommt bei dem Patienten infrage? Begründen Sie!

Da bei dem Patienten ein Ausfall aller hypophysären Hormonachsen vorliegt, erhält er zunächst eine Substitution der Nebennierenrindeninsuffizienz mit Hydrokortison (15–10–5 mg/d). Die thyreotrope Hormonachse wird anschließend mit zunächst L-Thyroxin 25 μg/d substituiert, um die Substitutionstherapie in den darauffolgenden Tagen bis 75 µg zu steigern.

Angesichts des in der Perimetrie beschriebenen Gesichtsfelddefektes infolge einer Chiasmakompression wird der Patient einer raschen transphenoidalen Resektion des Hypophysenadenoms zugeführt. Aufgrund der sekundären Nebenniereninsuffizienz erfolgt perioperativ die Steigerung der Hydrokortisondosis auf 150 mg/d als kontinuierliche intravenöse Gabe über eine Spritzenpumpe. Das Adenom kann komplikationslos vollständig entfernt werden. Auch der postoperative Verlauf ist unauffällig. Postoperativ wird die Substitutionstherapie mit Hydrocortison und L-Thyroxin wie vor der Operation fortgeführt.

Wie geht es dann weiter? Ist eine Nachsorge erforderlich?

Nach 3 Monaten stellt sich der Patient in der endokrinologischen Ambulanz vor.

Der Patient berichtet eine deutliche Besserung des Allgemeinzustands („Ich bin wie neu geboren. Das habe ich nicht mehr für möglich gehalten"). Die zuvor bestehenden klinischen Zeichen der Hypophysenvorderlappeninsuffizienz sind in der körperlichen Untersuchung nicht mehr nachzuweisen. Die endokrinologische Diagnostik, einschließlich eines CRH-Tests, ergibt eine Erholung aller hypophysären Hormonachsen, sodass die Substitutionstherapien beendet werden können. Die Perimetrie zeigt nach der Operation einen unauffälligen Befund.

Weitere endokrinologische Kontrollen sollten zunächst halbjährlich und dann jährlich erfolgen.

Steckbrief

Hypophysenvorderlappeninsuffizienz

Englische Bezeichnung: hypopituitarism.
Synonym: Hypopituitarismus.

Definition
Ausfall einer oder mehrerer Funktionen des Hypophysenvorderlappens. Es können entweder einzelne oder alle Hormonachsen (= Panhypopituitarismus) betroffen sein.

Ätiologie
Beginn im Kindesalter:
- genetische Ursachen
- Hypophysenhypoplasie oder -aplasie
- Geburtstraumen
- Kraniopharyngeome oder andere Tumoren im Bereich von Hypophyse und Hypothalamus
- Schädelbestrahlung

Beginn im Erwachsenenalter:
- Hypophysentumor
- andere Prozesse im Bereich von Hypophyse und Hypothalamus (Meningeome, Gliome, Metastasen, Hypophysitis)
- Schädel-Hirn-Trauma
- Subarachnoidalblutung

Pathophysiologie
Der Hypopituitarismus beruht auf einer verminderten Sekretion von hypophysären Hormonen. Ursächlich sind entweder Erkrankungen der Hypophyse selbst oder Erkrankungen des Hypothalamus, die zu einer reduzierten hypothalamischen Sekretion von Releasing-Hormonen und in der Folge zu einer verminderten Sekretion der entsprechenden hypophysären Hormone führen.

> **Merke:** Der Ausfall der Hypophysenfunktionen ist meist langsam und schleichend.

Klinik (s. Tabelle)

Komplikation
Beim **hypophysären Koma** handelt es sich um eine lebensbedrohliche Form einer meist bisher unbekannten oder aber nicht adäquat substituierten Hypophysenvorderlappeninsuffizienz. Auslösend können somatische Stresssituationen wie Fieber, Unfall oder Operation sein. Klinisch imponiert das hypophysäre Koma als auffallend zunehmende Müdigkeit, Teilnahmslosigkeit, Leistungsminderung, Apathie, Schläfrigkeit, Antriebsminderung, Kälteintoleranz, Übelkeit, Brechreiz und Krämpfe. Die **Notfalltherapie** erfolgt durch sofortige Gabe von 100 mg Hydrocortison i. v. und anschließend 10 mg Hydrocortison pro Stunde in einer 0,9%igen NaCl-Infusion. Nach Einleitung des Elektrolyt- und Flüssigkeitsersatzes sowie des Ausgleichs einer Hypoglykämie wird die thyreotrope Hormonachse mit

Steckbrief

Hormonachse	Charakteristika
Ausfall der somatotropen Funktion	■ Minderwuchs im Kindes- und Jugendalter ■ veränderte Körperzusammensetzung mit reduzierter Muskelmasse und vermehrter abdomineller Fetteinlagerung ■ Fettstoffwechselstörung: erhöhtes LDL und erniedrigtes HDL ■ erhöhtes Arterioserisiko ■ reduzierte körperliche Leistungsfähigkeit
Ausfall der gonadotropen Funktion	■ wächserne, bleiche Haut ■ verminderte oder fehlende Axel- und Schambehaarung ■ vermehrte periokuläre und periorale Fältelung der Haut ■ bei der Frau: Oligo-Amenorrhö, Mammaatrophie, Infertilität ■ beim Mann: Infertilität, Libido- und Potenzminderung, kleine weiche Testes
Ausfall der thyreotropen Funktion	■ Kälteintoleranz, Frieren ■ Hautveränderungen: trockene, raue Haut, kühle Hände, brüchige Nägel ■ Neigung zu Gewichtszunahme ■ Müdigkeit, Lethargie, Wesensveränderung ■ Ruhebradykardie, Erregungsrückbildungsstörungen im EKG
Ausfall der kortikotropen Funktion	■ bleiche Haut ■ Schwäche ■ Müdigkeit, Apathie ■ Gewichtsverlust ■ Übelkeit, Erbrechen in Stresssituationen ■ Hypoglykämie
Unabhängig von der Hypophysenfunktion	bei Hypophysentumoren als Ursache: ■ Gesichtsfeldeinschränkungen und Visusstörungen ■ Kopfschmerzen

(modifiziert nach: Deutsche Gesellschaft für Endokrinologie, Rationelle Diagnostik und Therapie in Endokrinologie, Diabetologie und Stoffwechsel, 2. Auflage, Georg Thieme Verlag, Stuttgart, New York 2003)

Trijodthyronin 10–20 µg/d über eine Magensonde oder 300 µg L-Tyroxin/d i.v substituiert. Bei Diabetes insipidus ggf. Desmopressin i.v. oder als Nasenspray.

Diagnostik
Anamnese
- **Allgemeinzustand und Psyche:** vermehrte Müdigkeit, herabgesetzte Belastbarkeit, Schwäche, Interesselosigkeit, Antriebsarmut, Konzentrationsschwäche, Depression, vermehrte Tagesmüdigkeit, verminderte Lebensqualität, Anorexie, reduzierte Muskelkraft
- **Kreislauf:** orthostatische Dysregulation, Hypotonie
- **Stoffwechsel:** Hypoglykämieneigung (Kaltschweißigkeit, Zittern, Blässe, Schwäche, Hungergefühl)
- **Magen-Darm-Trakt:** Obstipation
- **Haut/Stimme:** trockene Haut, vermindertes Schwitzen, Kälteintoleranz, heisere Stimme
- **Störungen der Sexualfunktion:** Libidoverlust, beim Mann Potenzstörungen, bei der Frau Zyklusstörungen, Verlust der Sekundärbehaarung
- **Hinweise auf die Ursache:** Sehstörungen, Kopfschmerzen, Galaktorrhö, Mastodynie (Hypophysentumor), Bestrahlungen oder Operationen am Gehirn, Schädel-Hirn-Traumen, Entbindungen (Sheehan-Syndrom)

Fall 6

Steckbrief

Körperliche Untersuchung
- **Inspektion:** ausdrucksloses, müdes, gedunsenes Gesicht mit Lidödem (Myxödemgesicht), spröde, struppige Haare, trockene, raue, kühle, blassgelbliche Haut („pastös-teigig"), feine Fältelung der Gesichtshaut, langsame Sprache, raue Stimme, verminderter Bartwuchs, reduzierte Sekundärbehaarung, vermindertes Hodenvolumen, Gynäkomastie, Übergewicht durch Zunahme der Fettmasse und Abnahme der fettfreien Masse
- **Blutdruck und Puls:** Hypotonie, Bradykardie
- **Palpation der Wirbelsäule:** Osteoporose
- **neurologische und psychiatrische Untersuchung:** Muskelschwäche, Areflexie, Parästhesien, zerebellare Ataxie, Hypakusis, Wortfindungsstörungen, Depression, Antriebsminderung, verminderte Schwingungsfähigkeit

Labortests
- Serumnatrium, -kalium und -kalzium, Differenzialblutbild, Serum- und Urinosmolalität, Cholesterin, HDL-Cholesterin, LDL-Cholesterin, Triglyzeride, Blutzucker
- zur Beurteilung der kortikotropen Achse: Cortisol im Serum um 8:00 Uhr, Bestimmung von freiem Cortisol im 24-h-Sammelurin, ACTH-Test, CRH-Test, Insulin-Hypoglykämie-Test
- zur Beurteilung der somatotropen Achse: IGF-1, GHRH-Arginin-Test, Insulin-Hypoglykämie-Test
- zur Beurteilung der thyreotropen Achse: fT_4, TSH
- zur Beurteilung der gonadotropen Achse: Testosteron bzw. Östradiol, LH, FSH

Apparative Diagnostik
- Lokalisationsdiagnostik: Magnetresonanztomografie der Sella
- Elektrokardiogramm, Perimetrie

Differenzialdiagnosen

Primärer Hypogonadismus:
- Ursachen: angeborene Anorchie, Kastration, definierte Syndrome (z. B. Klinefelter-Syndrom), Hodenschädigung infolge Maldeszensus, Orchitis (Mumps!), postoperativ (Orchidopexie, Herniotomie), Trauma, Hodentorsion, ionisierende Strahlen
- Abgrenzung aufgrund von Anamnese, Untersuchung und laborchemischer Diagnostik. Beim primären Hypogonadismus sind im Gegensatz zum sekundären Hypogonadismus die Gonadotropine LH und FSH erhöht.

Primäre Hypothyreose:
- **Ursachen:**
  - angeboren: Schilddrüsenaplasie, -hypoplasie, -dysplasie, gestörte Hormonsynthese (Jodfehlverwertung), intrauterine Einflüsse auf den Fetus (Jodmangel, Jodexzess, strumigene Substanzen, z. B. Thyreostatika)
  - erworben: Thyreoiditis, Therapiefolgen (Strumaoperation, Radiojodtherapie, externe Bestrahlung), strumigene Substanzen (Thyreostatika), extremer Jodmangel, Hormonverlust und Malignom
- **Abgrenzung** aufgrund von Anamnese, Untersuchung und laborchemischer Diagnostik. Bei der primären Hypothyreose ist im Gegensatz zur sekundären Hypothyreose das im Hypophysenvorderlappen produzierte TSH erhöht.

Primäre Nebennierenrindeninsuffizienz (Morbus Addison):
- **Ursachen:** Autoimmunadrenalitis, Infektionen, Tuberkulose, Mykosen, AIDS, Tumor, Metastase, adrenogenitales Syndrom, Operationen (bilaterale Adrenalektomie, Tumorexstirpation)
- **Abgrenzung** aufgrund von Anamnese, Untersuchung (Hyperpigmentierung!) und laborchemischer Diagnostik. Bei der primären Nebennierenrindeninsuffizienz ist im Gegensatz zur sekundären Nebennierenrindeninsuffizienz das in der Adenohypophyse gebildete ACTH erhöht.

Anorexia nervosa:
- **Ursache:** Magersucht, psychogene Essstörung, die vor allem Mädchen im Pubertätsalter betrifft und durch eine verzerrte Einstellung gegenüber Nahrungsaufnahme, Angst vor Übergewicht, einem gestörten Körperschema und Krankheitsverleugnung gekennzeichnet ist. Infolge einer Nahrungsverweigerung kommt es zu einer fortschreitenden Abmagerung bis hin zu einer Kachexie.
- **Abgrenzung** aufgrund der Anamnese und der körperlichen Untersuchung (Achsel- und Schambehaarung sind meist erhalten!).

Steckbrief

Therapie

Symptomatische Therapie (Substitutionstherapie)

Unabhängig von der Ursache der Hypophysenvorderlappeninsuffizienz:

- **Kortikotrope Insuffizienz.** Hydrocortison 20–30 mg/d in 2–3 Einzeldosen. In somatischen Stresssituationen (Fieber, Unfall, Operation) Dosis auf das 3–5-Fache steigern. Im Notfall 100 mg Hydrocortison i.v. und Flüssigkeits- und Elektrolytersatz. Aufklärung des Patienten und Ausstellung eines Notfallausweises.
- **Thyreotrope Insuffizienz.** L-Thyroxin 50–150 µg/d als Einmalgabe morgens auf nüchternen Magen 30 min vor dem Frühstück. Einschleichend dosieren! Ziel ist die Normalisierung des fT_4-Wertes. TSH zur Beurteilung nicht geeignet. Die Schilddrüsenhormone sollten insbesondere bei älteren Patienten zur Vermeidung kardiovaskulärer Ereignisse einschleichend gegeben werden (z. B. alle 3 Tage um 50 µg steigern).
- **Gonadotrope Insuffizienz.** Beim Mann Substitution mit Testosteron als intramuskuläre Injektion eines Depots alle 4 Wochen oder transdermal als Pflaster oder Gel. Vor Aufnahme der Therapie und dann jährlich sollten urologische Vorsorgeuntersuchungen erfolgen, um das Wachstum eines okkulten Prostatakarzinoms rechtzeitig zu erfassen. Bei der Frau sollte prämenopausal eine physiologische Östrogen-/Gestagensubstitution erfolgen, angesichts des erhöhten Malignom- und kardiovaskulären Risikos ist die Indikation zur Substitution sehr streng zu stellen.
- **Somatotrope Insuffizienz.** Initial werden niedrige Dosierungen gewählt (0,15–0,30 mg/d abends s.c.) und die Dosierung dann schrittweise erhöht. Ziel ist ein im mittleren bis oberen altersentsprechenden Normbereich liegender IGF-1-Wert. Bei der Substitution mit Wachstumshormon sind das Ansprechen und die Nebenwirkungen der Therapie zu berücksichtigen.

Kausale Therapie

Abhängig von der Ursache des Hypopituitarismus: bei hypophysärem oder extrahypophysärem Tumor neurochirurgisches Vorgehen, bei nicht vollständiger Entfernung des Tumors oder Rezidiv ggf. Radiatio.

> **Merke**
> Das Prolaktinom stellt eine Ausnahme bei den Hypophysenadenomen dar, da es primär nicht operativ behandelt werden sollte. Unter der medikamentösen Therapie mit einem Dopaminagonisten nehmen Prolaktinome erheblich an Größe ab. In seltenen Fällen, wie bei therapierefraktären Prolaktinomen, ausgedehnt wachsenden Tumoren oder Unverträglichkeit der Medikation, kann aber auch eine Operation indiziert sein, möglichst aber erst nach dem Versuch einer Tumorverkleinerung durch eine dopaminerge Medikation (s. Fall 2).

Prognose

Abhängig von der Ursache der Hypophysenvorderlappeninsuffizienz.

Gelegentlich kommt es nach operativer Entfernung eines Hypophysenadenoms, wahrscheinlich infolge des Wegfalls der Kompression sowie der verbesserten Durchblutung des verbliebenen gesunden Hypophysenvorderlappengewebes, zu einer Erholung der hypophysären Funktionen, und zwar erfahrungsgemäß innerhalb des ersten Jahres nach der Operation. Deshalb sollten 6 und 12 Monate nach der Operation endokrinologische Kontrollen erfolgen.

Infobox 6.4

Diabetes insipidus centralis

Definition

Verminderte Fähigkeit der Niere zur Harnkonzentrierung aufgrund eines Mangels an antidiuretischem Hormon (ADH).

Ätiologie

Idiopathisch, Hypophysentumoren (bei Beteiligung des Hypophysenstiels), andere Tumoren, posttraumatisch oder postoperativ, Enzephalitis.

Klinik

Polyurie, Polydipsie, Nykturie, Asthenurie des Urins, nächtliches Durstgefühl und Trinken.

Diagnostik

- Serumosmolalität ↑, Urinosmolalität ↓.
- Durstversuch (Durchführung unter stationären Bedingungen): Beurteilung von Serum- und Urinosmolalität, Puls, Blutdruck, Köpergewicht und Körpertemperatur bei Flüssigkeitskarenz. Bei Gesunden kommt es unter Flüssigkeitskarenz zu einer erhöhten ADH-Sekretion und einem Anstieg der Urinosmolalität. Beim Diabetes insipidus centralis bleibt die Urinsomolalität erniedrigt, die Serumosmolalität steigt an.

Differenzialdiagnosen

Zur Differenzialdiagnose der Polyurie, siehe auch Fall 9.

Diabetes insipidus renalis:
- angeborener Defekt des renalen ADH-Rezeptors
- erworbene Tubulusschädigung (z.B. Hypokaliämie, Hyperkalziämie, Lithium-Einnahme)
- charakteristisch: ADH-Anstieg im Durstversuch

Psychogene Polydipsie:
- psychische Störung
- charakteristisch ist das Sistieren des Durstgefühls und des Trinkens während der Nacht

Therapie

Kausal: Therapie der Grunderkrankung.

Symptomatisch: Gabe von Desmopressin (ADH-Analogon).

Fall 7

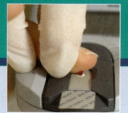
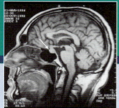
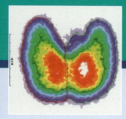

Sebastian Hoeft
Monika Kellerer

Fall 7

54-jährige Patientin mit Nierenkolik – Überweisung in die endokrinologische Ambulanz durch den Urologen

„Ich leide seit einigen Jahren unter Nierensteinen. Letzte Woche hatte ich mal wieder eine Phase mit krampfartigen Schmerzen und der Urologe meinte, ich sollte mich beim Internisten vorstellen, da das Kalzium nicht stimmt.
Im Augenblick habe ich keine Schmerzen, aber ich fühle mich schon seit längerer Zeit müde, bin nicht mehr leistungsfähig und habe auch viel Durst."

An welche mögliche Ursache der Nierensteine denken Sie, bzw. woran hat der Urologe gedacht?
Das Auftreten von Nierensteinen (Nephrolithiasis) in Kombination mit unspezifischer Leistungsminderung kann auf eine Störung des Kalziumstoffwechsels (Hyperkalziämie) hinweisen.

7.1 Anamnese

Was würden Sie jetzt vom Patienten wissen wollen, welche Fragen stellen Sie ihm? Wie gehen Sie bei der körperlichen Untersuchung vor, worauf achten Sie besonders und warum?
Erfragen weiterer Symptome bzw. Komplikationen einer Hyperkalziämie, Abklärung der differenzialdiagnostisch infrage kommenden Grunderkrankungen.

Frage	Hintergrund der Frage	Antwort der Patientin
Sind Sie bereits wegen anderer Erkrankungen in Behandlung?	Vorerkrankungen können Hinweise auf die Genese einer Hyperkalziämie geben, insbesondere Tumorerkrankungen (Mammakarzinom, Bronchialkarzinom, Prostatakarzinom), Sarkoidose.	Nein, nur wegen Nierensteinen.
Hat jemand in Ihrer Familie Nierensteine, oder eine Hormonstörung?	familiäre Belastung	Nein.
Sind Nierensteine schon einmal geborgen und chemisch untersucht worden?	Kalziumhaltige Steine können hinweisend auf eine Hyperkalziämie sein.	Ja, die Steine waren verkalkt.
Nehmen Sie Medikamente ein, und wenn ja, welche?	Verschiedene Medikamente können den Kalziumstoffwechsel beeinflussen (Thiazide, Vitamin D u.a.).	Nur Schmerzmittel bzw. krampflösende Mittel bei Nierenkoliken.

7.1 Anamnese

Frage	Hintergrund der Frage	Antwort der Patientin
Haben Sie häufiger Oberbauchbeschwerden?	gastrointestinale Symptome einer Hyperkalziämie (Gastritis, Gallensteine, Pankreatitis)	Nein.
Sind Sie schon wegen Nierenbeckenentzündungen behandelt worden?	Komplikation einer Nephrolithiasis	Nein.
Sie haben über vermehrtes Durstgefühl gesprochen. Müssen Sie auch öfter Wasser lassen? Hat sich die Farbe des Urins verändert?	Eine Hyperkalziämie kann zu einer verringerten Konzentrationsfähigkeit der Niere mit Polyurie und Polydispsie führen.	Ja. Ich muss sehr häufig auf Toilette, der Urin ist sehr hell.
Haben Sie Gewicht abgenommen? Haben Sie häufig Nachtschweiß? Leiden Sie unter Appetitlosigkeit und Stuhlunregelmäßigkeiten?	B-Symptomatik als möglicher Hinweis auf ein neoplastisches Geschehen	Nein.
Sind Sie wegen der Nierensteine bereits ausführlicher untersucht worden?	Vorbefunde in die Diagnosefindung integrieren, unnötige Doppeluntersuchungen vermeiden.	Nein, erst jetzt ist eine Blutabnahme erfolgt und das Kalzium ist nicht in Ordnung.
Rauchen Sie?	Nikotinabusus als Risikofaktor für Malignome (s.o.)	Nein.
Haben Sie häufiger Knochenschmerzen, oder haben Sie in den letzten Jahren Frakturen gehabt?	Manifestationen einer Osteoporose als Folge einer Kalziumstoffwechselstörung oder Knochenmetastasierung	Nein.
Sind Sie in den letzten Jahren kleiner geworden?	Manifestationen einer Osteoporose (Wirbelkörpersinterungen u.a.) als Folge einer Kalziumstoffwechselstörung	Nein.
Wann sind die Nierenkoliken erstmalig aufgetreten?	Abschätzung der Krankheitsausprägung aufgrund des zeitlichen Verlaufs	Die erste Kolik trat im Sommer vor 3 Jahren auf und seitdem immer wieder im Abstand von etwa 4–5 Monaten.

Fassen Sie die wesentlichen, aus der ersten Inspektion und Anamnese gewonnen Erkenntnisse zusammen und interpretieren Sie die erhobene Risikofaktorenkonstellation!

Die Patientin berichtet über Symptome, die in ihrer Kombination hinweisend für eine Hyperkalziämie sein können. Neben dem Auftreten von Nierensteinen berichtet sie über vermehrtes Durstgefühl und häufiges Wasserlassen. Aufgrund der anamnestischen Angaben besteht im Moment kein dringender Verdacht auf ein mögliches Tumorleiden oder eine Medikamenten-(neben-)wirkung, sodass am ehesten eine Überfunktion der Nebenschilddrüsen (Hyperparathyreoidismus) infrage kommt. Außer dem Nierensteinleiden und der verminderten renalen Konzentrationsfähigkeit können jetzt keine sicheren Hinweise auf eine weitere Folgeerkrankung einer Hyperkalziämie erfragt werden.

Gibt es Fragenbereiche, die Sie noch nicht (ausreichend) berücksichtigt haben?

An diesem Punkt ist die Arbeitshypothese einer Hyperkalziämie noch nicht bewiesen. So kann es sich bei den vorliegenden Beschwerden auch um ein zufälliges Zusammentreffen einzelner Symptome handeln, die ihre Ursache in ganz anderen Gebieten haben. Bei dem unspezifischen Symptom der Müdigkeit und Abgeschlagenheit ist das psychosoziale Umfeld zu evaluieren, um die Belastung in

Familie und Beruf zu erfassen bzw. auch psychische Erkrankungen zu erkennen. Die von der Patientin berichteten Symptome können allerdings auch Ausdruck einer Hyperkalziämie sein, da Patienten mit Hyperkalziämie häufig an depressiven Symptomen leiden.

7.2 Körperliche Untersuchung

Im geschilderten Fall hat die körperliche Untersuchung vor allem das Ziel, Anhaltspunkte für differenzialdiagnostisch relevante Erkrankungen bzw. Folgen der Kalziumstoffwechselstörung zu erfassen.

besonders achten auf	mögliche Befunde/Hinweise auf Hyperkalziämie	Befunde der Patientin
Lymphknotenschwellung	Hinweis auf paraneoplastische Hyperkalziämie	keine vergrößerten Lymphknoten tastbar
Halspalpation	Schilddrüsen- oder Nebenschilddrüsenknoten z. B. bei multipler endokriner Neoplasie (MEN II)	Schilddrüse nicht vergrößert, keine Knoten tastbar
Nierenlager	Klopfschmerz als Hinweis auf eine Nierenbeckenentzündung	kein Klopfschmerz
Oberbauch	Druckschmerz als Hinweis auf Oberbauchfolgeerkrankungen (Gastritis, Cholelithiasis, Pankreatitis)	kein Druckschmerz
Wirbelsäule	Deformität oder Klopfschmerz als Hinweis auf Osteoporose	Nein.
Blutdruck	Hypertonie bei MEN II	RR 120/75 mmHg
Brustpalpation, bzw. Prostatauntersuchung bei einem männlichen Patienten	Tumoren mit häufiger Knochenmetastasierung und Hyperkalziämie	unauffällig

Infobox 7.1

Kalzium und Nierensteinleiden

Kalzium

Kalzium spielt eine wichtige Rolle beim Aufbau und der Erhaltung von Knochen und Zähnen. So ist Kalzium mit etwa 2 % am Gesamtkörpergewicht beteiligt, der überwiegende Anteil (99 %) liegt gebunden als Hydroxylapatit im Knochen vor, ca. 1 % ist gelöst.

Darüber hinaus beeinflusst Kalzium die Permeabilität von Zellmembranen und spielt damit eine wichtige Rolle bei der neuromuskulären Erregungsübertragung, bei der Muskelkontraktion, als Kofaktor bei der Blutgerinnung sowie mannigfaltigen enzymatischen Reaktionen.

Die Serumkalziumkonzentration beträgt ca. 2,3–2,6 mmol/l, davon liegen etwa 50 % als ionisiertes freies Kalzium vor, ca. 10 % in komplex gebundener Form (z. B. als -zitrat, -phosphat) und 40 % in proteingebundener Form.

Der Anteil am ionisierten und damit wirksamen Kalzium wird durch den pH-Wert des Blutes beeinflusst. So führt z. B. eine Hyperventilation mit Anstieg des pH (respiratorische Alkalose) zu einer verminderten Löslichkeit von Kalziumsalzen und damit Abfall des freien Kalziums. Die damit gesteigerte neuromuskuläre Erregbarkeit führt zum typischen Bild der Hyperventilationstetanie.

> **Infobox 7.1**

Häufigste Ursachen einer Hyperkalziämie
- tumorinduzierte Hyperkalziämie: durch Osteolyse bei Knochenmetastasen (v. a. Mammakarzinom, Plasmozytom) oder paraneoplastisch durch Bildung eines parathormonverwandten Peptids (PTHrP) (z. B. Bronchialkarzinom)
- primärer Hyperparathyreodismus
- medikamenteninduzierte Hyperkalziämie (z. B. Thiazide, Lithium, Vitamin D)
- längere Immobilisation
- Sarkoidose (ektope Vitamin-D-Synthese)
- familiäre hypokalziurische Hyperkalziämie (s. Steckbrief)

Nierensteinleiden

Zirka 5 % der Bevölkerung in Deutschland leiden unter Nierensteinen. Männer sind etwa doppelt so häufig betroffen wie Frauen. Der Häufigkeitsgipfel der Erkrankung liegt zwischen dem 20. und 40. Lebensjahr.

Die Ursachen für die Entstehung von Nierensteinen sind sehr komplex und bis heute noch nicht restlos aufgeklärt. In jedem Fall spielen Ernährung und Trinkmenge eine große Rolle, aber auch Harnwegsinfektionen und verschiedene Stoffwechselerkrankungen (z. B. Hyperparathyreoidismus, renal-tubuläre Azidose).

Darüber hinaus hat auch der pH-Wert des Urins einen entscheidenden Einfluss auf die Löslichkeit der verschiedenen Harnbestandteile. So begünstigt ein alkalischer Urin (pH > 7,0), der z. B. bei einer Infektion der ableitenden Harnwege mit Bakterien wie Proteus, Klebsiellen oder Pseudomonas entsteht, aufgrund des verminderten Löslichkeitsproduktes die Bildung von phosphathaltigen Steinen. Ein saurer Urin (pH < 6) fördert durch vermehrte Bildung von schlecht löslicher Harnsäure das Auftreten von Harnsäuresteinen.

Entsprechend der Häufigkeit ihres Auftretens werden die folgenden Steinarten unterschieden:
- Kalzium-Oxalatsteine   65 %
- Harnsäuresteine   15 %
- Magnesium-Ammonium-Phosphat-Steine 10 %
- Kalzium-Phosphat-Steine   9 %
- Zystinsteine   1 %

Bewerten Sie die erhobenen Befunde in der Zusammenschau mit der Anamnese! Welche weitere Diagnostik veranlassen Sie und warum?

Bei der Patientin besteht anamnestisch der V. a. eine symptomatische Hyperkalziämie mit Nephrolithiasis und verminderter renaler Konzentrationsfähigkeit. Bei jeder Hyperkalziämie gilt es, eine tumorassoziierte Form – die häufigste Ursache – von endokrinologischen Ursachen, einer medikamentös induzierten Hyperkalziämie oder der familiären hypokalziurischen Hyperkalziämie zu differenzieren. Endokrinologische Krankheitsbilder, die eine Hyperkalziämie hervorrufen, zeichnen sich durch eine charakteristische Laborkonstellation aus. So kann nach Bestätigung einer Hyperkalziämie eine erste Differenzialdiagnostik durch Überprüfung des Parathormonspiegels erfolgen.

7.3 Vorstellung beim Oberarzt und weitere Planung

Sie haben sich Ihr Bild und Ihren „Plan" gemacht und stellen die Patientin jetzt Ihrem Oberarzt vor. Was berichten Sie?

Die 54-jährige Patientin wurde mit rezidivierenden Nierensteinleiden und Verdacht auf Kalziumstoffwechselstörung vom Urologen an uns überwiesen. Sie berichtet über ein auffälliges Serumkalzium und kalziumhaltige Steine. Klinisch anamnestisch besteht kein Hinweis auf ein Tumorleiden, keine regelmäßige Medikation. Derzeit bestehen keine Hinweise auf weitere Folgeerkrankungen einer Hyperkalziämie. MEN-assoziierte Symptome ließen sich keine erheben. Die Verdachtsdiagnose lautet daher primärer Hyperparathyreoidismus. Wir sollten zunächst eine Hyperkalziämie und Hyperkalziurie laborchemisch nachweisen. Bei Bestätigung sollte eine weiterführende Diagnostik zur Sicherung eines Hyperparathyreoidismus durchgeführt werden. Lässt sich dieser ausschließen, muss eine weitergehende Tumorsuche erfolgen.

7.4 Labordiagnostik, apparative Diagnostik

diagnostische Methode	Indikation und Sinn der Untersuchung	Ergebnisse der Patientin
Labordiagnostik: Kalzium, Phosphat, Gesamteiweiß, ggf. ionisiertes Kalzium, Kalziumausscheidung im Sammelurin, Kreatinin-Clearance	▪ Nachweis einer Hyperkalziämie (mindestens 2-malige Bestimmung erforderlich), Abschätzung des ionisierten Kalziums in Zusammenhang mit dem Gesamteiweiß; falls möglich: besser direkte Bestimmung des ionisierten Kalziums. ▪ Im Sammelurin Nachweis der erhöhten Kalziumausscheidung sowie ggf. Erfassung einer Nierenfunktionsstörung, außerdem Abschätzung der korrekten Urinsammlung über Bestimmung der Kreatininausscheidung.	▪ Gesamtkalzium: 2,8 bzw. 2,9 mmol/l (↑), ionisiertes Kalzium: 1,56 mmol/l (↑), Phosphat: 1,9 mg/dl (↓) ▪ im 24-h-Urin: Kalziumausscheidung 8 bzw. 8,6 mmol/24 h (↑), Kreatininausscheidung 0,6 bzw. 0,7 g/d (↔)
Kreatinin	Erfassung einer Nierenschädigung	0,7 mg/dl (↔)
alkalische Phosphatase (knochenspezifische Phosphatase)	Hinweis auf gestörten Knochenstoffwechsel	98 U/l (↔)
1,25-Vitamin D	V.a. Vitamin-D-Intoxikation oder ektope Vitamin-D-Hormonsynthese (z. B. Sarkoidose)	nicht bestimmt
Parathormon (intakt)	Differenzierung zwischen Hyperparathyreoidismus (PTH erhöht) und anderen Ursachen der Hyperkalziämie (paraneoplastische Hyperkalziämie, Vitamin-D-Erhöhung) (PTH erniedrigt)	180 ng/l (↑)
Halssonografie	ggf. Nachweis einer Nebenschilddrüsenvergrößerung	Am linken Unterpol der Schilddrüse dorsal gelegene echoarme Raumforderung 12 x 12 x 21 mm.
Knochenszintigrafie	bei V.a. neoplastische Hyperkalziämie durch Knochenmetastasen	nicht durchgeführt
EKG	QT-Verkürzung bei Hyperkalziämie	unauffälliges EKG
Eiweißelektrophorese	bei V.a. osteolytische Hyperkalziämie (Plasmozytom, M-Gradient)	unauffällig
Genanalyse	bei entsprechendem Verdacht (familiäre Häufung, sehr junges Manifestationsalter) zum Nachweis einer multiplen endokrinen Neoplasie (Typ I, ggf. auch Typ II).	nicht erforderlich
PTHrP	bei fehlendem Nachweis eines Hyperparathyreoidismus und V.a. paraneoplastische Hyperkalziämie.	nicht durchgeführt

> **Infobox 7.2**
>
> ### Kalziumhaushalt Steuerung/Regelkreis
>
>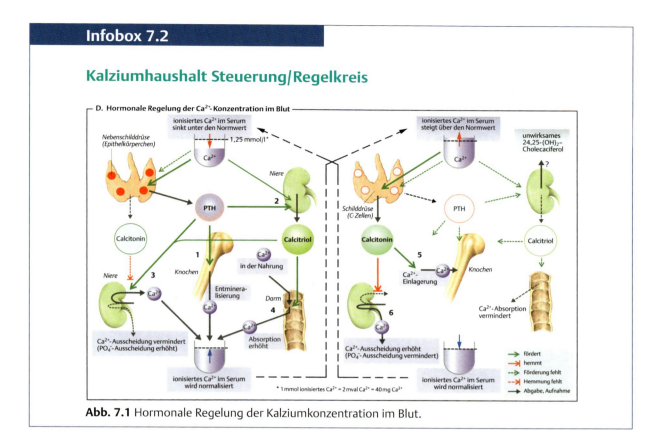
>
> **Abb. 7.1** Hormonale Regelung der Kalziumkonzentration im Blut.

7.5 Abschließende Bewertung und Diagnosestellung

Jetzt haben Sie alles, was Sie brauchen?! Stellen Sie die Diagnose und begründen Sie Ihre Entscheidung!

Die Diagnose einer Hyperkalziämie ist durch wiederholte Laborbestimmung gesichert. Bei gleichzeitig erhöhtem Parathormon und erhöhter Urinkalziumausscheidung kann die Diagnose eines primären Hyperparathyreoidismus gestellt werden. Passend hierzu besteht sonografisch der Verdacht auf ein Nebenschilddrüsenadenom links kaudal.

Eine differenzialdiagnostisch infrage kommende familiäre hypokalzurische Hyperkalziämie scheidet aufgrund der erhöhten Urinkalziumausscheidung aus.
Bei einer (para-)neoplastisch bedingten Hyperkalziämie wäre ein supprimiertes Parathormon zu erwarten und nicht – wie im vorliegenden Fall – ein erhöhter Parathormonwert.

7.6 Weiterführende Diagnostik

In der Sonografie lässt sich eine Raumforderung am linken Pol der Schilddrüse nachweisen, die in Zusammenhang mit der Anamnese verdächtig auf ein Nebenschilddrüsenadenom ist. Aufgrund der guten Darstellung ist eine weiterführende präoperative Lokalisationsdiagnostik nicht notwendig. Bei Voroperationen im Halsbereich oder schlechter Darstellbarkeit in der Sonografie sollte diese allerdings durchgeführt werden.

diagnostische Methode	Indikation und Sinn der Untersuchung	Ergebnisse der Patientin
Nebenschilddrüsenszintigrafie (Sestamibi-Szintigrafie)	Bei Nachweis eines Hyperparathyreoidismus zur Lokalisationsdiagnostik.	nicht durchgeführt
Computertomografie	Ggf. in Kombination mit der Sestamibi-Szintigrafie zur Nebenschilddrüsenadenom-Lokalisation.	nicht durchgeführt
selektive Venenblutentnahme	Seitengetrennte Bestimmung des Parathormonspiegels. Einsatz bei schwierigen anatomischen Verhältnissen zur Seitendiagnostik.	nicht durchgeführt

7.7 Therapeutisches Vorgehen

Welche grundsätzlichen Therapieansätze gibt es?
- Allgemeinmaßnahmen: kalziumarme Kost, ausreichende Flüssigkeitszufuhr.
- medikamentös: Senkung des Kalzium durch Bisphosphonate
- chirurgisch: operative Entfernung des Nebenschilddrüsenadenoms

Was kommt davon bei der Patientin infrage bzw. welchen Weg beschreitet man bei dieser Patientin? Begründen Sie!
Aufgrund der bestehenden Komplikationen des primären Hyperparathyreoidismus mit rezidivierenden Nierensteinen ist eine operative Entfernung anzustreben. Dieses gilt umso mehr, als die Patientin relativ jung ist und keine Kontraindikationen gegen einen operativen Eingriff sprechen. Zusätzlich lässt sich sonografisch ein auf ein Nebenschilddrüsenadenom verdächtiges Areal nachweisen, sodass der operative Eingriff gezielt geplant werden kann und zunächst keine weitere Lokalisationsdiagnostik erforderlich ist.

Wie geht es dann weiter? Ist eine ambulante Behandlung gerechtfertigt?
Der operative Eingriff kann nach elektiver Planung eines baldigen Termins vorgenommen werden. Die präoperative Diagnostik kann problemlos ambulant erfolgen, ebenso die poststationäre Überprüfung des Behandlungserfolgs durch Absinken des Serumkalziums in den Normbereich. Präoperativ ist eine Laryngoskopie zur Beurteilung der Stimmbandfunktion erforderlich, da durch die Operation eine Schädigung des N. recurrens auftreten kann.

Steckbrief

Primärer Hyperparathyreoidismus

Englische Bezeichnung: primary hyperparathyroidism.

Definition
Autonome Mehrbildung von Parathormon mit Entwicklung einer Hyperkalziämie.

Ätiologie
In ca. 80 % aller Fälle von primärem Hyperparathyreoidismus liegt ein solitäres Adenom vor, multiple Adenome in etwa 5 % der Patienten. Ein ektopes Nebenschilddrüsenadenom tritt bei bis zu 10 % der Erkrankten auf und ist vor allem im vorderen Mediastinum lokalisiert. Eine 4-Drüsen-Hyperplasie wird in 10–15 % der Fälle angetroffen.

Bei der Mehrzahl der Nebenschilddrüsenadenome, die zu einem primären Hyperparathyreoidismus führen, ist die Ursache nicht bekannt. Der monoklonale Ursprung der meisten Adenome spricht für Defekte auf Genomebene. Dabei handelt es sich am ehesten um einen Verlust von Tumorsuppressorgenen. Ausführliche Untersuchungen liegen bei den multiplen endokrinen Neoplasien (MEN) vor, wo Mutationen im Menin-Gen (MEN 1) bzw. RET-Protoonkogen (MEN 2a) weiter charakterisiert sind.

Epidemiologie
Die Inzidenz ist durch vermehrte Labordiagnostik (Kalzium im Routineprofil) gestiegen und liegt bei etwa 100 Erkrankungen/100 000. Das weibliche Geschlecht ist häufiger betroffen (60–70 %), der Erkrankungsgipfel liegt im 6.–7. Lebensjahrzehnt.

Pathophysiologie
- Durch vermehrte Parathormonbildung kommt es zu einer Aktivierung der Osteoklasten mit Kalziumfreisetzung im Knochen. Zusätzlich wird die Kalziumaufnahme im Darm gesteigert und die Kalziumresorption in der Niere gefördert, die Phosphatresorption wird gehemmt. In der Folge kommt es zu einem Anstieg des Serumkalziums mit Abfall des Phosphats im Serum.
- Durch die vermehrte Kalziumfreisetzung im Knochen und Kalziumaufnahme über den Darm kommt es zu einer erhöhten Kalziumkonzentration im Primärharn. Die gleichzeitig gesteigerte Kalziumrückresorption in der Niere kann dieses nur teilweise kompensieren, sodass es als Nettoeffekt zu einer erhöhten Urinkalziumausscheidung kommt.
- Mobilisierung des Kalziums aus den Knochen führt zu einer Osteopenie mit dem Risiko von Frakturen.
- Erhöhte Kalziumspiegel stimulieren die Gastrinsekretion und können zu peptischen Beschwerden führen.
- Erhöhte Kalziumausscheidung über die Niere führt zur Überschreitung des Löslichkeitsprodukts für Kalziumsalze und damit zu Ablagerungen im Gewebe (Kalzinose) oder Bildung von Konkrementen.
- Hyperkalziämisch bedingte Tubulopathie der Niere mit verminderter renaler Konzentrationsfähigkeit (klinische Folgen: Polyurie und Polydipsie).
- Zusätzlich können durch die Hyperkalziämie neuromuskuläre Symptome wie Müdigkeit, Muskelschwäche und Adynamie hervorgerufen werden.

> **Merke**
>
> **Trias:** Stein-, Bein- und Magenpein.

Risikofaktoren
Typische Risikofaktoren bestehen nicht, abgesehen von den seltenen Fällen mit einer familiären Belastung durch eine MEN-Erkrankung (multiple endokrine Neoplasie).

Klinik
Ein primärer Hyperparathyreoidismus wird aufgrund erweiterter Laboruntersuchungen meist im asymptomatischen Stadium diagnostiziert. Ansonsten manifestiert er sich häufig in Form einer Nephro- oder Urolithiasis.

Unspezifische abdominelle (Dyspepsie, Gewichtsabnahme) oder neuromuskuläre (Schwäche, Müdigkeit) Beschwerden können häufig erfragt werden, sind aber nicht notwendigerweise auf die Hyperkalziämie zurückzuführen.

Komplikation
Hyperkalziämische Krise (ab Serumkalzium > 3,5 mmol/l): Polyurie und Polydipsie, Exsikkose, Erbrechen, Hyperpyrexie, Somnolenz, Koma.

Steckbrief

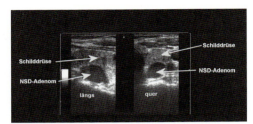

Abb. 7.2 Ultraschallbild eines Nebenschilddrüsenadenoms dorsal der Schilddrüse in Sagittal- (längs) und Transversalebene (quer). Die Größe beträgt ca. 1 × 1 × 2 cm (Maßstab am Bildrand: 1 cm). Bei den im rechten Bild lateral gelegenen echoarmen rundlichen Strukturen handelt es sich um die A. carotis communis und die V. jugularis interna.

Diagnostik

Zu Beginn der Diagnostik stehen wie immer Anamnese und körperliche Untersuchung. Die weitere Diagnostik des primären Hyperparathyreoidismus unterteilt sich in die laborchemische Diagnose und die nachfolgende Lokalisationsdiagnostik.

Laborchemische Diagnose
Serumkalzium, Phosphat, Parathormon, Urinkalziumausscheidung.

Lokalisationsdiagnostik
Prinzipiell ist die Diagnostik zur Lokalisierung eines Nebenschilddrüsenadenoms erst nach erfolgter biochemischer Diagnose sinnvoll, eine nicht belastende **Ultraschalluntersuchung** kann jedoch bereits zu Beginn der Diagnostik wertvolle Informationen liefern. Die Bildgebung ist dadurch erschwert, dass ein Nebenschilddrüsenadenom auch ektop im oberen Mediastinum auftreten und dass eine Hyperplasie aller Epithelkörperchen vorliegen kann. So gilt auch weiterhin, dass die Hand des erfahrenen Chirurgen der Bildgebung überlegen ist. Bei Voroperationen im Halsbereich (z. B. nach Strumaresektion oder erfolgloser Operation eines Hyperparathyreoidismus) sollte jedoch eine ausführliche Lokalisationsdiagnostik erfolgen:

- **Sestamibi-Szintigrafie:** Durch Speicherung eines Nuklids im Nebenschilddrüsengewebe kann ggf. in Kombination mit radiologischen Verfahren (CT) eine Lokalisierung erfolgen (besonders für ektope Nebenschilddrüsenadenome geeignet).
- **Selektive Venenblutentnahme nach Katheterisierung:** Insbesondere bei schwierigen anatomischen Verhältnissen nach Voroperationen kann die kathetergestützte seitengetrennte Blutentnahme im Halsbereich mit Bestimmung des Parathormonspiegels eine Seitendiagnostik erlauben.

Differenzialdiagnosen
Differenzialdiagnose der Hyperkalziämie
- **Tumorbedingte Hyperkalziämie:** Kalziumerhöhung durch paraneoplastisch gebildete Hormone (parathormone-related peptide, PTHrP) oder durch Osteolysen im Rahmen einer Metastasierung (Plasmozytom, Mammakarzinom, Prostatakarzinom u.a.). In diesem Fall ist das Parathormon erniedrigt, die weiterführende Diagnostik ergibt Hinweise auf ein Tumorleiden.
- **Medikamentös induzierte Hyperkalziämie:** z. B. Thiazide, Vitamin D, Tamoxifen, Lithium.
- **Längerdauernde Immobilisation.**
- **Familiäre hypokalzurische Hyperkalziämie (FHH):** Bei der FHH handelt es sich um eine vererbbare Störung des

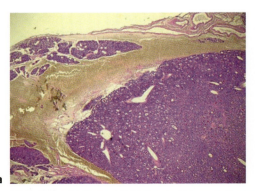
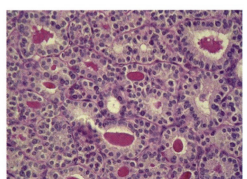

Abb. 7.3 a Nebenschilddrüsenadenom mit normaler Nebenschilddrüse (links oben). **b** Nebenschilddrüsenadenom bei stärkerer Vergrößerung.

Steckbrief

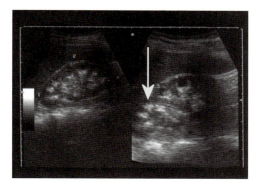

Abb. 7.4 Nephrokalzinose (Kalkablagerungen in der Niere) bei einem Patienten mit Hyperkalziämie. Die hellen Reflexe in der Niere (an einer Stelle mit Pfeil markiert) entsprechen Verkalkungen des Nierengewebes.

Kalziumstoffwechsels mit verminderter Ansprechbarkeit des zellulären Kalziumrezeptors. Dieses resultiert in einer „Sollwertverstellung" des Kalziumspiegels mit erhöhtem Parathormon und erhöhtem Serumkalzium, bei normaler Urinkalziumausscheidung. Eine Nebenschilddrüsenvergrößerung kann vorliegen, Symptome oder Komplikationen des primären Hyperparathyreoidismus bestehen nicht. Eine Operationsindikation besteht nicht.
- **Sarkoidose:** Hyperkalziämie durch Bildung von 1,25-(OH_2)-Vitamin-D in Makrophagen.

Differenzialdiagnose der Nebenschilddrüsenüberfunktion
- **Sekundärer Hyperparathyreoidismus:** Gestörter Kalziumhaushalt aufgrund renaler (Niereninsuffizienz) oder gastrointestinaler Grunderkrankung (Resorptionsstörung, z.B. Sprue) mit verminderter Synthese von Vitamin-D-Hormon. Parathormon ist erhöht, das Serumkalzium liegt aber im (unteren) Normbereich, Urinkalzium ist vermindert.
- **Tertiärer Hyperparathyreoidismus:** Kann sich im Verlauf eines sekundären HPT entwickeln, wenn der Parathormonbedarf aufgrund medizinischer Maßnahmen (z.B. Nierentransplantation) wieder abfällt und die Basalsekretion der hyperplastischen Nebenschilddrüsen den Bedarf überschreitet.

Differenzialdiagnose eines erhöhten PTH-Wertes
Pseudohypoparathyreoidismus: Seltene Endorganresistenz gegenüber Parathormon: Parathormon ist erhöht, Serumkalzium niedrig, Phosphat erhöht.

Therapie
Therapiestrategie
Bei symptomatischem Hyperparathyreoidismus wird im Allgemeinen eine chirurgische Therapie angestrebt. Ziel ist die Vermeidung von Komplikationen durch Nephrolithiasis sowie Knochenabbau.
Bei Hyperplasie aller Nebenschilddrüsen wird die Resektion aller NSD mit Belassung eines Rests einer einzelnen NSD angestrebt (3½-Epithelkörperchen-Resektion). Hierbei kann eine entfernte NSD kryokonserviert werden, um bei postoperativem Hypoparathyreoidismus ggf. eine Reimplantation von Gewebe in die Halsmuskulatur bzw. am Unterarm vorzunehmen.
Bei asymptomatischen Formen, nur geringer Erhöhung des Kalziums oder eingeschränkter Operabilität (Begleiterkrankungen, Voroperationen im Halsbereich) kann eine Verlaufsbeobachtung unter regelmäßiger Laborkontrolle erfolgen.

Prognose
Die Prognose des primären Hyperparathyreoidismus ist gut und wird im Wesentlichen durch die Komplikationen der Hyperkalziämie bestimmt. Eine maligne Entartung eines Nebenschilddrüsenadenoms ist extrem selten (< 1 %), abhängig vom Tumorstadium liegt die 5-Jahres-Überlebenszeit bei 40–70 %.

Fall 7

Ihr Alltag

Eine 36-jährige Patientin stellt sich mit Parästhesien und Krämpfen in den Händen vor. Zusätzlich bestehen Attacken mit Luftnot, sodass die Patientin zu ersticken glaubt. Bei früheren Untersuchungen war als Ursache eine Vergrößerung der Schilddrüse mit Einengung der Luftröhre festgestellt worden, nach Schilddrüsenoperation vor einem Jahr hatten sich die Beschwerden jedoch nicht gebessert, sondern eher verschlimmert.

Fragen

1. Wie lautet Ihre Verdachtsdiagnose?
2. Wie können Sie diese sichern?
3. Welche differenzialdiagnostischen Überlegungen stellen Sie an?
4. Welche Therapie ist erforderlich?

Lösungen

1. Hyperventilationstetanie, zusätzlich V. a. postoperativen Hypoparathyreoidismus.
2. Anamneseerhebung bezüglich auslösender, psychisch belastender Situationen. Bestimmung von Gesamtkalzium und ionisiertem Kalzium, Parathormon.
3. Hypoparathyreoidismus kann postoperativ durch Schädigung der Epithelkörperchen auftreten, selten im Rahmen einer autoimmunen Genese (PTH erniedrigt). Gegen eine Aplasie der Nebenschilddrüsen spricht das Manifestationsalter (Anamnese). Hypokalzämien aus anderer Ursache betreffen Malabsorptionssyndrome, Vitamin-D-Mangel mit ggf. Osteomalazie, akute Pankreatitis u.a. (PTH erhöht).
4. Bei Bestätigung eines Hypoparathyreoidismus Gabe von Vitamin-D-Hormon, bei V.a. psychogene Hyperventilation Verhaltenstherapie.

Fall 8

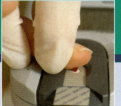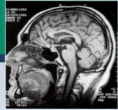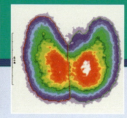

Karsten Müssig

Fall 8

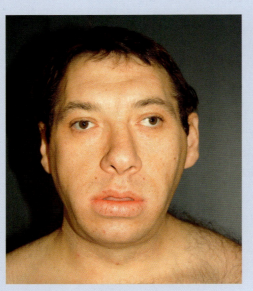

38-jähriger Patient mit Kopfschmerzen und veränderter Physiognomie – Vorstellung in der endokrinologischen Ambulanz

„Seit zwei Monaten habe ich häufig Kopfschmerzen und fühle mich schlapp. Am vergangenen Wochenende hatten wir Klassentreffen und eine ehemalige Mitschülerin, die inzwischen Ärztin ist, hat mich auf mein grobschlächtiges Aussehen angesprochen und gemeint, ich solle mich unbedingt beim Endokrinologen vorstellen" (Abb. 8.1).

Abb. 8.1: Patient mit Akromegalie.

An welche möglichen Ursachen der Beschwerden denken Sie? Beachten Sie dabei: Häufiges ist häufig, Seltenes ist selten!

Die Physiognomie sowie die anamnestischen Angaben des Patienten (Vergröberung der Gesichtszüge, herabgesetzte Belastbarkeit und Kopfschmerzen) deuten auf das Vorliegen eines Wachstumshormonexzesses hin, der sich nach Abschluss des normalen Längenwachstums klinisch als Akromegalie manifestiert.

Differenzialdiagnosen der Akromegalie sind prinzipiell das Akromegaloid (konstitutionelle Normvariante, oft seit Kindheit bekannt) und die primäre Hypothyreose mit myxödematösen Schwellungen der Haut; bei diesem Patienten jedoch eher unwahrscheinlich.

Durch eine gezielte Anamnese und körperliche Untersuchung erhält man weitere Hinweise, die für die Verdachtsdiagnose einer Akromegalie sprechen.

8.1 Anamnese

Was würden Sie jetzt vom Patienten wissen wollen, welche Fragen stellen Sie ihm?

Frage	Hintergrund der Frage	Antwort des Patienten
Ist Ihnen aufgefallen, dass Ihre Schuhe, Handschuhe oder Ringe nicht mehr passen?	Wachstum von Füßen und Händen (sog. „Pratzenhände") sowie Weichteilschwellungen durch eine vermehrte Sekretion von Wachstumshormon (STH, somatotropes Hormon oder GH, engl.: growth hormone) meist infolge eines Hypophysenvorderlappen-Adenoms.	Ja, das stimmt. Meine Schuhgröße hat in den vergangenen 5 Jahren um 2 Nummern zugenommen. Auch meine Handschuhe passen mir nicht mehr. Da ich nicht verheiratet bin, trage ich keinen Ring.

Frage	Hintergrund der Frage	Antwort des Patienten
Haben Sie selbst Veränderungen Ihrer Gesichtszüge festgestellt?	■ Vergröberung der Gesichtszüge infolge vermehrten Wachstums der Gesichtsweichteile und des Gesichtsskeletts, z.B. Makrognathie (Vergrößerung des Kiefers). ■ Aufgrund des langsamen Wachstums stellen sich die wenigsten Patienten aufgrund von Veränderungen der Gesichtszüge oder Vergrößerung der Extremitätenakren vor. Vergleich mit alten Passfotos!	Ich selbst nicht, aber meine ehemalige Mitschülerin hat mich darauf angesprochen.
Sind Sie tagsüber häufig müde und schlafen tagsüber schnell ein? Haben Sie Schlafstörungen?	Tagesmüdigkeit infolge eines Schlafapnoesyndroms durch Wachstum der Weichteilstrukturen im Nasen-Rachen-Raum.	Es kann schon passieren, dass ich auch tagsüber selbst über einem spannenden Buch einschlafe. Das kannte ich bis vor einigen Monaten nicht. Nachts wache ich mehrfach auf.
Haben Sie eine vermehrte Behaarung festgestellt? Sind Blutentnahmen bei Ihnen schwierig wegen einer sehr festen Haut?	■ Hypertrichose (übermäßiges Längenwachstum der Körperhaare) durch direkte Wachstumshormon-Wirkung oder systemische und lokale Insulin-like-Growth-Factor-1-(IGF-1)Produktion. ■ Haut teigig verdickt aufgrund verstärkter Proliferation des Bindegewebes.	Ja, schon seit einigen Jahren gehe ich ungern ins Freibad. Die Sprechstundengehilfin meines Hausarztes hat mich bereits vor einiger Zeit bei einer Blutentnahme auf meine dicke und grobe Haut angesprochen.
Schwitzen Sie stark?	Hyperhidrosis infolge der trophischen Effekte von Wachstumshormon auf das Schweißdrüsenepithel und/oder die innervierenden Nerven.	Seit einigen Jahren schwitze ich stark, ohne dass ich mich körperlich anstrenge. Das ist mir sehr unangenehm, da der Schweiß auch übelriechend ist.
Haben Sie Rücken- oder Gelenkschmerzen?	Hypertrophe Arthropathie infolge der Vergrößerung des Gelenkknorpels und des Synovialgewebes an Knien, Knöcheln, Hüften, Wirbelsäule und anderen Gelenken.	In der letzten Zeit habe ich häufig Kreuzschmerzen; das kannte ich früher gar nicht.
Ist Ihre Stimme tiefer als noch vor zwei Jahren?	Tiefe, kloßige Sprache infolge der Vergrößerung des Kehlkopfes und der Zunge.	Das Sprechen fällt mir schwerer als noch vor einigen Jahren.
Leiden Sie an Kopfschmerzen?	Kopfschmerzen infolge eines vermehrten Wachstums des Gesichtsskeletts, einer arteriellen Hypertonie sowie eines raumfordernden Hypophysenmakroadenoms. Ein Hypophysenmakroadenom hat einen Durchmesser von ≥ 1 cm.	Ja.
Wann sind diese Schmerzen das erste Mal aufgetreten? Wo sind sie genau lokalisiert? Wie lange halten sie an? Wie häufig treten sie auf? Welchen Schmerzcharakter (dumpf, stechend) haben sie? Wie stark sind die Schmerzen? Nehmen Sie Medikamente gegen diese Schmerzen ein?	Schmerzcharakter z.B. stechend, dumpf, intermittierend? Beginn, Lokalisation (umschrieben, diffus, ein- oder beidseitig), Dauer (ständig, intermittierend), Häufigkeit (täglich, wöchentlich), Schmerzcharakter (brennend, Spannungsgefühl, dumpf-drückend, bohrend), Stärke (visuelle analoge Schmerzskala), Medikation.	Seit 2 Monaten leide ich an Kopfschmerzen im Bereich der Stirn und der Schläfen, die kommen und gehen. Die Kopfschmerzen sind dumpf und treten täglich auf. Auf einer Skala von 0–10 liegen sie bei etwa 5. Gelegentlich nehme ich eine Tablette Paracetamol ein.

Fall 8

Frage	Hintergrund der Frage	Antwort des Patienten
Ist es in den vergangenen Jahren an den Händen zu Kribbeln oder Taubheitsgefühl gekommen? Sind Sie bereits an einem Karpaltunnelsyndrom operiert worden?	Parästhesien hinweisend auf Karpaltunnelsyndrom durch Weichteilschwellung.	Ja, an beiden Händen wurde ein Karpaltunnelsyndrom festgestellt und auch operiert. Zurzeit habe ich keine Beschwerden.
Haben Sie hohen Blutdruck? Leiden Sie an Herzrhythmusstörungen?	▪ Arterielle Hypertonie, linksventrikuläre Hypertrophie und seltener Kardiomyopathie infolge des Wachstumshormonexzesses. ▪ Kardiomyopathie manifestiert sich als diastolische Dysfunktion und Arrhythmien. ▪ Bei Einschränkung der kortikotropen Hormonachse orthostatische Dysregulation und Normalisierung eines zuvor erhöhten Blutdrucks.	Der Blutdruck war eigentlich immer normal. Herzrhythmusstörungen habe ich auch keine.
Haben Sie Zucker?	Gestörte Glukosetoleranz durch Insulinantagonistische Wirkung von Wachstumshormon; in 15% der Fälle Auftreten eines manifesten Diabetes mellitus.	Nicht dass ich wüsste.
Haben Sie Sehstörungen?	Beeinträchtigung des Chiasma opticum durch verdrängend wachsendes Hypophysenmakroadenom.	Ja, seit 2 Monaten habe ich Sehstörungen, ohne dass ich Ihnen diese genau beschreiben könnte. Ich habe bisher noch keinen Augenarzt aufgesucht.
Ist Ihr Interesse an Sexualität oder Ihre Potenz eingeschränkt?	Libido- und Potenzverlust hinweisend auf einen Hypogonadismus infolge eines Gonadotropinmangels oder einer Hyperprolaktinämie, entweder durch eine koexistente vermehrte Sekretion von Prolaktin (in etwa 25% der Wachstumshormon sezernierenden Adenome) oder durch Kompression des Hypophysenstiels (s. auch Fall 2 Hyperprolaktinämie).	Ich habe zurzeit keine feste Partnerin, aber im Großen und Ganzen ist es normal.
Leiden Sie unter Stimmungsschwankungen? Fehlt Ihnen der Antrieb?	Stimmungslabilität, Motivationsverlust und soziale Depriviertheit möglicherweise reaktiv auf klinische Symptome oder direkt durch zentrale Wirkungen der erhöhten Wachstumshormon-Konzentration. Stimmungsschwankungen und verminderter Antrieb auch bei Hypophysenvorderlappeninsuffizienz.	Seit einem halben Jahr habe ich einfach zu nichts mehr Lust. Ich bin einfach nicht mehr der Alte.

Fassen Sie die wesentlichen, aus der Anamnese gewonnen Erkenntnisse zusammen. Wie interpretieren Sie die Antworten des Patienten?

Die anamnestischen Angaben des Patienten ergaben ein Wachstum der Hände und Füße, eine Vergrößerung der Gesichtszüge, eine herabgesetzte Belastbarkeit, eine vermehrte Tagesmüdigkeit, eine Hypertrichose, eine verdickte Haut, starkes, übelriechendes Schwitzen, Wirbelsäulenbeschwerden, eine tiefe, kloßige Sprache, frontotemporale Kopfschmerzen, unspezifische Sehstörungen und zurückliegende Operationen wegen eines Karpaltunnelsyndroms.

Zusammenfassend ergibt sich aus der Anamnese der dringende Verdacht auf das Vorliegen einer Akromegalie.

Infobox 8.1

Klinische Symptomatik der Akromegalie

Zu den **Leitsymptomen** gehören:
- veränderte Physiognomie durch Vergröberung der Gesichtszüge und faltige verdickte Haut
- Vergrößerung der Akren:
  - Vergrößerung von Händen, Füßen und des Schädels (Schuhe, Hüte und Ringe passen nicht mehr!)
  - Makroglossie (Zungenvergrößerung) mit kloßiger Sprache
- Vergrößerung innerer Organe (Splanchnomegalie)

Weitere Symptome, die **fakultativ** auftreten können:
- arterielle Hypertonie, Kopfschmerzen,
- verstärktes Schwitzen, verstärktes Haarwachstum
- Sehstörungen
- evtl. Karpaltunnelsyndrom; Gelenkbeschwerden
- Zyklusstörungen bei Frauen; Potenz- und Libidoverlust

Merke: Der Krankheitsverlauf ist schleichend! Bis zur Diagnosestellung vergehen im Durchschnitt 5–10 Jahre!

Gibt es Fragenbereiche, die Sie noch nicht (ausreichend) berücksichtigt haben?

Ein Wachstumshormon sezernierendes Hypophysenmakroadenom (Durchmesser ≥ 1 cm) ist die häufigste Ursache für eine Akromegalie. Hypophysenmakroadenome können sich manifestieren in Form von:
- Kopfschmerzen,
- Gesichtsfeld- und Visusstörungen,
- Einschränkung der kortikotropen, thyreotropen oder gonadotropen Hormonachsen,
- Gynäkomastie (= Vergrößerung der männlichen Brustdrüse) und Galaktorrhö (= milchige Sekretion aus der Brustdrüse außerhalb der Laktationsperiode) infolge einer Kosekretion von Prolaktin aus den Adenomzellen oder einer Enthemmungshyperprolaktinämie (bei Kompression des Hypophysenstiels und Entkopplung von der hemmenden hypothalamischen Regulation).

Kopfschmerzen und Sehstörungen wurden bereits abgefragt und liegen bei dem Patienten vor. Die Fragen, die auf das Vorliegen einer Hypophysenvorderlappeninsuffizienz (vgl. Fall 6) abzielten, ergaben außer der herabgesetzten körperlichen Belastbarkeit keinen direkten Hinweis auf einen Hypopituitarismus (Hypopituitarismus = Synonym für Hypophysenvorderlappeninsuffizienz). Der Patient verneint die Frage auf das Vorliegen einer Gynäkomastie oder einer Galaktorrhö, sodass klinisch keine Hinweise auf eine Hyperprolaktinämie bestehen.

8.2 Körperliche Untersuchung

Der Anamneseerhebung schließt sich die gründliche körperliche Untersuchung des Patienten an.

Worauf sollten Sie bei der körperlichen Untersuchung besonders achten? Wie lauten die Stigmata der Akromegalie?

besonders achten auf	mögliche Befunde/Hinweise auf Akromegalie	Befunde des Patienten
Gewicht, Größe	Adipositas infolge der direkten Wachstumshormon-Wirkung und/oder Ausdehnung eines Makroadenoms mit Einschränkung der gonadotropen und thyreotropen Hormonachsen	173 cm, 112 kg, BMI 37,4 kg/m² (Adipositas Grad II)
Haut und Haare	■ Hypertrichose ■ Haut teigig verdickt ■ Hyperhidrosis	Der Patient hat eine teigig verdickte Haut, schwitzt sehr stark und leidet unter einer Hypertrichose.
Gesicht	„grobschlächtiges" Aussehen: großer Schädel, große Ohren und Nase, breite Stirnfalten, Supraorbitalwülste, Makroglossie (Abb. 8.2), aufgeworfene Lippen, Zahndistensionen (Abb. 8.3)	ausgeprägte Stigmata der Akromegalie
Augen	Gesichtsfelddefekte in der Fingerperimetrie bei Kompression des Chiasma opticum	unauffällige Fingerperimetrie
Stimme	tiefe, „kloßige" Sprache durch Makroglossie und Auseinanderweichen der Zähne	kloßige Sprache
Hals	Struma infolge verstärkter Wachstumshormon-Sekretion und systemischer und lokaler IGF-1-Produktion	Struma Grad II (vgl. Fall 4 Struma nodosa)
Blutdruck	Hypertonie (bis 30% der Fälle)	Blutdruck 140/80 mmHg; Puls 56/min
Hände und Füße	■ Vergrößerung von Füßen und Händen („Pratzenhand", Abb. 8.4) ■ Parästhesien an den Händen ■ Narben nach Karpaltunnelsyndrom-Operation	Hände und Füße des Patienten sind vergrößert; keine Parästhesien an den Händen nach Kapartunnelsyndrom-OP.
Wirbelsäule und Gelenke	Wirbelsäulen- und Gelenkbeschwerden	Lendenwirbelsäule klopfschmerzhaft
psychisch	Lethargie, verminderter Antrieb	im Stimmungsbild leicht niedergestimmt, diskret antriebsgemindert, vermindert schwingungsfähig

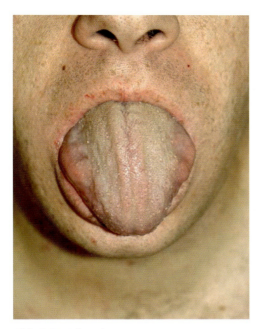

Abb. 8.2 Makroglossie.

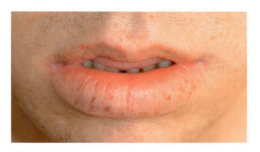

Abb. 8.3 Zahndistensionen.

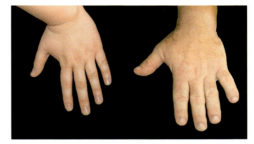

Abb. 8.4 Vergrößerte Hände (links: Normalbefund; rechts: Vergrößerung bei Akromegalie).

Bewerten Sie die erhobenen Befunde in der Zusammenschau mit der Anamnese!
In der körperlichen Untersuchung fallen auf: Adipositas Grad II, verminderter Antrieb, Niedergestimmtheit, Hypertrichose, Hyperhydrosis, teigig verdickte Haut, Vergröberungen der Gesichtszüge, Vergrößerung von Händen und Füßen, Narben an beiden Händen nach Karpaltunnelsyndrom-Operation, tiefe „kloßige" Stimme sowie Struma.
In der Zusammenschau mit den anamnestischen Angaben des Patienten erhärtet sich somit der Verdacht auf eine Akromegalie. Hinweise auf eine Hypophysenvorderlappeninsuffizienz liegen nicht vor (klinische Zeichen der Hypophysenvorderlappeninsuffizienz vgl. Fall 6).

8.3 Vorstellung beim Oberarzt und weitere Planung

Sie haben sich ein Bild von dem Patienten gemacht und rufen nach weiterer Planung Ihren Oberarzt in die Ambulanz, um das weitere Vorgehen abzusprechen. Was berichten Sie ihm?
Herr N.N. ist ein 38-jähriger Patient, der sich heute erstmals in unserer Ambulanz vorstellt. Aufgrund der Anamnese und der körperlichen Untersuchung besteht bei dem Patienten der dringende Verdacht auf eine Akromegalie.
Der Patient berichtet über die für eine Akromegalie typischen Symptome Wachstum der Hände und Füße, eine Vergröberung der Gesichtszüge, eine herabgesetzte Belastbarkeit, eine vermehrte Tagesmüdigkeit, eine Hypertrichose, verdickte Haut, ein starkes, übelriechendes Schwitzen, Wirbelsäulenbeschwerden, eine tiefe, kloßige Sprache, frontotemporale Kopfschmerzen, unspezifische Sehstörungen und eine zurückliegende Operation wegen eines Karpaltunnelsyndroms. Auch die in der klinischen Untersuchung erhobenen Befunde deuten auf das Vorliegen einer Akromegalie hin. Neben den bereits genannten Symptomen fallen eine Adipositas Grad II sowie eine Struma Grad II auf.
Direkte Hinweise auf eine Hypophysenvorderlappeninsuffizienz bestehen aktuell nicht. Zur Sicherung der klinischen Verdachtsdiagnose Akromegalie sollte als Nächstes eine weitere endokrinologische Abklärung erfolgen.

8.4 Labordiagnostik

diagnostische Methode	Indikation und Sinn der Untersuchung	Ergebnisse des Patienten
IGF-1 (Wachstumshormon aufgrund starker Schwankungen über den Tag und sehr kurzer Halbwertszeit zur Beurteilung nicht geeignet bzw. die Erstellung eines Wachstumshormon-Tagesprofils zu aufwendig)	■ Serum-IGF-1 deutlich erhöht bei Akromegalie (altersabhängige Veränderungen berücksichtigen [Maximum um das 15. Lebensjahr!]) ■ bei im altersentsprechenden Referenzbereich gelegenem IGF-1 keine Akromegalie (**cave:** Lebersynthesestörung, Malnutrition, Maldigestion)	■ IGF-1 1059 ng/ml (↑ ↑ ↑)
oraler Glukosetoleranztest (oGTT)	oGTT: fehlende Suppression von Wachstumshormon nach Glukosebelastung (Wachstumshormon < 1 ng/ml [neuere Arbeiten: 0,3 ng/ml] schließt eine Akromegalie in der Regel aus).	oGTT: Wachstumshormon initial 32,3 µg/l, während oGTT minimale Abnahme auf 15,9 µg/l (↑ ↑ ↑), somit fehlende Suppression von Wachstumshormon nach Glukosebelastung
Nüchternblutzucker, oGTT	Glukosestoffwechselstörung	Plasmaglukose: Blutzucker: ■ nüchtern 113 mg/dl ■ 2-h-Wert: 156 mg/dl ■ somit gestörte Nüchternglukose und gestörte Glukosetoleranz (s. Infobox 8.2)
Prolaktin	Hyperprolaktinämie infolge einer Kosekretion von Prolaktin oder Begleit- bzw. Enthemmungshyperprolaktinämie.	Normoprolaktinämie
hypophysäre Hormonachsen (s. Fall 6)	Beurteilung der hypophysären Hormonachsen (s. Fall 6) zum Ausschluss einer Hypophysenvorderlappeninsuffizienz.	unauffällig

---

Infobox 8.2

Oraler Glukosetoleranztest (oGTT)

Indikationen und Kontraindikationen

Indikationen:
- Nachweis einer Glukoseverwertungsstörung, Frühdiagnostik eines Diabetes mellitus
- Nachweisdiagnostik einer Akromegalie

Relative Kontraindikation: Patienten mit manifestem Diabetes mellitus.

Prinzip
- Die Zufuhr von Glukose führt zu einer Insulinfreisetzung aus den β-Zellen des Pankreas und in der Folge zu einer Absenkung der kurzfristig erhöhten Blutzuckerspiegel. Bei Vorliegen einer Insulinresistenz bzw. einer verminderten Insulinsekretion ist der Blutzucker 2 h nach oraler Glukoseapplikation im Gegensatz zum Gesunden erhöht.
- Die Zufuhr von Glukose führt beim Gesunden zu einer Suppression der Wachstumshormon-Sekretion. Bei autonomer Wachstumshormon-Produktion (Akromegalie) bleibt diese Suppression aus.

> **Infobox 8.2**

Durchführung

- Zunächst 3 Tage kohlenhydratreiche Kost mit mehr als 150 g Kohlenhydraten pro Tag, anschließend Nahrungskarenz für 12 Stunden. Am Morgen des Tests (Zeitpunkt 0) trinkt der Patient innerhalb von 5 Minuten eine 75- (alternativ: 100)g glukosehaltige Lösung. Bestimmung des Blutzucker zum Zeitpunkt 0 (nüchtern) und nach 2 Stunden.
- Im Rahmen der Diagnostik einer Akromegalie wird zum Zeitpunkt 0 und nach Trinken der Glukoselösung für 3 Stunden alle 30 min Blut abgenommen zur Bestimmung von Blutzucker und Wachstumshormon.

Auswertung

Glukosestoffwechsel: s. folgende Tabelle.

Wachstumshormon-Suppression: Vorliegen einer Akromegalie bei fehlender Suppression der Wachstumshormon-Konzentration auf < 1 (0,3) ng/ml nach Glukosebelastung.

Befund	Plasmaglukose (mg/dl)	
	nüchtern	2-h-oGTT
Normalbefund	< 100	< 140
gestörte Nüchternglukose	110–125	–
gestörte Glukosetoleranz	< 126 und	140–199
Diabetes mellitus	≥ 126	und/oder ≥ 200

8.5 Weiterführende Diagnostik

Die Hormondiagnostik bei dem Patienten ergab einen deutlich erhöhten IGF-1-Wert sowie eine fehlende Suppression des Wachstumshormons im oralen Glukosetoleranztest. Somit ist die Verdachtsdiagnose Akromegalie biochemisch gesichert. Der orale Glukosetoleranztest ergab zudem eine gestörte Nüchternglukose und eine gestörte Glukosetoleranz.

Zum jetzigen Zeitpunkt wissen wir jedoch noch nichts über die Genese der Akromegalie.

Welche weiteren diagnostischen Tests sind nun durchzuführen, um die Genese aufzuklären? (Tipp: Denken Sie an die häufigsten Ursachen der Akromegalie!) Die mit Abstand häufigste Ursache für eine Akromegalie sind Wachstumshormon sezernierende Hypophysenmakroadenome (99 % der Patienten). Sehr selten sind eine Growth-Hormone-releasing-Hormone- (GHRH)Sekretion oder eine ektope Wachstumshormon-Sekretion die Ursache.

diagnostische Methode	Indikation und Sinn der Untersuchung	Ergebnisse des Patienten
Magnetresonanztomografie (MRT) der Sella	Zum Nachweis eines hypophysären Tumors. Erst nach eindeutiger biochemischer Diagnose indiziert, da hormoninaktive Mikroadenome bei > 10 % Gesunder diagnostiziert werden.	Makroadenom der Hypophyse (2,2 × 2,3 × 2,5 cm) (s. Abb. 8.5)
Gesichtsfeldperimetrie	Gesichtsfelddefekte infolge Chiasmakompression bei verdrängend wachsendem Tumor im Bereich der Sella.	- linkes Auge: Ausfall des unteren äußeren Quadranten - rechtes Auge: Ausfall des unteren nasalen Quadranten

diagnostische Methode	Indikation und Sinn der Untersuchung	Ergebnisse des Patienten
Echokardiografie	kardiovaskuläre Erkrankungen bei Akromegalie: ■ arterielle Hypertonie ■ linksventrikuläre Hypertrophie ■ Kardiomyopathie gekennzeichnet durch eine diastolische Dysfunktion und Arrhythmien ■ die kardialen Auffälligkeiten sind Folge der arteriellen Hypertonie sowie der vermehrten GH-Sekretion selbst	normale linksventrikuläre Funktion, diskrete Septumhypertrophie
Koloskopie	gehäuftes Auftreten von Kolonpolypen	unauffällig

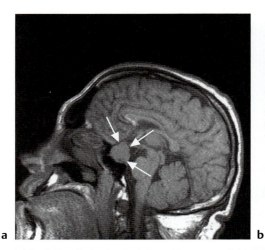 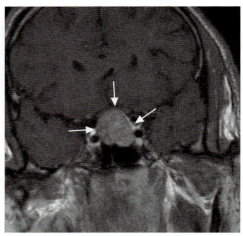

Abb. 8.5 a, b Sagittale (a) und koronare (b) MRT des Schädels präoperativ mit Raumforderung in Projektion auf die Hypophyse.

> **Merke**
> Bei Patientinnen mit Akromegalie besteht ein erhöhtes Risiko für die Entstehung von Leiomyomen des Uterus. Frauen sollten daher auch eine gynäkologische Abklärung erhalten.

8.6 Abschließende Bewertung und Diagnosestellung

Jetzt haben Sie alle Befunde, die Sie brauchen. Stellen Sie die Diagnose und begründen Sie Ihre Entscheidung!

Die endokrinologische Diagnostik bei dem Patienten ergab einen deutlich erhöhten IGF-1-Wert und eine fehlende Supprimierbarkeit des Wachstumshormons im oGTT. Somit ist die Verdachtsdiagnose Akromegalie biochemisch gesichert. Der oGTT ergab zudem eine gestörte Nüchternglukose und eine gestörte Glukosetoleranz. Hinweise auf eine Hypophysenvorderlappeninsuffizienz bestehen nicht. Die MRT der Sella (s. Abb. 8.6 a, b) zeigte ein Hypophysenmakroadenom als Ursache des Wachstumshormon-Exzesses. Die Gesichtsfeldperimetrie ergab Ausfälle im unteren äußeren Quadranten des linken Auges sowie im unteren nasalen Quadranten des rechten Auges. Bei der Echokardiografie des Herzens fiel eine diskrete Septumhypertrophie auf, die Koloskopie war unauffällig.

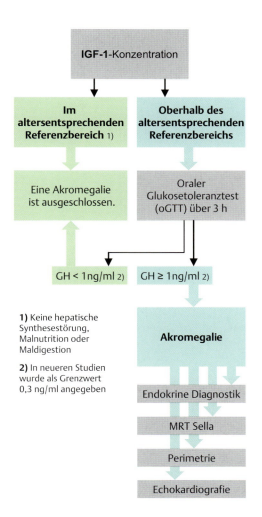

Abb. 8.6 Diagnostisches Vorgehen bei Akromegalie.

8.7 Therapeutisches Vorgehen

Welche grundsätzlichen Therapieansätze gibt es?

Chirurgische Therapie:
Therapie der Wahl bei Wachstumshormon sezernierenden Hypophysenadenomen ist die **transsphenoidale Adenomektomie**. Ein kurativer Therapieansatz wird bei Mikroadenomen (< 1 cm Durchmesser) in 85 % der Fälle, bei Makroadenomen nur in ca. 50 % der Fälle erreicht. Bis zu 15 % der Patienten weisen postoperativ eine Einschränkung einer oder mehrerer hypophysärer Hormonachsen auf und müssen deshalb entsprechend substituiert werden. Aus den zuvor genannten Zahlen ergibt sich, dass ein großer Anteil der Patienten weiteren Therapieformen wie einer medikamentösen Therapie oder Strahlentherapie zugeführt werden müssen.

Medikamentöse Therapie:
Bei nicht vollständiger Entfernung des Hormon produzierenden Gewebes werden postoperativ folgende Wirkstoffgruppen eingesetzt: Dopaminagonisten (z. B. Bromocriptin, Cabergolin, Quinagolid), Somatostatinanaloga (z. B. Octreotid, Lanreotid) und seit Kurzem auch ein Wachstumshormonrezeptor-Antagonist (Pegvisomant [Somavert®]).

Ziel ist eine Absenkung der IGF-1-Konzentration in den altersentsprechenden Normbereich. Während Dopaminagonisten und Somatostatinanaloga direkt auf den Tumor einwirken, hemmt der Wachstumshormonrezeptor-Antagonist die Wirkung des GH, ohne den zugrunde liegenden Tumor zu beeinflussen. Aus diesem Grunde sind bei diesem Medikament die Wachstumshormon-Spiegel erhöht. Ein besonders gutes Ansprechen auf Dopaminagonisten ist bei Patienten mit IGF-1-Spiegeln < 750 ng/ml oder einer zusätzlichen Prolaktinsekretion zu erwarten.

Strahlentherapie:
Bei postoperativ noch aktiver Akromegalie oder sehr großen inoperablen Tumoren stellt auch die Strahlentherapie eine Option dar.

Üblicherweise werden die Patienten über 6 Wochen fraktioniert mit einer Gesamtdosis von 40–50 Gy bestrahlt, die Einzeldosen sollten 2 Gy nicht überschreiten. Nachteile dieser Therapieform sind, dass erst nach Monaten bis Jahren eine Normalisierung der Wachstumshormonspiegel erreicht wird und fast die Hälfte der behandelten Patienten eine Hypophysenvorderlappeninsuffizienz erleiden. Neuere Formen der Strahlentherapie sind stereotaktische Verfahren und die Radiochirurgie mittels Linearbeschleuniger oder Gamma-Knife, die den Vorteil des schnelleren Wirkungseintritts und einer geringeren Gesamtdosis haben.

Welche Therapie kommt bei Ihrem Patienten infrage? Begründen Sie Ihre Entscheidung!

Bei Operabilität des Hypophysenmakroadenoms ist die Therapie der Wahl eine selektive transsphenoidale Hypophysenadenomektomie. Die operative Therapie verläuft bei Makroadenomen in 50% der Fälle kurativ. Nach Aufarbeitung des entfernten Gewebes (HE-Färbung, Immunhistochemie) kann der histologische Befund gestellt werden. Es handelt sich bei dem operativ entfernten Gewebe um ein Wachstumshormon produzierendes Hypophysenadenom (vgl. Abb. 8.7 a, b).

Postoperativ ist zu überprüfen, ob bei dem Patienten eine Hypophysenvorderlappeninsuffizienz besteht. Die postoperativ durchgeführte endokrinologische Diagnostik zeigt erfreulicherweise keinen Hinweis auf eine Hypophysenvorderlappeninsuffizienz. Auch eine Bestimmung von IGF-1 und Wachstumshormon im oGTT ist notwendig, um zu prüfen, ob das Hormon produzierende Gewebe vollständig entfernt wurde. Der basale IGF-1-Wert ist mit 955 ng/ml (präoperativ IGF-1 1059 ng/ml) noch deutlich erhöht und der orale Glukosetoleranztest führt zu keiner ausreichenden

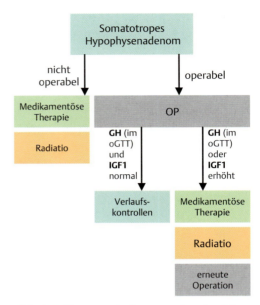

Abb. 8.8 Therapeutisches Vorgehen bei Akromegalie.

Suppression des Wachstumshormons: initial 9,9 µg/l, minimale Abnahme nach 2 h auf 4,5 µg/l. Bei dem Patienten besteht also eine weiterhin aktive Akromegalie.

Welche Therapieoptionen stehen jetzt zur Verfügung?

Prinzipiell stehen eine Re-Operation, eine medikamentöse Behandlung oder eine Strahlentherapie zur Verfügung (s. Abb. 8.8).
Herr N.N. erhält eine medikamentöse Therapie mit dem Somatostatinanalogon Somatostatin LAR, 30 mg monatlich, intramuskulär. Durch diese Therapie kann bei 90% der Patienten der Wachstumshormon-Spiegel abgesenkt werden, in etwa 50% kommt es zu einer Suppression < 5 ng/l. Unter dieser Therapie liegen basales IGF-1 und Wachstumshormon im oGTT im erwünschten therapeutischen Bereich.

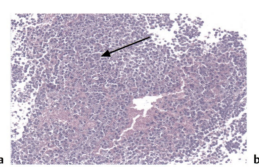 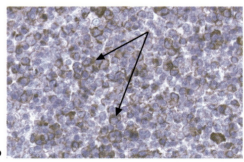

Abb. 8.7 Histologie (a): monomorphe Zellverbände, passend zu einem gutartigen Tumor, s. Pfeil, HE-Färbung, (b): Immunhistochemie: nahezu alle Zytoplasmen färben sich kräftig für Wachstumshormon, s. Pfeile (Wachstumshormon).

Wie geht es bei dem Patienten weiter? Ist eine Nachsorge erforderlich?

Es ist notwendig, dass der Patient sich in halbjährlichen Abständen in der endokrinologischen Ambulanz vorstellt. Im Rahmen dieser Vorstellungen muss eine Beurteilung der hypophysären Hormonachsen, der Aktivität der Akromegalie sowie der Nebenwirkungen der Medikation erfolgen. Unter Somatostatin LAR kommt es häufig zu gastrointestinalen Nebenwirkungen, in seltenen Fällen zur Bildung von Gallensteinen oder Auftreten von Vitamin-B_{12}-Mangel, sodass halbjährlich sonografische und laborchemische Kontrollen indiziert sind.

Steckbrief

Akromegalie

Englische Bezeichnung: acromegaly.

Definition
Pathologische Überproduktion von Wachstumshormon im Erwachsenenalter infolge eines Hypophysenvorderlappenadenoms.

> **Merke**
> Ein Wachstumshormonexzess vor Schluss der Epiphysenfugen führt zum Gigantismus (Körperlänge über 2 m).

Ätiologie
Ursächlich liegt fast immer ein Wachstumshormon produzierendes Hypophysenvorderlappenadenom zugrunde.
Seltene Ursachen sind eine ektope bzw. hypothalamische GHRH-Überproduktion im Rahmen paraneoplastischer Syndrome (z.B. Karzinoide der Lunge) oder ein Mangel an Somatostatin (Wachstumshormon-Inhibitor).

Pathophysiologie
Die proliferativen Effekte des Wachstumshormons werden über den in der Leber gebildeten Insulin-like-Growth-Factor-1 (IGF-1) vermittelt. IGF-1 wirkt über seinen Rezeptor, der dem Insulinrezeptor ähnelt (Rezeptorfamilie der Tyrosinkinasen), auf Knochen und Bindegewebe (praktisch alle Gewebe wie etwa Muskel, Herz, Leber, Schilddrüse etc.).

Klinik
Der klinische Verlauf dieser Erkrankung ist schleichend! Den Patienten fällt die langsame Veränderung Ihrer Physiognomie selten selbst auf. Das Krankheitsbild wird deshalb meist erst 5–10 Jahre nach Manifestation diagnostiziert. Hilfreich ist ein Vergleich mit alten Passfotos!
Zu den **Leitsymptomen** gehören eine **Akromegalie** (Vergrößerung der Endglieder) und eine **Viszeromegalie** (Vergrößerung innerer Organe):
- Vergrößerung von Händen, Füßen, Gesichtsschädel
- Vergrößerung der Nase, Lippen und Zunge mit evtl. kloßiger Sprache
- Viszeromegalie mit Beteiligung von Herz, Schilddrüse, Leber etc.

Aufgrund des **intrakraniellen Wachstums** des Hypophysenvorderlappenadenoms kommt es zur Kompression und Verdrängung von benachbartem Gewebe verbunden mit folgenden Symptomen:
- Kopfschmerzen
- Sehstörungen (z.B. durch Kompression des Chiasma opticum)
- Libido- bzw. Potenzverlust
- Zyklusstörungen

Weitere Symptome:
- Durch **insulinantagonistische Wirkung** von Wachstumshormon evtl. Manifestation einer pathologischen Glukosetoleranz bzw. eines Diabetes mellitus
- Hyperhidrosis, Hypertrichosis
- Karpaltunnelsyndrom
- Gelenkbeschwerden
- arterielle Hypertonie

Diagnostik
Anamnese
Wachstum der Hände und Füße (Handschuhe, Schuhe und Ringe passen nicht mehr), Vergröberung der Gesichtszüge (Vergleich mit früheren Fotos), starkes Schwitzen, verstärkter Haarwuchs, Parästhesien, Sehstörungen, Kopfschmerzen, Tagesmüdigkeit, herabgesetzte Belastbarkeit, Libidoverlust, Potenzstörungen, Zyklusstörungen und Amenorrhö bei Frauen, Wirbelsäulen- und Gelenkbeschwerden, Interesselosigkeit, Antriebsarmut, Schlafstörungen, Gewichtszunahme.

Steckbrief

Körperliche Untersuchung
Vergrößerte Füße und Hände („Pratzenhände"), „grobschlächtiges Aussehen", großer Schädel, breite Stirnfalten, Supraorbitalwülste, große Ohren und Nase, Makroglossie, aufgeworfene Lippen, Zahndistensionen, tiefe, „kloßige" Sprache, Struma, Hypertrichose, Hyperhidrose, arterielle Hypertonie, Parästhesien infolge eines Karpaltunnelsyndroms.

Labor
- Bestimmung von IGF-1 (altersabhängiger Referenzwert; bei Akromegalie IGF-1 deutlich erhöht)
- oraler Glukosetoleranztest (oGTT) mit Wachstumshormon- und Blutzuckerbestimmung (Akromegalie bei fehlender Suppression von Wachstumshormon im oGTT)
- Nüchternblutzucker und 2-h-Wert im oGTT

> **Merke:** Bei nachgewiesenem Hypophysenvorderlappenadenom Prüfung der übrigen Hypophysenvorderlappen-Funktionen zum Ausschluss von Mischadenomen oder einer Hypophysenvorderlappeninsuffizienz.

- Prolaktin
- kortikotrope Achse:
  - Mangel: Cortisol im Serum um 8:00 Uhr, freies Cortisol im 24-h-Sammelurin, ACTH-Test, Insulin-Hypoglykämie-Test, CRH-Test (vgl. auch Fall 6, Hypophysenvorderlappeninsuffizienz)
  - Exzess: Niedrig dosierter Dexamethason-Hemmtest, freies Cortisol im 24-h-Sammelurin, mitternächtliches Serum-Cortisol, ACTH, CRH-Test, hoch dosierter Dexamethason-Hemmtest (vgl. auch Fall 5, Cushing-Syndrom)
- thyreotrope Achse: fT_3, fT_4, TSH
- gonadotrope Achse: Testosteron bzw. Estradiol, LH, FSH
- bei klinischen (Polydipsie/Polyurie) oder laborchemischen (Hypernatriämie) Hinweisen Bestimmung von Serum- und Urinosmolalität und ggf. Durstversuch zum Ausschluss eines Diabetes insipidus (bei Hypophysenadenom sehr selten!)

Apparative Diagnostik
- Lokalisationsdiagnostik: Magnetresonanztomografie der Sella
- Gesichtsfeldperimetrie (Gesichtsfelddefekte infolge Chiasmakompression)
- Röntgenaufnahmen von Wirbelsäule und Thorax (hypertrophe Arthropathie bei Akromegalie)
- Echokardiografie (Ausschluss einer Kardiomyopathie, Linksherzhypertrophie)
- Koloskopie (gehäuftes Auftreten von Kolonpolypen)

Differenzialdiagnosen
- **Akromegaloid:** konstitutionelle Normvariante, oft seit Kindheit bekannt
- **primäre Hypothyreose:** myxödematöse Schwellungen
- **Klippel-Trénaunay-Syndrom:** seltenes, meist angeborenes oder in frühester Kindheit erworbenes Fehlbildungssyndrom mit der Symptomentrias meist einseitiger Gliedmaßenriesenwuchs, Varizen und Naevus flammeus

Therapie
Operative Therapie
Transsphenoidale Adenomektomie
- Therapie der ersten Wahl, da kurativer Ansatz; bei Patienten mit Mikroadenom Heilung in 85 % der Fälle, bei Makroadenom nur in 50 % der Fälle.
- Bei 10 % der Patienten mit initialer Remission entsteht ein Rezidiv (→ regelmäßige Nachkontrollen), in 15 % der Fälle kommt es zu einem Ausfall der hypophysären Hormonachsen (→ Substitutionstherapie). Daher benötigt ein großer Anteil der Patienten postoperativ eine weitere Therapieform (medikamentös oder Strahlentherapie).

Medikamentöse Therapie
Indikation: postoperativ aktive Akromegalie.

Substanzen:
- **Dopaminagonisten** (Bromocriptin, neuere Präparate Cabergolin und Quinagolid): Nur in bis zu 50% der Patienten Normalisierung der IGF-1-Spiegel (gilt für die neueren Präparate; bei Bromocriptin selten Normalisierung des IGF-1-Spiegels bzw. in bis zu 30 % Absenkung des GH-Spiegels); gutes Ansprechen bei Patienten mit IGF-1-Spiegeln < 750 ng/ml oder Adenomen mit zusätzlicher Prolaktinsekretion; Vorteile sind die orale Verfügbarkeit und die niedrigen Behandlungskosten.
- **Somatostatinanaloga** (Octreotid und Lanreotid): Lang wirksame Somatosta-

Steckbrief

tinanaloga sind wesentlich effektiver als Dopaminagonisten; bei 90% der Patienten Absenkung der Wachstumshormon-Spiegel, bei etwa 50% Suppression < 5 ng/l. Es ist eine subkutane oder intramuskuläre Injektion notwendig (Octreotid und Lanreotid können als monatliche Depotpräparate verabreicht werden. Die Behandlungskosten sind hoch, und es kann zum Auftreten gastrointestinaler Nebenwirkungen (Gallenblasenkonkremente, Gastrointestinalbeschwerden, Inhibition des exokrinen und endokrinen Pankreas und Vitamin-B_{12}-Mangel) kommen, die regelmäßige sonografische und laborchemische Kontrollen erforderlich machen.
- **Wachstumshormonrezeptor-Antagonist** (Pegvisomant [Somavert®]): Das rekombinant hergestellte Präparat unterscheidet sich in 9 Aminosäuren vom nativen Wachstumshormon. Aufgrund dieser Strukturähnlichkeit konkurriert das Molekül mit dem nativen Wachstumshormon um die Rezeptorbindungsstelle, und die korrekte Rezeptordimerisierung wird verhindert. Bei 90% der Patienten kommt es zu einer Normalisierung der IGF-1-Spiegel (bei einer Dosis von 20 mg/d s.c.). Nachteil sind die subkutane oder intramuskuläre Applikation, die hohen Behandlungskosten und das Fehlen von Langzeiterfahrungen.

Strahlentherapie
- **Indikation:** postoperativ aktive Akromegalie, Inoperabilität.
- **Durchführung:** Fraktionierte Bestrahlung über 6 Wochen mit einer Gesamtdosis von 40–50 Gy; die Einzeldosis sollte 2 Gy nicht überschreiten. Neuere Methoden sind stereotaktische Verfahren und die Radiochirurgie mittels Linearbeschleuniger oder Gamma-Knife (Vorteil: schnellerer Wirkungseintritt, geringere Gesamtdosis als bei konventioneller Bestrahlung).
- **Nachteile:**
  - Erst nach Monaten und Jahren Wachstumshormonnormalisierung.
  - Bei ca. 50% der Patienten Hypophysenvorderlappeninsuffizienz.
  - Mortalität möglicherweise durch zerebrovaskuläre Erkrankungen erhöht.

Prognose
Nach der transsphenoidalen Adenomektomie eines Wachstumshormon sezernierenden Hypophysenadenoms sind 85% der Patienten mit einem Mikroadenom und etwa 50% der Patienten mit einem Makroadenom geheilt. Auch nach initialer Remission kommt es in 10% der Fälle zu einem Rezidiv. Für Patienten mit einer postoperativ noch aktiven Akromegalie stehen mit der Re-Operation, der medikamentösen Therapie und der Strahlentherapie verschiedene Therapieoptionen zur Verfügung. Über den Einsatz der jeweiligen Therapieform muss im Einzelfall entschieden werden.

Wird eine Absenkung der IGF-1-Werte in den altersentsprechenden Referenzbereich erreicht, normalisiert sich das bei Akromegalie erhöhte Risiko, frühzeitig an kardiovaskulären oder malignen Erkrankungen zu versterben.

Fall 9

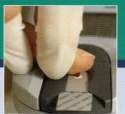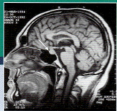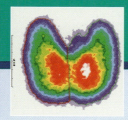

Peter Weyrich

Fall 9

24-jährige Patientin mit starkem Durstgefühl und häufigem Wasserlassen – Vorstellung beim Hausarzt

„Ich habe ein ständiges Durstgefühl, das immer schlimmer wird. Gleichzeitig muss ich dauernd zur Toilette zum Wasserlassen. Außerdem fühle ich mich unendlich müde, vor allem in der zweiten Tageshälfte, nach dem Mittagessen. Ich bin überhaupt nicht mehr leistungsfähig, schon kleinere Spaziergänge strengen mich an, obwohl ich bis jetzt eigentlich immer sehr sportlich gewesen bin. Seit vorgestern nun fühle ich mich so richtig elend."

An welche möglichen Ursachen der Beschwerden denken Sie? Beachten Sie dabei: Häufiges ist häufig, Seltenes ist selten!

Leitsymptome der geschilderten Beschwerden sind der extreme Durst (Polydipsie), das häufige Wasserlassen (Polyurie) und ein offensichtlicher Leistungsknick der jungen Patientin. Von einer Polyurie spricht man, wenn die Urinmenge >2,8 l/24 h beträgt. Eine Polydipsie kann dabei Ursache (= **primäre Polydipsie**) oder aber Folge einer Polyurie sein (= **sekundäre Polydipsie**). Eine primäre Polydipsie ist meist psychosomatisch bedingt (z.B. Patienten mit Zwangsstörungen), tritt aber auch bei Psychosen (Schizophrenien) gehäuft auf. Die häufigsten Ursachen einer sekundären Polydipsie sind endokrin-metabolische Erkrankungen, wie der Diabetes mellitus, der Diabetes insipidus, der primäre Hyperparathyreoidismus (s. Fall 7) oder anderweitig ausgelöste Hyperkalziämien (s. Fall 7).

9.1 Anamnese

Was würden Sie jetzt von der Patientin wissen wollen, welche Fragen stellen Sie ihr als Erstes? Überlegen Sie sich eine elegante Frage, mithilfe derer Sie bereits anamnestisch zwischen primärer und sekundärer Polydipsie unterscheiden können.

Bei Erstvorstellung ist es wichtig, psychogene von organischen Formen der Polydipsie/Polyurie zu differenzieren, da beide eine unterschiedliche Dringlichkeit in der Therapie haben. Bei der weniger gefährlichen psychogenen Form resultiert die Polyurie aus der großen Trinkmenge, bei den organischen/medikamentös bedingten Formen ist es meist genau umgekehrt (große Urinmengen führen zu reaktivem Durst). Entscheidend ist daher die Frage, ob die Polyurie in Ruhephasen, in denen die Patienten nicht trinken (z.B. nachts), persistiert.

Immer sollte auch an die Möglichkeit einer pharmakologischen Genese gedacht werden (z.B. Diuretika/-abusus). Deshalb sollte die Frage nach eingenommenen Medikamenten mit am Anfang stehen.

Frage	Hintergrund der Frage	Antwort der Patientin
Wann genau und wie (schleichend oder plötzlich) hat die Symptomatik begonnen?	Ein Verlauf über mehrere Monate ist häufig bei Neumanifestation eines **Diabetes mellitus Typ 1 im Erwachsenenalter**, da sich die Blutzuckerwerte im Gegensatz zur Manifestation im Kindesalter selten innerhalb von Tagen bis Wochen, sondern meist über einige Monate verschlechtern. Wird die Nierenschwelle (150–180 mg/dl, inter- und intraindividuell verschieden) überschritten, kommt es durch den renalen Glukoseverlust (Glukosurie) zur osmotischen Diurese mit zunehmender Polyurie und sekundärer Polydipsie. Bei der Manifestation eines **Diabetes insipidus** beginnt die Symptomatik oft wesentlich sprunghafter (v.a. bei traumatischen Hypophysenverletzungen), allerdings ist der anamnestische zeitliche Verlauf bei der Abgrenzung zwischen Diabetes insipidus und Diabetes mellitus als Ursache einer Polyurie nicht immer hilfreich, da es auch untypische Verläufe gibt.	Die Probleme haben sich in den letzten 4 Monaten allmählich entwickelt und stetig zugenommen. Bei dem heißen Sommer dieses Jahr dachte ich zuerst, dass mein Durst mit der Hitze zusammenhängt. Erst als es im September abgekühlt hat, mein Durst hingegen immer schlimmer wurde, habe ich gemerkt, dass irgendetwas mit mir nicht mehr stimmt.
Wie viel in etwa trinken Sie pro Tag?	Es existieren bei Patienten sehr unterschiedliche Vorstellungen darüber, was eine normale Trinkmenge pro Tag (1,5–2 l) darstellt. Deshalb ist diese Frage zur exakteren Quantifizierung der Polydipsie unerlässlich.	Ich kann es schwer abschätzen, aber es sind mindestens 4–6 l täglich. Häufig verlasse ich kurz meinen Arbeitsplatz und trinke dann große Mengen Leitungswasser auf der Toilette. Auf längeren Autofahrten nehme ich mir mindestens immer 3 Flaschen Mineralwasser und eine volle Thermoskanne Tee mit.
Haben Sie auch nachts Durst? Müssen sie nachts häufiger zur Toilette, um Wasser zu lassen?	So nebensächlich diese Frage auf den ersten Blick erscheinen mag, so ist sie doch von großer differenzialdiagnostischer Bedeutung: Eine **psychogene (primäre) Polydipsie** legt nachts klassischerweise eine „Pause" ein, die Patienten schlafen dementsprechend in der Regel durch und empfinden nur tagsüber das quälende Durstgefühl. Bei **sekundären Polydipsieformen** wie dem Diabetes mellitus, Diabetes insipidus oder bei primärem Hyperparathyreoidismus kommt es hingegen auch nachts zum Flüssigkeitsverlust, verbunden mit den entsprechenden Folgen (nächtliches Wasserlassen = Nykturie, Trinken von größeren Mengen Wasser).	Ja, ich gehe fast immer 3-mal in der Nacht zur Toilette. Während ich früher nachts allenfalls mal ein paar Schluck Wasser getrunken habe, trinke ich jetzt beim zweiten Mal Wasserlassen fast immer eine ganze Flasche Mineralwasser auf einmal aus.
Nehmen Sie Medikamente ein?	Polyurie z. B. als Folge eines Diuretikaabusus.	Nein.

Fall 9

Frage	Hintergrund der Frage	Antwort der Patientin
Können Sie die Farbe Ihres Urins beschreiben?	Wichtig ist die Unterscheidung **Polyurie** (> 2,8 l/d) und **Pollakisurie** (= häufige Entleerung kleiner Harnmengen, z. B. bei Zystitis oder neurogener Blasenentleerungsstörung). Eine helle Urinfarbe ist typisch für einen wenig konzentrierten Urin, wie es bei der durch Diabetes induzierten Polyurie der Fall ist. Ein dunkler Urin spricht eher für eine Pollakisurie. Ein trüber Urin könnte auf einen Harnwegsinfekt hindeuten.	Ja, mein Urin ist sehr hell, meist fast wasserklar.
Spüren sie ein Brennen beim Wasserlassen, oder riecht der Urin unangenehm?	Übelriechender Urin oder Brennen beim Wasserlassen (Algurie) sind typisch für einen Harnwegsinfekt. Da Diabetiker grundsätzlich zu lokalen Infekten (s. unten) neigen, sollte diese Frage immer gestellt werden.	Nein, eigentlich nicht.
Sind bei Ihnen schon mal Nierensteine oder Knochenschmerzen aufgetreten?	Diese differenzialdiagnostisch wichtige Frage zielt in Richtung Hyperkalziämie/ primärer Hyperparathyreoidismus (s. Fall 7), welcher differenzialdiagnostisch bei Polyurie mit in Erwägung gezogen werden sollte.	Nein.
Haben Sie in letzter Zeit Gewicht verloren?	Mit dieser Frage lässt sich zum einen das Ausmaß des akuten Flüssigkeitsverlusts abschätzen, zum anderen berichten Typ-1-Diabetiker häufig über eine ungewollte Gewichtsabnahme im Rahmen der Diabetesmanifestation (im Gegensatz zum typischen langfristig bestehenden Übergewicht bei Typ-2-Diabetikern). Die Ursache liegt neben dem Flüssigkeitsverlust und Katabolismus (Eiweißabbau, hier bei Glukoseverwertungsstörung) auch im gesteigerten Fettabbau (Lipolyse bei absolutem Insulinmangel).	Ja, und zwar habe ich in den letzten 3 Monaten insgesamt 6 kg abgenommen, obwohl ich eher mehr gegessen habe als sonst.
Hatten Sie vermehrt unter Übelkeit oder Erbrechen zu leiden?	In ungefähr 20% der Fälle ist eine ketoazidotische Entgleisung (vgl. Infobox 9.7) des Zuckerstoffwechsels von unspezifischen gastrointestinalen Symptomen wie Übelkeit/Erbrechen begleitet. Teilweise berichten die Patienten auch über Bauchschmerzen (Pseudoperitonitis diabetica). Die Genese ist nicht geklärt. Gastrointestinale Symptome könnten aber auch auf eine Hyperkalziämie als Ursache der Polydipsie hinweisen (s. Fall 7).	Nein.

9.1 Anamnese

Frage	Hintergrund der Frage	Antwort der Patientin
Haben sich in letzter Zeit bei Ihnen Infekte gehäuft?	Haut-/Vaginal-/Glans-penis-(Balanitis) Infektionen sowie Harnwegsinfekte treten bei Diabetikern gehäuft auf, insbesondere bei schlechter Stoffwechselkontrolle. Der pathogenetische Zusammenhang zwischen Hyperglykämie und Infektneigung ist bis heute nicht eindeutig geklärt.	Ja, vor 2 Monaten bin ich bei meinem Gynäkologen wegen eines Pilzinfekts der Vagina mit einer Salbe behandelt worden. Auch hatte ich in dieser Zeit eine schwere Grippe, die sich lange hingezogen hat.
Haben Sie Sehstörungen bemerkt?	Bei Hyperglykämie gleicht sich die Glukosekonzentration in der Augenlinse dem Blutzucker an. Aufgrund des erhöhten osmotischen Druckes kommt es zur Linsenquellung mit transitorischen Refraktionsanomalien, meist in Richtung Kurzsichtigkeit, seltener in Richtung Weitsichtigkeit. Doppelbilder oder Quadrantenausfälle können hingegen bei einem Diabetes insipidus auftreten, der durch einen hypophysär wachsenden Tumor ausgelöst wurde. Diese Frage ist vor allem bei der Anamnese eines bereits länger an Diabetes erkrankten Patienten sehr wichtig, da typische diabetische Sekundärkomplikationen neben der diabetischen Nephropathie und Polyneuropathie (s. Fall 11) auch eine Retinopathie umfassen. Bei unserer Patientin spielen diese Aspekte noch eine untergeordnete Rolle, da sich diabetische Sekundärkomplikationen bei Typ-1- Diabetikern meist erst mehrere Jahre (als Faustregel ca. 5 Jahre) nach Primärmanifestation und schlechter Diabeteseinstellung entwickeln.	Ja, bei längerem Lesen verschwimmt manchmal das Bild, seltsamerweise habe ich das Gefühl, dass mal das linke, mal das rechte Auge mehr betroffen ist.
Bestehen bei Ihnen Menstruationsauffälligkeiten?	Menstruationsstörungen wie eine Amenorrhö/Oligomenorrhö können mit einer schlechten Blutzuckereinstellung einhergehen. Andererseits können Störungen der Hypophysenvorderlappenfunktion (Störung der LH-/FSH-Sekretion) auch zusammen mit einem Diabetes insipidus (Hypophysenhinterlappeninsuffizienz) auftreten, was ebenfalls eine Polyurie mit Amenorrhö/Oligomenorrhö/Libidoverlust bedingt. Diese Kombination ist allerdings selten.	Nein.

Fassen Sie die wesentlichen, aus der ersten Inspektion und Anamnese gewonnen Erkenntnisse zusammen!

Die Patientin leidet unter folgenden **3 Leitsymptomen**: ausgeprägte *Leistungsschwäche*, *chronische Polyurie* und *Polydipsie*, wobei eine psychogene Ursache der Polyurie aufgrund der ausgeprägten nächtlichen Symptomatik sehr wahrscheinlich ausscheidet. In Bezug auf die Differenzierung der endokrin-metabolischen Differenzialdiagnosen haben Sie durch Ihre ausführliche Anamnese wichtige Zusatzinformationen zusammengetragen:

- die Symptomatik hat eher schleichend begonnen,
- die Patientin hat trotz bleibender bzw. gesteigerter Nahrungsaufnahme an Gewicht verloren, Hinweise auf eine Essstörung bestehen nicht,
- die Patientin leidet an neu aufgetretenen Sehstörungen, die mit passageren Refraktionsanomalien in Einklang zu bringen sind und
- es besteht eine gesteigerte Infektneigung.

Chronische Hyperkalziämiesymptome (Nephrolithiasis, Gastritis oder Knochenschmerzen) wurden verneint, diese sind als Ursache der berichteten Symptome in dieser Altersgruppe übrigens auch seltener als Störungen im Glukosestoffwechsel. Da unsere Patientin die Einnahme von Diuretika verneint und die Symptomatik progredient ist, ist eine medikamentöse Ursache der Beschwerden bei unserer Patientin eher unwahrscheinlich. Damit steht jetzt, insbesondere aufgrund der Dringlichkeit notwendiger Therapiemaßnahmen, die Diagnose eines neu manifestierten Diabetes mellitus Typ 1 an erster Stelle und muss umgehend gesichert bzw. ausgeschlossen werden.

Gibt es unter dieser Verdachtsdiagnose Fragenbereiche, die Sie noch nicht (ausreichend) berücksichtigt haben?

Im Gegensatz zum Diabetes mellitus Typ 2 existiert für den Diabetes mellitus Typ 1 keine typische Risikofaktorenkonstellation, abgesehen von einer gewissen genetischen Disposition, die im Vergleich zum Typ-2-Diabetes jedoch weit geringer ausgeprägt ist. Die Frage nach Diabetikern in der Familie wäre deshalb noch ergänzend hilfreich. Das Risiko, selbst einen Typ-1-Diabetes zu entwickeln, liegt bei Verwandten ersten Grades (Eltern/Geschwister) bei ca. 6% (weitere Details s. Infobox 9.1).

Infobox 9.1

Pathogenese des Diabetes mellitus Typ 1

Merke: Die Pathogenese des Diabetes mellitus Typ 1 ist trotz intensiver Forschung nach wie vor nicht restlos geklärt. Folgende Aussagen müssen also als Hypothesen bewertet werden.

Ursache des Typ-1-Diabetes ist eine autoimmunologische Zerstörung der insulinproduzierenden β-Zellen im Pankreas. Der Diabetes manifestiert sich klinisch, wenn ungefähr 80% der β-Zellmasse zerstört sind. Obwohl die Pathogenese dieses Autoimmunprozesses seit vielen Jahren intensiv beforscht wird, ist der eigentliche Auslöser der Erkrankung bis heute unbekannt. Zusammenfassen lassen sich jedoch folgende wichtige Erkenntnisse:

Genetik: Bei einem an Typ-1-Diabetes erkrankten Elternteil beträgt das Risiko für das Kind, ebenfalls einen Typ-1-Diabetes zu entwickeln, ungefähr 6% (das Risiko bei väterlich bestehendem Diabetes ist dabei etwas höher). Das Risiko bei nicht haploidentischen Geschwistern beträgt 1% und steigt bei haploidentischen (d.h. 50% identischer HLA-Locus) auf 5% und noch mehr bei HLA-identischen (10–20%) Geschwisterpaaren. Eineiige Zwillinge von Typ-1-Diabetikern tragen ein relativ hohes Risiko (36%). Aus anamnestischer Sicht: In ca. 15% der Fälle ist die Familienanamnese in Bezug auf Typ-1-Diabetes bei neu diagnostizierten Diabetikern positiv, d.h. die Mehrzahl von ca. 85% der Typ-1-Diabetesfälle treten sporadisch auf.

Umweltfaktoren: Es existieren Daten, dass sich die Typ-1-Diabetesinzidenz in relativ gut definierbaren genetischen Kollektiven verändert, wenn diese in einen anderen Lebensraum wechseln. Bei sardischstämmigen Familien mit einer hohen Typ-1-Diabetesrate konnte beispielsweise gezeigt werden, dass sich die Inzidenz binnen zweier Generationen signifikant verminderte, wenn diese in eine Region mit niedrigerer Inzidenz umgezogen waren. Somit spielen Umweltfaktoren bei der Manifestation des Diabetes neben der genetischen Disposition wahrscheinlich eine Rolle. Verdächtigt werden Infektionen, Impfungen

Infobox 9.1

oder Ernährungs-/Stillgewohnheiten (z. B. möglicherweise eine frühe Kuhmilchernährung als Muttermilchersatz). Allerdings konnte bisher kein signifikanter Zusammenhang zwischen im Verdacht stehenden Umweltfaktoren und dem Auftreten von Typ-1-Diabetes belegt werden.

Autoantikörper: Eine wichtige Frage ist, gegen welches Epitop sich die Autoantikörper beim Typ-1-Diabetes richten. Dabei konnten bisher folgende Autoantikörper bei Typ-1-Diabetikern identifiziert werden:

- **Inselzell-Antikörper (ICA = islet cell antibodies):** ICA lassen sich fluoreszenzmikroskopisch durch Zugabe des Patientenserums auf Inselzellgefrierschnitte nachweisen. Die Antikörper binden dabei an verschiedene Inselzellantigene, von denen noch nicht alle identifiziert werden konnten. Es handelt sich somit um einen Kombinationstest, in dem verschiedene Antikörper detektiert werden können. Entsprechend häufig fällt dieser Test bei Typ-1-Diabetikern positiv aus (70–80 % bei Erstmanifestation).
- **Insulinautoantikörper (IAA):** Diese Antikörper sind gegen das Insulin selbst gerichtet. Neueste Forschungsergebnisse lassen vermuten, dass ein Teil der A-Kette des Insulins (Aminosäure A1–A15) das primäre Antigen ist.

> **Merke:** Bei einer exogenen Insulintherapie entstehen regelmäßig IAA, sodass ein positiver IAA-Befund nach Beginn einer Insulintherapie als normal anzusehen ist!

- **Glutamat-Decarboxylase-Antikörper (GADA):** Das Enzym Glutamat-Decarboxylase spielt bei der Synthese der γ-Aminobuttersäure (GABA) eine Rolle. GAD-Antikörper können bei 60 % aller neu diagnostizierten Diabetiker nachgewiesen werden. Die Spezifität ist eher gering.
- **Tyrosinphosphatase-IA-2-Antikörper (IA2A):** Auch IA2A kommen nur bei 60 % aller Typ-1-Diabeteserstmanifestationen vor, sind dafür aber hochspezifisch. Ihr Vorhandensein korreliert mit einer raschen Progression des Diabetes, vor allem in Anwesenheit weiterer Autoantikörper.

Die Wahrscheinlichkeit, dass einer oder mehrere dieser Antikörper bei einem neu manifestierten Diabetes positiv sind, beträgt 85–95 %. Das Fehlen von Autoantikörpern schließt deshalb die Diagnose Typ-1-Diabetes nicht aus. Auch hat die Bestimmung der Autoantikörper keinen Stellenwert bei der Diagnose des Diabetes an sich, sondern eher in der Diskriminierung von Typ-1- und Typ-2-Diabetes in klinisch unklaren Fällen (z. B. Erstmanifestation von Diabetes im Alter von 40 Jahren: *„zu jung für Typ 2, zu alt für Typ 1"*). So zeigten sich bei der UKPD-Studie in 4–10 % (je nach bestimmtem Autoantikörper) vermeintlicher Typ-2-Diabetiker positive Autoantikörperbefunde, sodass diese Patienten nachträglich als Typ 1 umklassifiziert werden mussten. Ein weiterer Anwendungsbereich der Autoantikörperdiagnostik sind kontrollierte prospektive klinische Studien, die in Zukunft möglicherweise eine Diabetesrisikostratifizierung zulassen.

> **Merke:** Die Antikörperdiagnostik dient in erster Linie der Differenzierung zwischen Typ-1- und Typ-2-Diabetes und in Zukunft möglicherweise auch einer Risikostratifizierung, später einen Diabetes zu entwickeln.

Diabetesrisiko/Vorhersage: Prospektive Studien an Kindern < 5 Jahren (BABYDIAB) haben gezeigt, dass IAA in den meisten Fällen vor allen anderen Autoantikörpern auftreten, sodass die Immunreaktion gegen körpereigenes Insulin am Beginn der pathogenetischen Sequenz des Typ-1-Diabetes zu stehen scheint. IAA alleine scheinen jedoch nicht für die Manifestation eines Typ-1-Diabetes auszureichen, erst nach der Expression weiterer und neben obig aufgeführten möglicherweise noch unbekannter Autoantikörper kommt es zum Verlust der β-Zellmasse und nachfolgend zu absolutem Insulinmangel.

9.2 Körperliche Untersuchung

Worauf achten Sie bei der körperlichen Untersuchung besonders?

Bei der körperlichen Untersuchung ist besonders auf den **Hydratationszustand** und Zeichen einer **Ketoazidose** (Vigilanzstörungen, Azetongeruch der Atmung) zu achten, da ein ausgeprägter Flüssigkeitsmangel (Kreislauf- und prärenales Nierenversagen) und eine Ketoazidose eine sofortige Therapie erfordern würden.

Körperliche Untersuchungsbefunde bei neu manifestierten Diabetespatienten sind wenig spezifisch, abgesehen vom zuckersüßen Geschmack des Urins durch die Glukosurie (Merke: Diabetes mellitus = „honigsüßer Durchfluss"). Um diese unangenehme Geschmacksprobe zu umgehen, wussten sich bereits Heiler alter Hochkulturen geschickt zu helfen. So wird von Indianerstämmen berichtet, die einfach eine Urinprobe eines diabetesverdächtigen Patienten auf dem Boden aufbrachten und die Zahl der Ameisen beobachteten, welche von der Probe angezogen wurde. Enthielt der Urin Zucker, scharten sich entsprechend viele Ameisen um die Probe, während eine „gesunde" Urinprobe von Ameisen eher gemieden wurde. Da diese Arbeit in der heutigen Zeit erfreulicherweise labortechnisch für Sie bewältigt wird, können Sie sich nun umso mehr auf eine systematische körperliche Untersuchungen Ihrer Patientin konzentrieren. Auf die im Folgenden aufgeführten Punkte ist besonders zu achten.

besonders achten auf	mögliche Befunde/Hinweise	Befunde der Patientin
Liegen Vigilanzstörungen vor?	Aufgrund der verbesserten frühdiagnostischen Möglichkeiten manifestiert sich der Diabetes Typ 1 nur noch in 10–25% der Fälle primär als ketoazidotisches Koma (zur Ketoazidose s. Infobox 9.7).	Die Patientin ist orientiert (Ort, Zeit, Person) und artikuliert sich adäquat, hat aber deutliche Konzentrationsstörungen und wirkt müde.
Atmung, Geruch der Atemluft? (insbesondere bei komatösen Patienten von Bedeutung)	■ **Kussmaulatmung:** tiefe regelmäßige Atmung, die sich durch den Versuch der respiratorischen Kompensation der metabolischen Ketoazidose einstellt. ■ Fruchtiger **Azetongeruch** der Atemluft: Azeton entsteht durch spontane, nicht enzymatische Dekarboxylierung von Azetoazetat und wird abgeatmet, da es im Körper nicht weiter utilisiert werden kann. **Wichtig:** Dieser Geruch kann nicht von jedem Menschen wahrgenommen werden!	Keine vertiefte Atmung feststellbar; kein Azetongeruch.
Körpergröße und Gewicht	■ Übergewicht (BMI > 25 kg/m²) als Hinweis auf eine mögliche frühe Manifestation eines Typ-2-Diabetes ■ Gewichtsverlust bei Exsikkose und als möglichen Hinweis auf Typ-1-Diabetes-Neumanifestation	Größe 172 cm, Gewicht 61 kg, BMI 20,6 kg/m² (nach einer Gewichtsabnahme von anamnestisch 6 kg)
Herzfrequenz/Blutdruck	Tachykardie (> 100/min in Ruhe) und arterieller Hypotonus (bei Frauen < 100/60 mmHg; bei Männern < 110/60 mmHg) als Zeichen des beginnenden Kreislaufversagens bei intravasalem Flüssigkeitsmangel.	Herzfrequenz 84/min regelmäßig, RR 110/75 mmHg
Hydratationszustand	■ Auf Hautbeschaffenheit achten: trockene/schuppende Haut kann für eine chronisch bestehende Dehydratation sprechen. ■ Hautturgor prüfen: stehende Hautfalten (= verminderter Turgor) bei Flüssigkeitsdefizit.	Insgesamt zu trockene und schuppende Haut, jedoch regelrechter Hautturgor, normal feuchte Mundschleimhäute und sichtbarer Jugularvenenpuls. Damit klinisch noch regelrechter Hydratationszustand.

besonders achten auf	mögliche Befunde/Hinweise	Befunde der Patientin
Hydratationszustand	■ Mundschleimhaut inspizieren und Zunge zeigen lassen: trockene Mundschleimhäute sind ein sehr sensitiver Hinweis auf eine Dehydratation. ■ Verminderte Füllung der Jugularvenen bei Dehydratation: Jugularvenenpuls auch im Liegen nicht mehr sichtbar. ■ Beschaffenheit/Härte der Augenbulbi (v.a. bei Kindern)	
Abdominalschmerz, Abwehrspannung?	Unspezifische gastrointestinale Beschwerden treten in bis zu 20% bei entgleistem Blutzucker auf. In ihrer Maximalform können diese als sogenannte Pseudoperitonitis diabetica imponieren und als solche auf eine beginnende Ketoazidose hinweisen. Der Ausprägungsgrad der Pseudoperitonitis korreliert dabei mit dem Ausmaß der Azidose, jedoch nicht mit der Hyperglykämie!	unauffälliger abdomineller Untersuchungsbefund
Hautinfektionen?	Achten Sie auf Furunkulosen, Mykosen oder Soorbefall (Mundschleimhaut und auch genital, evtl. gynäkologisches Konsil veranlassen).	aktuell keine, jedoch anamnestisch (s.o.)

Bewerten Sie die erhobenen Befunde in der Zusammenschau mit der Anamnese! Welche weitere Diagnostik veranlassen Sie und warum?

Die körperliche Untersuchung hilft differenzialdiagnostisch nicht wirklich weiter. Es kann lediglich daraus geschlossen werden, dass der Flüssigkeitshaushalt durch die gesteigerte Trinkmenge noch einigermaßen kompensiert ist. Entscheidend ist es jetzt, rasch eine Auskunft über die Blutzuckerstoffwechsellage zu erhalten. Dies kann indirekt über eine Urinzuckermessung erfolgen (ein Urinstatus mittels Teststreifen kann auch in nicht speziell ausgerüsteten Praxen ambulant zu jeder Tages- und Nachtzeit durchgeführt werden). Der Teststreifen verrät zudem, ob eine Ketonurie (vgl. Infobox 9.7) oder ein Harnwegsinfekt vorliegen. Besser noch – da quantitativ konkreter beurteilbar – wäre eine zügige Messung des Blutzuckers mittels eines Blutzuckerteststreifens/Laborabnahme (falls verfügbar).

9.3 Ambulante Labordiagnostik

diagnostische Methode	Indikation und Sinn der Untersuchung	Ergebnisse der Patientin
Blutzuckerteststreifen	Der Goldstandard in der Diagnostik des Diabetes ist nach wie vor die Blutzuckerbestimmung. Diese kann auf die Schnelle zur Orientierung auch mit einem **Blutzuckerteststreifen** durchgeführt werden, wo nach Aufträufeln eines Tropfens Kapillarbluts (aus einer zuvor massierten Fingerbeere oder dem Ohrläppchen) nach nur wenigen Sekunden mithilfe kleiner Blutzuckermessgeräte der Blutzuckerwert abgelesen werden kann. Die Teststreifenmethode hat sich vor allem in der Notfallmedizin hervorragend bewährt, weil damit innerhalb kürzester Zeit sowohl hyper- als auch hypoglykämische Entgleisungen diagnostiziert werden können. Die diagnostische Treffsicherheit liegt jedoch unter der etablierter Laborverfahren.	> 400 mg/dl (↑)
Urinteststreifen	schnelles Screening auf: ■ Leukozyturie (Harnwegsinfekt) ■ Nitrit (nitratreduzierende Bakterien?) ■ Ketonkörper (s. Infobox 9.7) ■ Glukosurie (Nierenschwelle 150–180 mg/dl) ■ Eiweiß (diabetische Nephropathie)	■ Leukozyten: +++ ■ Nitrit: + ■ Ketone: ++++ ■ Glukose: +++ ■ Eiweiß: + Hochgradiger Verdacht auf Harnwegsinfekt, Nachweis einer Ketonurie und Glukosurie, milde Proteinurie, die auf den Harnwegsinfekt zurückgeführt werden kann.

Infobox 9.2

Diagnosekriterien des Diabetes mellitus

Bei den folgenden 3 Konstellationen mit den entsprechenden **Plasma**glukosewerten liegt per definitionem ein Diabetes vor:
- wenn der Plasmaglukosespiegel im **Nüchternzustand** (mindestens 12 h!) in **2 unabhängigen Messungen ≥ 126 mg/dl** beträgt (Normwert < 110 mg/dl),
- wenn bei einem **symptomatischen** Patienten (Polyurie, Polydipsie, Abgeschlagenheit) ein Plasmaglukosespiegel von **≥ 200 mg/dl** zu einer **beliebigen Tageszeit** gemessen wird (**Gelegenheitsblutzucker**),
- wenn der Plasmaglukosespiegel **2 h nach** Durchführung eines **oralen Glukosetoleranztests** (oGTT, s. Fall 10) **≥ 200 mg/dl** beträgt (Normwert < 140 mg/dl).

Wie aus obiger Zusammenstellung hervorgeht, existiert eine Lücke zwischen den

Infobox 9.2

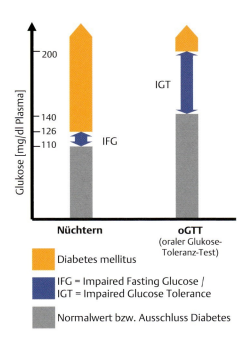

Abb. 9.1 Oraler Glukosetoleranztest: IFG und IGT.

Normwerten im Nüchternzustand/2 h oGTT (<110 mg/dl bzw. < 140 mg/dl) und den einen Diabetes mellitus beweisenden Eckwerten (≥ 126 mg/dl bzw. ≥ 200 mg/dl). Nüchtern-Plasmaglukosespiegel, die sich im Lückenbereich 110–125 mg/dl befinden, werden als **pathologische Nüchternglukose** (impaired fasting glucose = IFG) bezeichnet. 2-h-Werte zwischen 140–199 mg/dl im oGTT bezeichnet man hingegen als **pathologische Glukosetoleranz** (impaired glucose tolerance = IGT) (**Abb. 9.1**). Eine pathologische Glukosetoleranz kann (muss aber nicht!) eine Vorläuferform eines sich später endgültig manifestierenden Diabetes sein.

Zusammenhang zwischen Glukosekonzentration und der Art der Blutprobe

- **Blutplasma (= Standardmethode):** Die Glukose ist mit einer identischen Konzentration in der wässrigen Phase der korpuskulären und flüssigen Blutbestandteile gelöst. Da der reine Wassergehalt der Korpuskeln (ca. 73 %) deutlich niedriger als der des Plasmas (ca. 92 % aufgrund des Eiweißgehalts) ist, findet sich absolut betrachtet mehr Glukose im Blutplasma (ca. + 11 %) als im Vollblut, welches naturgemäß noch die korpuskulären Bestandteile enthält. Aus diesem Grund ist der Hämatokrit eine Einflussgröße auf die Blutzuckermessung.
- **Kapillarblut:** Die Glukosekonzentration entspricht hier in etwa einer arteriellen Vollblutprobe, sofern der Ort der Probenabnahme zuvor durch lokale Massage korrekt „hyperämisiert" worden ist. Das Massieren der Fingerbeere oder des Ohrläppchens ist somit – unabhängig von der vereinfachten Gewinnung einer ausreichenden Blutmenge – für die Validität der Messung entscheidend.
- **Venöses Vollblut:** Die entscheidende Einflussgröße auf den venösen Glukosespiegel ist der vorgeschaltete periphere Glukoseverbrauch. Deshalb ist der venös bestimmte Blutzuckerspiegel immer etwas niedriger als der des Kapillarbluts. Da die periphere Glukoseausschöpfung variabel ist (bei Muskelarbeit oder Sepsis/Infektion z. B. erhöht), kann kein fester Differenzwert angegeben werden. In der Praxis beobachtbare Eckwerte sind:
  - im Fastenzustand: 5 % niedriger als im Kapillarblut,
  - nach Glukosebelastung, bei Infektion oder nach Muskelarbeit: bis 20 % niedriger als im Kapillarblut.

> **Merke**
> - Die Diabetes-Definitionskriterien der WHO (s. oben) beziehen sich rein auf **Blutplasmaproben**! Aus dem Ergebnis eines Blutzuckerteststreifens darf die Diagnose „Diabetes" deshalb nicht abgeleitet werden, es ist aber ein erster Hinweis. Zur definitiven Diagnosesicherung müssen deshalb etablierte Laborverfahren (z. B. Hexokinasemethode) an Blutplasmaproben eingesetzt werden.
> - Auch Blutzuckertestgeräte dürfen nicht zur Diagnostik eines Diabetes verwendet werden. Zwar werden die Geräte immer genauer, dennoch können Abweichungen von 10–15 % auftreten. Die Geräte eignen sich aber hervorragend zur Selbstkontrolle der Blutzuckereinstellung durch Patienten.

Bewerten Sie die erhobenen Befunde in der Zusammenschau mit der Anamnese! Welche weiteren Maßnahmen veranlassen Sie und warum?

Mit der Bestätigung einer massiven Hyperglykämie vor dem Hintergrund der typischen Anamnese besteht ein hochgradiger Verdacht auf einen Diabetes mellitus, da eines der Diabetesdefinitionskriterien der WHO (symptomatischer Patient und Blutzucker zu beliebiger Tageszeit >200 mg/dl) erfüllt ist. Da valide Messungen jedoch nur im Plasma möglich sind (s.o.), müssen Sie noch ein entsprechendes Blutprobenröhrchen abnehmen und an Ihren Labormediziner verschicken. Das zusätzliche Vorhandensein von Ketonkörpern erhärtet den Verdacht, dass Ihre Patientin einen neu manifestierten Diabetes mellitus Typ 1 hat („Insulinmangeldiabetes"). Hierzu passen auch das junge Alter sowie das niedrige Körpergewicht der Patientin. Um ein Fortschreiten der Blutzuckerentgleisung zu verhindern, sollte umgehend eine fachdiabetologische Betreuung stattfinden. Aufgrund der Gefahr eine Ketoazidose (Komagefahr) und Elektrolytstörungen zu entwickeln, sollte die einzuleitende Insulintherapie stationär erfolgen.

Sie teilen der Patientin nun die Verdachtsdiagnose schonend mit und erklären ihr die Notwendigkeit einer sofortigen stationären Einweisung in ein geeignetes Krankenhaus. Die ambulante subkutane Gabe von Insulin sollte vermieden werden, da dies ohne vorherige Labordiagnostik zu Elektrolytentgleisungen (z. B. Hypokaliämie) führen kann, die stationäre Diagnostik erschwert wird (z. B. Ausgangsblutzucker, Elektrolytstatus, Azidosebeurteilung) und die stationäre Insulintherapie überlagert.

9.4 Stationäre apparative Diagnostik/Labordiagnostik

diagnostische Methode	Indikation und Sinn der Untersuchung	Ergebnisse der Patientin
Plasmaglukose	Objektiver Nachweis einer Hyperglykämie. Zur Erinnerung: obig aufgeführte WHO-Diabeteskriterien gelten nur für die Plasmaglukose!	547 mg/dl (↑)
Blutgasanalytik	Bei Vorliegen von Ketonkörpern obligat durchzuführen! Vollautomatische Geräte zur Analyse der Blutgase stehen auf vielen Intensivstationen zur Verfügung. Meist werden die Elektrolyte/Laktat und Blutglukose (cave: arterielles Blut, s. Infobox 9.1) gleich mit erfasst, sodass man innerhalb weniger Minuten alle wichtigen Laborparameter erhält.	• pH: 7,28 (↓) • pO_2: 99 mmHg (normal) • pCO_2: 28 mmHg (↓) • Stand. HCO_3^-: 13 mM (↓) • Base Excess: −12 (↓) • O_2-Sätt.: 100 % (normal) • Natrium: 128 mM (Kommentar unten) • Kalium: 3,9 mM (Kommentar unten) • Chlorid: 97 mM (Kommentar unten) • Kalzium: 2,0 mM (Kommentar unten) • Anionenlücke: 18 mM (↑) • Laktat: 2,4 mM (↑)

diagnostische Methode	Indikation und Sinn der Untersuchung	Ergebnisse der Patientin
Blutgasanalytik		**Kommentar:** Es liegt die klassische Konstellation einer respiratorisch teilkompensierten metabolischen (Additions-)Azidose mit grenzwertig vergrößerter Anionenlücke vor. Eine vergrößerte Anionenlücke spricht für das Vorliegen einer metabolischen Additionsazidose, d. h. dass dem Bikarbonatpuffersystem des Blutes saure Äquivalente (in diesem Fall die Ketonkörper, es können z. B. aber auch Laktat oder Salicylate sein) zugeführt wurden oder endogen entstanden sind (weitere Details siehe Physiologielehrbücher)
HbA$_{1C}$	Hämoglobin wird nichtenzymatisch und damit abhängig von der Blutglukosekonzentration glykosyliert (HbA$_{1C}$). Unter physiologischen Bedingungen sind < 5,7–6,1% (je nach Testverfahren) des Hbs glykosyliert. Der HbA$_{1C}$ ist der Goldstandard zur Beurteilung der Qualität einer blutzuckersenkenden Therapie und spiegelt den Blutzucker der letzten 3 Monate wider. Für die Diagnose eines Diabetes mellitus ist er nicht geeignet.	13,7% (↑) Dieser Wert spricht für eine ausgeprägte und längerfristig bestehende Hyperglykämie.
Elektrolyte	Bei osmotischer Diurese kommt es gleichzeitig zu einem Elektrolytverlust (**Merke:** Je höher die osmotische „Last", desto geringer das Konzentrationsvermögen der Niere). Bei entgleistem Diabetes kann dieser Elektrolytverlust massive Ausmaße annehmen (bis zu ca. 500 mmol Natrium, Kalium und Chlorid und ca. 100 mmol Phosphat). **Hyponatriämie:** Zusätzlich kommt es durch die osmotische Wirkung der extrazellulär erhöhten Glukose zu einer Flüssigkeitsverschiebung von intra- nach extrazellulär. Damit kommt es zu einer extrazellulären Verdünnungshyponatriämie (= hyperosmolare/hypertone Hyponatriämie). Für jeden Anstieg der Glukose um 100 mg/dl fällt die Na-Konzentration um 1,6 mmol/l ab.	- Natrium: 128 mmol/l (entspricht nach der Formel für glukosekorrigiertes Natrium bei obiger Plasmaglukose 135 mmol/l) - Kalium: 3,9 mmol/l - Chlorid: 97 mmol/l - Phosphat: 2,4 mg/dl - Kalzium: 2,0 mmol/l

Fall 9

diagnostische Methode	Indikation und Sinn der Untersuchung	Ergebnisse der Patientin
Elektrolyte	**Kalium:** häufig in der Norm! Trotz des hohen Kaliumnettoverlusts ist der Kaliumwert aufgrund der Transmineralisation (= Zellen nehmen überschüssige Protonen aus dem Plasma im Austausch gegen Kaliumionen – Elektroneutralität! – auf) bei Azidose und des Insulinmangels kompensatorisch erhöht und liegt somit wieder im Normbereich. ■ Chlorid: meist ↓ ■ Phosphat: meist ↓ ■ Kalzium: meist ↓	**Merke:** Auch bei niedrig normalen Kaliumwerten muss bei der Insulinakuttherapie Kalium frühzeitig substituiert und überwacht werden.
Retentionsparameter	■ Kreatinin: eher ↑ Aufgrund der Hypovolämie kann sich ein prärenales Nierenversagen entwickeln. Das Kreatinin dient der Abschätzung der Nierenfunktion unter osmotischer Diurese. Aber Vorsicht: Ketonkörper an sich können mit der Analyse des Kreatinins interferieren und falsch hohe Werte vorspiegeln. ■ Harnstoff: eher ↑ Spiegelt die Dehydratation und aktuelle Nierenfunktion teils besser wider, da keine Interferenz mit Ketonkörpern in Laboranalytik.	■ Kreatinin 1,9 mg/dl (↑) ■ Harnstoff 88 mg/dl (↑)
Urinkultur	Sollte angelegt werden, da bei Diabetikern häufig komplizierte Harnwegsinfekte mit seltenen Keimen auftreten.	nicht durchgeführt
Autoantikörper	Siehe hierzu Infobox 9.2; im vorliegenden Fall sind die Autoantikörper diagnostisch nicht notwendig, wurden aber im Rahmen einer klinischen Studie während des stationären Aufenthalts bestimmt.	■ IA-A positiv ■ GAD positiv ■ IA-2A negativ
Blutbild/Differenzialblutbild	Häufig liegt eine Leukozytose mit Neutrophilie vor. Da diese jedoch bereits von Ketonkörpern an sich verursacht werden kann, ist eine Leukozytose in der Ketonämie ein sehr unzuverlässiger Infektparameter.	■ Leukozyten 10 500/μl (↑) ■ Neutrophile 87% (↑) ■ sonst Normwerte (Differenzialblutbild, Hb, Erythrozytenparameter und Thrombozyten)
Serumosmolalität	Ist in solchen Fällen praktisch immer erhöht wegen Hyperglykämie/Exsikkose; das Auftreten eines diabetischen Komas korreliert am besten mit der Höhe der Serumosmolalität (und nicht mit der Hyperglykämie oder Ketose!).	314 mosm (↑)

diagnostische Methode	Indikation und Sinn der Untersuchung	Ergebnisse der Patientin
Amylase, Lipase	Amylase ist bei Ketoazidose manchmal erhöht (möglicherweise wegen erhöhter Speichelamylase), Lipase hingegen meist im Normbereich (cave: Fehldiagnose einer Pankreatitis bei Pseudoperitonitis diabetica – Differenzialdiagnose falls nötig über Bildgebung: Sonografie/Abdomen-CT).	- Serumamylase 37 U/l (normal) - Lipase 42 U/l (normal)
EKG	Sollte aufgrund der zu erwartenden Elektrolytentgleisung immer durchgeführt werden (insbesondere bei Hypo-/Hyperkaliämie!).	Sinusrhythmus, HF 92/min, Steiltyp, Intervalle im Normbereich, unauffällige Kammerde- und -repolarisation

9.5 Abschließende Bewertung und Diagnosestellung

Jetzt haben Sie alles was Sie brauchen! Stellen Sie die Diagnose und begründen Sie Ihre Entscheidung!
Damit ist die Diagnose eines neu manifestierten insulinpflichtigen Diabetes mellitus (DM Typ 1) gesichert. Die Ketonurie spiegelt sich im Blut als metabolische Ketoazidose (pH erniedrigt) wider. Des Weiteren liegt eine Elektrolytstörung im Sinne einer hyperosmolaren Hyponatriämie bei noch normalen Serum-Kaliumwerten vor. Zudem besteht der Verdacht auf einen Harnwegsinfekt.

9.6 Vorstellung beim Oberarzt und weitere Planung

Sie sind der aufnehmende Arzt in der internistischen Notaufnahme. Wie würden Sie als Krankenhausarzt diese Patientin Ihrem Oberarzt vorstellen? Beachten Sie, dass es auf eine möglichst kompakte, aber dennoch umfassende Information ankommt. Welche Soforttherapie leiten Sie ein und wie berichten Sie darüber?
24-jährige Patientin mit neu manifestiertem insulinpflichtigen Diabetes mellitus bei typischer Anamnese mit Polyurie/Polydipsie, Hyperglykämie von 547 mg/dl. In der vorliegenden Labor- und Blutgasanalytik findet sich eine diabetische Ketoazidose, die Patientin ist bei partieller respiratorischer Kompensation aber nicht komatös. Patientin leicht hypoton, aber kreislaufstabil, Exsikkose trotz protrahiertem Verlauf klinisch eher mild ausgeprägt. Begleitender, bislang asymptomatischer Harnwegsinfekt im U-Status, jetzt antibiotisch anbehandelt. Ansonsten keine relevanten Begleit- oder Vorerkrankungen. Infusion von isotoner Kochsalzlösung 1 000 ml mit zusätzlich 20 mval Kaliumchlorid bei einem Aufnahme-Kalium von 3,9 mmol/l läuft. Zudem Insulinperfusor mit 5 I.E. Normalinsulin pro Stunde. Blutzucker- und Kaliumkontrollen vorerst 2-stündlich. Eine Verlegung auf die Überwachungsstation wurde veranlasst.

9.7 Therapeutisches Vorgehen

Welche grundsätzlichen Therapieansätze gibt es?
Beim Typ-1-Diabetes liegt ein absoluter Insulinmangel (im Gegensatz zum *relativen* Insulinmangel bei Insulinresistenz und Typ-2-Diabetes, s. Fall 10) aufgrund autoimmuner Zerstörung der β-Zellen der Langerhans-Inseln vor. Eine Insulintherapie ist deshalb die einzige Option zur Behandlung von Typ-1-Diabetikern. Orale Antidiabetika (OAD) dürfen bei Typ-1-Diabetikern nicht eingesetzt werden, da alle OAD auf eine vorhandene Restsekretion von Insulin angewiesen sind, um wirken zu können. Über die Insulintherapie hinaus kann eine zusätzliche Medikation indiziert sein, wenn sich diabetische Sekundärkomplikationen entwickeln (diabetische Retinopathie, Makroangiopathie, diabetisches Fußsyndrom, Polyneuropathie, Nephropathie). Zu Sekundärkomplikationen kommt es jedoch beim Typ-1-Diabetes meist erst nach mehrjährigem Krankheitsverlauf mit unzureichender Stoffwechseleinstellung, sodass zum jetzigen Zeitpunkt alleinig die Insulintherapie, Flüssigkeits- und Elektrolytausgleich im Vordergrund stehen.

Infobox 9.3

Insulintherapie

Grundsätzliches zur Wirkung von Insulin

Insulin reguliert nicht nur den Glukosestoffwechsel, sondern weist vielfältige und teils äußerst komplexe Wirkungen auf den Organismus auf. Neben der blutzuckersenkenden Wirkung (gesteigerte Glukoseaufnahme in Muskel- und Fettzellen durch insulinabhängige Translokation von Glukosetransportern in die Plasmamembran und gleichzeitige Hemmung der hepatischen Glukoneogenese) wirkt Insulin anabol (Stimulation der Fettsäuresynthese, Proteinsynthese und Glykogensynthese) und „antikatabol" (Antilipolyse, Antiproteolyse). In den letzten Jahren hat sich herausgestellt, dass Insulin auch vaskuläre (Atherogenese, Blutflussregulation, Hämostase z.B. über eine Steigerung der endothelialen NO-Produktion) und zerebrale Effekte (Einflüsse auf das Hungergefühl und Kognition, v.a. im Hypothalamus) hat. Diese neu entdeckten Insulinwirkungen sind ein wichtiger Gegenstand aktueller Forschungsbemühungen.

Insulin und Insulinanaloga

Bis in die frühen 80er-Jahre wurde Insulin aus tierischen (Schwein, Rind) Bauchspeicheldrüsen isoliert und nach vielen Aufreinigungsschritten für die Therapie verwendet. Auch wenn Schweine-/Rinderinsulin beim Menschen gut wirksam ist, können sie als Fremdprotein (Schweine-/Rinderinsulin unterscheidet sich in 1 bzw. 3 Aminosäuren von menschlichem Insulin) eine Allergie auslösen, was die Therapie häufig erschwerte. 1982 gelang erstmals die Synthese von human rekombinantem Insulin in E.-coli-Bakterien, sodass das Problem der Allergenität tierischer Insuline gelöst war. Die heute im Einsatz befindlichen Humaninsuline sind daher ausnahmslos gentechnisch hergestellt.

Das Insulinmolekül liegt physiologischerweise als Dimer vor. In Anwesenheit von Zinkionen assoziieren in der β-Zelle je 3 Dimere zu Hexameren. In dieser Form wird Insulin in den Blutstrom abgegeben, bevor es in Einzelmoleküle zerfällt. Werden zinkstabilisierte Insulinhexamere subkutan injiziert, dissoziieren sie bei physiologischem pH wieder in Di- und Monomere. Erst in dieser Form können sie komplett resorbiert werden und gelangen ins Blut. Dieser Prozess der Dissoziation kann pharmakologisch hinausgezögert werden, z.B. durch Zugabe von Protamin (Protein aus Fischsperma) = **NPH-Insuline (Neutral Protamin Hagedorn)**. Anfang der 90er-Jahre schließlich wurden in das humane Insulin gentechnisch gezielt Mutationen eingefügt, die das Dissoziationsverhalten der Insulinmoleküle nicht nur verzögern, sondern auch beschleunigen konnten. Diese gentechnisch veränderten Insulinpräparate werden unter dem Begriff „**Insulinanaloga**" summiert, wobei man schnelle (beschleunigt) und langsame (verzögert freigesetzte) Insulinanaloga unterscheidet. Überraschenderweise sind Insulinanaloga trotz der Aminosäurenaustausche – im Gegensatz zu den früher verwendeten tierischen Insulinen – nicht allergen. Die Zeit-Wirk-Kurven der verschiedenen Insulinpräparate sind in Abb. 9.2 veranschaulicht.

Infobox 9.3

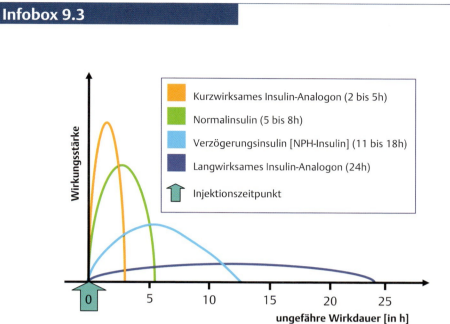

Abb. 9.2 Zeit-Wirkungs-Kurven der verschiedenen Insulinpräparate.

Formen der Insulintherapie

Betrachtet man die Insulinspiegel über den Tagesverlauf unter physiologischen Bedingungen, so ergibt sich folgendes Bild (Abb. 9.3). Das Ziel einer Insulintherapie muss sein, diese physiologische Wirkkurve so gut wie möglich abzubilden. Natürlich kann hier nur ein Kompromiss erreicht werden, z. B. ist es schwer möglich, die sogenannte „Second Phase" Sekretionsphase des Insulins nach Nahrungsaufnahme nachzuahmen (Pfeil). Nichtsdestotrotz kann mit einer geeigneten Kombination kurz- und lang wirksamer Insuline durchaus ein der physiologischen Wirkkurve in weiten Teilen entsprechendes Profil erreicht werden.

Konventionelle Insulintherapie (CT): Man spricht von einer CT, wenn täglich dieselben Mengen Insulin gespritzt werden und der Patient seine Ernährung entsprechend anpasst. Entsprechend resultiert ein äußerst rigider Tagesablauf mit vorprogrammierten Essenszeiten. Bei Verwendung sogenannter Mischinsuline (z. B. 30% Normalinsulin, 70% NPH-Insulin) muss der Patient nur 2-mal pro Tag dieselbe Menge Insulin spritzen, was die

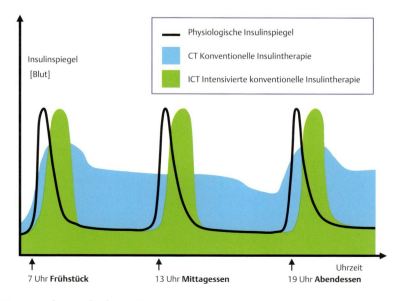

Abb. 9.3 Formen der Insulintherapie.

> **Infobox 9.3**

Durchführung einer Insulintherapie natürlich erleichtert (s. Abb. 9.4). Eine CT ist einer ICT (s. unten) allerdings in Bezug auf die Güte der Blutzuckerkontrolle im Schnitt unterlegen (was sich anhand der Unterschiedlichkeit der Wirkkurven von selbst erklärt), von der Einbuße an Lebensqualität bei unflexibler Ernährung ganz abgesehen. Vorteil ist, dass bei dieser Therapieform weit weniger Blutzuckermessungen durchgeführt werden müssen, einen konstanten Tagesablauf vorausgesetzt. Eine CT ist deshalb in erster Linie für Patienten mit deutlich verkürzter Lebenserwartung geeignet bzw. für die Patienten, die mit der Durchführung einer ICT überfordert sind.

Intensivierte konventionelle Insulintherapie (ICT): Von einer intensivierten konventionellen Insulintherapie (ICT) spricht man, wenn mittels des sogenannten **Basis-Bolus-Prinzips** die physiologische Wirkkurve imitiert wird. Hierbei spritzt der Patient jeweils zu den Hauptmahlzeiten ein kurz wirksames Insulin (Wirkdauer 2–8 h) und morgens und/oder abends ein lang wirksames Insulin (11–24 h) unabhängig voneinander und passt die Dosierungen jeweils an den gemessenen Blutzuckerwert sowie die geplante Nahrungsaufnahme/Bewegungsverhalten im Tagesablauf an. Dies ermöglicht eine höhere Flexibilität und Spontaneität bzgl. der Ernährung und den Essenszeiten, verbunden mit einem deutlichen Gewinn an Lebensqualität. Selbstredend setzt diese Therapieform eine sehr gute Compliance des Patienten und entsprechende Schulung voraus.

Funktionelle Insulintherapie (FIT): Diese Insulintherapie entspricht einer weiterentwickelten ICT, bei der sogenannte BE-Faktoren eingesetzt werden, d. h. der Patient bekommt einen individuell festgelegten Insulinfaktor pro 12 g (= 1 Berechnungseinheit = BE) aufgenommene Kohlenhydrate (z. B. 2 I.E./12 g Kohlenhydrate würde bei einer geplanten Nahrungsaufnahme von 48 g KH = 4 BE eine Insulingabe von 8 I.E. subkutan bedeuten). Diese Therapieform erfordert einen hohen Schulungsgrad der Patienten, da alle Einflussgrößen auf den Blutzucker situationsbezogen berücksichtigt und einberechnet werden müssen (Ausgangs-BZ, Menge an KH, Insulinbedarf je Tageszeit, Bewegungsverhalten).

Insulinpumpentherapie (CSII = kontinuierliche subkutane Insulininfusion): Mit einer außen am Körper getragenen Insulinpumpe (ca. Walkman-Größe), welche kontinuierlich Normalinsulin über einen Katheter in das Subkutangewebe abgibt (der Katheter ähnelt einer kleinen Verweilkanüle, ist aus Kunststoff und damit flexibel und muss vom Patienten selbstständig gewechselt werden), kann die physiologische Zeit-Wirkungs-Kurve des Insulins am besten simuliert werden. Ein vollständiger Ersatz des Pankreas jedoch wird durch eine Insulinpumpe nicht erreicht, da ein Messsystem zur gleichzeitigen Glukosemessung nicht in die Pumpe integriert ist. Der Patient kann die Pumpe beliebig programmieren, z. B. lassen sich selbst von Stunde zu Stunde unterschiedliche Basisraten beliebig über den Tag verteilen. Zusätzlich kann der Patient bei Bedarf (Essen, zu hoher Blutzucker) manuell jederzeit Boli von der Pumpe per Knopfdruck abgeben lassen. Die Vor- und Nachteile der jeweiligen Insulintherapieschemata sind in folgender Tabelle zusammengefasst.

Insulintherapie	Pro	Kontra
CT	■ einfach durchzuführen ■ kann bei hilfsbedürftigen Patienten vom Sozialdienst im häuslichen Umfeld durchgeführt werden ■ wenige Blutzuckerbestimmungen vonnöten (Voraussetzung ist ein regelmäßiger Tagesablauf)	■ Blutzuckereinstellung nur eingeschränkt möglich, eher für Patienten mit bereits eingeschränkter Lebenserwartung geeignet ■ Essenseinnahme zu vorbestimmten Tageszeiten ■ gestattet keinen flexiblen Tagesablauf

Infobox 9.3

Insulintherapie	Pro	Kontra
ICT	■ Blutzuckereinstellung qualitativ deutlich besser als mit CT ■ Wahl des Zeitpunktes der Mahlzeit etwas flexibler	■ erfordert intensive Mitarbeit des Patienten ■ erfordert mindestens 3–4 Blutzuckerbestimmungen/d ■ hoher Schulungsaufwand für Patienten ■ setzt einen hohen Motivationsgrad des Patienten voraus ■ definitiv nicht für kognitiv eingeschränkte Patienten geeignet ■ Mahlzeitenumfang nicht flexibel
FIT	■ qualitativ beste Blutzuckereinstellung ■ ermöglicht eine komplett flexible Lebensführung und Ernährung	■ erfordert ebenfalls mindestens 3–4 Blutzuckerbestimmungen/d ■ setzt gut geschulten und motivierten Patienten voraus
Insulinpumpe	■ reproduziert die endogene Insulinfreisetzung am besten ■ ist häufig die Ultima Ratio, wenn alle anderen Insulintherapien in Bezug auf die Güte der Stoffwechseleinstellung versagen ■ Zielgruppe: v.a. Patienten mit Dawn-Phänomen (morgendlich ansteigende Blutzuckerwerte als Folge erhöhter kontrainsulinärer endogener Hormone in den Morgenstunden) und Patienten mit häufigen Hypoglykämien und Hypoglykämie-Wahrnehmungsstörungen ■ hohe Flexibilität	■ Abhängigkeit des Patienten von einem Gerät (um technischen Ausfällen vorzubeugen, müssen die Patienten immer auch ein konventionelles Insulinspritzset mit sich führen) ■ ungünstige kosmetische Aspekte (z. B. beim Baden gehen) ■ Technik und Bedienung anspruchsvoll (z.B. Ampullenwechsel, menügesteuerte Bedingungsführung) ■ nur möglich bei gut geschulten Patienten mit hoher Compliance

Käme für Sie bei der Patientin in der jetzigen Situation eine ambulante Therapie infrage? Mit welchen Risiken wäre zu rechnen? Begründen Sie!

Die Ersteinstellung mit Insulin sollte stationär erfolgen, da in der Initialphase der Insulinbedarf sehr variabel ist (anfangs hoch bei ausgeprägter Hyperglykämie und Azidose, später sinkend). Des Weiteren muss die Flüssigkeits- sowie Elektrolytbilanz unter regelmäßigen Kontrollen ausgeglichen werden. Um die Flüssigkeitssubstitution sicher zu gewährleisten, sollte diese intravenös erfolgen. Die Insulingaben sollten bei vorliegender Ketoazidose ebenfalls initial intravenös erfolgen, da in dieser Situation das Resorptionsverhalten von Insulin subkutan schwer abschätzbar ist. Auch die Rekompensation muss langsam erfolgen (BZ-Zielwert **nicht** unter <200 mg/dl innerhalb der ersten 12 h), um der Entwicklung eines Hirnödems bei zu schneller Glukosesenkung vorzubeugen (osmotischer Druck extrazellulär sinkt → Wasser wird nach intrazellulär rückverlagert, wodurch sich ein Zellödem entwickelt). Des Weiteren müssen regelmäßige Kaliumkontrollen stattfinden, da durch die Insulinsubstitution der Glukose-Kalium-Symport nach intrazellulär erhöht wird und damit die extrazellulären Kaliumkonzentrationen weiter abfallen können. Dies kann zu relevanten Herzrhythmusstörungen führen.

Infobox 9.4

Die Hypoglykämie als ernste Komplikation der Insulintherapie

Definition

- Hypoglykämie: Nüchternblutzuckerwerte < 50 mg/dl.

Pathophysiologie

- Abbildung 9.4 zeigt schematisch wichtige Einflussfaktoren auf den Blutzuckerhaushalt. Dementsprechend kann es sowohl bei einem Überangebot an Insulin oder aber einer nicht der Insulindosis entsprechenden Nahrungsaufnahme (Inappetenz ohne Insulindosisreduktion) zu einem Unterzucker (Hypoglykämie) kommen. Gerade bei alten und pflegebedürftigen Menschen ist es oft schwierig, die endgültige Essensmenge im Voraus abzuschätzen, bei Kindern ist zudem das Bewegungsverhalten schwer abschätzbar und damit das Hypoglykämierisiko ebenfalls erhöht.
- Unterhalb von Glukosekonzentrationen von < 80 mg/dl fallen beim Gesunden die endogenen Insulinspiegel auf sehr niedrige Werte ab. Bei Blutzucker < 70 mg/dl steigen die Plasmaspiegel von Glukagon und Adrenalin deutlich an. Dies erklärt viele Initialsymptome einer Hypoglykämie. Unter 60 mg/dl steigen die Kortisol- und Wachstumshormonspiegel an. Die mit dem Anstieg der kontrainsulinären Hormone verbundenen Symptome werden als **autonome Hypoglykämiesymptome** bezeichnet (vgl. Tabelle).
- Bei Blutzuckerwerten unter 50 mg/dl kommen sogenannte **neuroglukopenische Symptome** hinzu (vgl. Tabelle). Bei Blutzucker unter 30 mg/dl treten Krampfanfälle und Bewusstseinsverlust als Symptome in den Vordergrund.
- Als **schwere Hypoglykämie** sind Hypoglykämien definiert, bei denen Fremdhilfe (Angehörige/medizinisches Personal) benötigt wird.

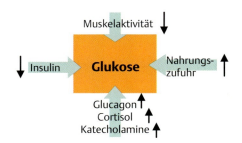

Abb. 9.4: Einflussfaktoren auf den Blutzuckerhaushalt.

> **Merke**: Hypoglykämien unter einer Therapie mit oralen Antidiabetika verlaufen meist protrahiert im Vergleich zu Hypoglykämien unter kurz wirksamen Insulinen und benötigen deshalb eine längere Überwachung und Therapie.

Symptomatik

- Es ist wichtig zu wissen, dass die Symptomatik nicht linear mit dem Blutzuckerwert korreliert. Entsprechend gibt es auch keine Einteilung der Hypoglykämie, die sich an den gemessenen Glukosewerten orientiert, sondern eine rein klinische Klassifikation.

> **Merke**: Es gibt fast kein Symptom, das während einer Hypoglykämie nicht auftreten kann! Umgekehrt gibt es Hypoglykämien, die bis zum endgültigen Eintritt der Bewusstlosigkeit praktisch symptomfrei verlaufen (sog. Hypoglykämie-Wahrnehmungsstörungen). Die Wahrscheinlichkeit einer Hypoglykämie-Wahrnehmungsstörung erhöht sich bei häufig rezidivierenden Unterzuckerungen. Therapeutisch kann durch eine längerfristige Vermeidung von Unterzuckerungen die Wahrnehmung wieder verbessert werden. Auch Betablocker können durch Hemmung von Symptomen wie Tachykardie oder Tremor zu einer Wahrnehmungsstörung von Hypoglykämien beitragen und sollten deshalb bei Diabetikern mit Vorsicht verabreicht werden.

Epidemiologische Daten

- Zirka 2–4 % insulintherapierter Diabetiker versterben an einer Hypoglykämie, wobei betont werden muss, dass die Mortalität durch Ketoazidose und Koma um ein Vielfaches höher liegt und vor Einführung der Insulintherapie 100 % betragen hat.
- Hypoglykämien können auch während des Schlafs auftreten und werden von den Patienten dann oft nicht oder nur indirekt bemerkt.
- Das Risiko schwerer Hypoglykämien ist abhängig von der Strenge der Einstellung. Je niedriger das HbA_{1C}-Ziel, desto häufiger treten Hypoglykämien auf.
- Insulinanaloga (sowohl kurz wie lang wirksame) scheinen die Inzidenz von Hypoglykämien zu reduzieren, insbesondere die nächtlichen Episoden.

Typische Auslösefaktoren

Unzureichende/fehlende Mahlzeit, vermehrte Bewegung, Insulinspritzfehler, Alkoholgenuss (hemmt hepatische Glukoneogenese).

> **Infobox 9.4**

Warnsymptome bei wachem Patienten (sog. autonome Symptome)	mögliche Symptome nach stattgehabter nächtlicher Hypoglykämie	neuroglukopenische Symptome
■ Schwitzen ■ Heißhungergefühl ■ Tremor ■ Herzklopfen/Tachykardie ■ vasomotorische Hautreaktionen (Blässe, aber auch Rötung, v. a. im Gesicht)	■ Nachtschweiß ■ unruhiger Schlaf ■ hoher morgendlicher Nüchternblutzucker (kompensatorisch überschießende Gegenregulation, welche auch als sogenannter Somogyi-Effekt bezeichnet wird)	■ Kopfschmerz, Sehstörungen, Sprachstörungen ■ Wesensveränderung, Aggression ■ Verwirrtheit/Affektinkontinenz ■ Müdigkeit, Lähmungen ■ Krampfanfälle bis Koma

Therapie
- Bei milder Hypoglykämie: 30–50 g rasch resorbierbare Kohlenhydrate (z. B. Traubenzucker, Obstsäfte oder Cola).
- Neben der obligaten Traubenzuckerreserve sollten Insulintherapiepatienten mit erhöhter Hypoglykämiegefahr (s. o.) ein **Hypoglykämie-Notfallset** erhalten. Dieses enthält das kontrainsulinäre Hormon Glukagon (0,5–1 mg), das intramuskulär vom Patienten oder einem Fremdhelfer appliziert werden kann, sofern kein Arzt vor Ort ist, der Glukose i. v. (20–40 ml 40%ige Glukoselösung) verabreicht.

> **Merke:** Bei einem bewusstlosen Diabetiker immer von einer Hypoglykämie ausgehen! Falls kein Farbteststreifen zur Verfügung steht, immer Glukose i.v. verabreichen und **nie** Insulin! Während ein hyperglykämisch entgleister Diabetiker von einer zusätzlichen Glukosegabe keinen Schaden davonträgt, wäre eine Insulingabe bei einer Hypoglykämie ohne sofortiges Gegensteuern lebensbedrohlich!

Wie geht es bei der Patientin dann weiter?

Die Dauertherapie besteht dann aus einer subkutanen Insulintherapie (in der Regel als sogenannte **intensivierte konventionelle Insulintherapie = ICT**, vgl. Infobox 9.3) in Kombination mit einer glukosekontrollierten Ernährung. Bei der Umstellung von der intravenösen Akutinsulintherapie auf die Subkutantherapie darf es zu keiner Pause in der Insulinversorgung kommen, da sonst erneut eine Stoffwechseldekompensation droht.

Für die ICT muss die Patientin neben einer entsprechenden Ernährungsschulung die Techniken der Insulineigenapplikation und der Blutzuckerselbstmessung erlernen („**Diabetesschulung**"). Da eine eigenständig durchgeführte und durch den Patienten selbst anzupassende Insulintherapie (sogenanntes Patienten-Empowerment) ein wichtiges Ziel ist, stellt die Diabetesschulung einen Grundpfeiler in der Diabetestherapie dar.

Da es unter einer Insulintherapie (z.B. Insulinüberdosierung) auch zu Unterzuckerungen (Hypoglykämien) kommen kann (s. Infobox 9.4), müssen die Patienten über Hypoglykämiesymptome ausführlich aufgeklärt werden. Im Allgemeinen sollten Hypoglykämien in der Anfangszeit der Insulintherapie möglichst vermieden werden, um die Patienten nicht zu verunsichern („Angst vor Insulin" verschlechtert Compliance).

Man kann die Einstellung eines neumanifestierten Diabetes mellitus zunächst folgendermaßen beginnen:
- durchschnittlicher Insulinbedarf nach Formel: 61 kg × 0,4 I.E. ~ 24 I.E./d
- bei ca. 50/50% Verteilung Verzögerungsinsulin/schnell wirksames Insulin: 12 I.E. Basalinsulin verteilt auf 2 Dosierungen (bei NPH-Insulin mit 12-h-Wirkdauer) und 12 I.E. bei guter BZ-Lage verteilt auf die Hauptmahlzeiten nach dem Verteilungsverhältnis 2:1:1,5

Die Feineinstellung und ergänzende Schulung der Patientin sollte dann von einem Fachinternisten/Diabetologen ambulant fortgeführt werden.

Infobox 9.5

„Sie haben Diabetes": typische Patientenfragen bei Diagnosestellung

In dieser Infobox sind eine Reihe typischer Fragen zusammengestellt, welche Typ-1-Diabetiker häufig bei Erstdiagnose stellen:

„Muss ich jetzt lebenslang Diät halten?"
Nein. Die aktuellen allgemeinen Empfehlungen zur Ernährung der Deutschen Gesellschaft für Ernährung (DGE) kann auch als optimale Ernährung für Diabetiker angesehen werden (Vollkornbrot, Nudeln, Reis, Getreideflocken – am besten aus Vollkorn – sowie Kartoffeln, fettarm, niedriger Anteil an gesättigten Fettsäuren, max. 300–600 g Fleisch und Wurst/Woche, salzarm, ballaststoffreich, vitaminreich). Aufgrund der modernen intensivierten Insulintherapie verfügt der geschulte Typ-1-Diabetespatient über eine große Flexibilität bei der Ernährung und kann die Insulindosierungen an die Nahrungsaufnahme anpassen. Einen großen Stellenwert nehmen hingegen diätetische Maßnahmen beim übergewichtigen Patienten mit Typ-2-Diabetes ein, hier sind sie im Sinne einer gewünschten Gewichtsreduktion eine unabdingbare Therapiesäule.

„Darf ich mit Diabetes überhaupt Autofahren bzw. einen Führerschein erwerben?" Ja, es bestehen bei einer guten Therapiecompliance und Stoffwechseleinstellung keine Einschränkungen, auch nicht für schwere LKWs. Allerdings dürfen Führerscheine der Klasse D (Busse zur Personenbeförderung) nicht von Diabetikern erworben werden.

„Gibt es Berufe, welche ich nicht ausüben kann bzw. darf?" Diabetiker können fast alle Berufe ausüben. Allerdings muss ehrlicherweise darauf hingewiesen werden, dass 20–30 % der Diabetiker dennoch mit beruflichen Schwierigkeiten rechnen müssen, wobei sich für die meisten von ihnen Lösungen finden lassen. Definitive Einschränkungen oder gar Verbote bestehen für folgende 4 Risikogruppen:
- Berufe mit Eigen-/Fremdgefährdung durch mögliche Unterzuckerung: Verboten sind in aller Regel Berufe zur Personenbeförderung (Busfahrer, Lokführer, Pilot), mit erforderlichem Waffengebrauch (Polizei), mit Absturz-/Verletzungsgefahr (Dachdecker, Hochbau, Starkstromelektriker) und alleinige Verantwortung in Überwachungsbereichen (Industrie etc.).
- Berufe mit Schichtdienst: Von Berufen mit Schichtdiensten (Gesundheitsbereich etc.) wird zwar meist abgeraten, jedoch sind diese Berufe keineswegs ausgeschlossen und – wie die Praxis lehrt – nur in seltenen Fällen tatsächlich nicht ausführbar.
- Berufe mit Tätigkeiten fernab einer ärztlichen Versorgung: Gerade Diabetiker mit Folgekomplikationen (z. B. Nierenfunktion) sollten auf eine erreichbare notärztliche Versorgung achten.
- Berufe in Arbeitsbereichen, welche Diabeteskomplikationen fördern: dazu zählen z. B. Tätigkeiten in Umgebungen mit vielen Infektionserregern (Kanalisation), in großer Hitze (Stahlarbeiter) oder Überdruck.

„Kann ich Kinder bekommen?" Ja, Diabetikerinnen können genauso schwanger werden wie alle anderen Frauen auch, sofern keine anderweitigen Ursachen der Empfängnisprobleme bestehen. Allerdings ist eine sehr engmaschig kontrollierte Stoffwechselkontrolle mit einer möglicherweise erhöhten Anzahl an täglichen Insulininjektionen eine unbedingte Voraussetzung. Eine geplante Schwangerschaft sollte zuvor mit dem betreuenden Diabetologen besprochen werden, da bei schwer einzustellenden Diabetikerinnen mit unzureichender Stoffwechselkontrolle (HbA_{1C} > 7,5 %) die Rate spontaner Aborte um das 4-Fache und die Häufigkeit angeborenen Missbildungen um das 9-Fache gegenüber gut eingestellten Diabetikerinnen (HbA_{1C} < 7,5 %) erhöht ist. Die Diabeteseinstellung während der Schwangerschaft muss so optimal wie möglich, normwertige Blutzuckerwerte müssen das Ziel sein.

„Bin ich jetzt vom Wehrdienst befreit?" Ja, Diabetiker werden grundsätzlich nicht zum Wehrdienst herangezogen. Sollte der Diabetes während einer bereits ausgeübten Tätigkeit bei der Bundeswehr auftreten, entscheidet ein truppenärztliches Gutachten darüber, welche Tätigkeiten noch ausgeführt werden dürfen und welche nicht.

Steckbrief

Diabetes mellitus Typ 1

Englische Bezeichnung: Insulin-dependent Diabetes mellitus; Type 1 Diabetes.

Definition
Nach WHO-Angaben gilt Folgendes:
- Plasmaglukosespiegel ≥ 126 mg/dl im Nüchternzustand (2 unabhängige Messungen)

oder
- Plasmaglukosespiegel > 200 mg/dl zu beliebiger Tageszeit bei klinischer Symptomatik (Gelegenheitsblutzucker)

oder
- Plasmaglukosespiegel ≥ 200 mg/dl exakt 2 h nach Glukosegabe (oGGT).

Epidemiologie
Die Inzidenzrate an Typ-1-Diabetes zeigt ausgeprägte geografische Unterschiede. In Europa schwankt die Inzidenz zwischen 40,2 Neuerkrankungen/100 000 Einwohnern jährlich (Finnland) und 3,2 (Mazedonien). In Deutschland erkranken ungefähr 12 Menschen/100 000 Einwohner pro Jahr an Diabetes, sodass näherungsweise 0,3 % der deutschen Gesamtbevölkerung an Typ-1-Diabetes leidet.

Ätiologie
Destruktion der Insulin produzierenden β-Zellen durch Autoantikörper.

Pathophysiologie
- Bei Vorhandensein mehrerer Autoantikörper (ICA, IAA, GADA, IA2A, vgl. Infobox 9.2) kommt es zu einem progredienten Zelltod der pankreatischen β-Zellen und damit zu einer Abnahme der Insulinproduktion.
- Ab einer kritischen β-Zellmasse (< 20 %) manifestiert sich ein Diabetes wegen eines absoluten Insulinmangels; meist kommt es zur Dekompensation nach einem Triggerereignis wie z. B. Infekt, Stress, Operationen etc (erhöhter Insulinbedarf).
- Organspezifische Folgen des Insulinmangels (s. Tabelle).

Risikofaktoren
- Positive Familienanamnese für Diabetes Typ 1 (bei 15 % aller Diabetiker positiv),
- HLA-Typ DR3/4,
- Vorhandensein von Autoantikörpern vor Abschluss des 2. Lebensjahres (zuerst meist IAA, dann zusätzliche wie ICA, GADA, IA2A); IAA-Nachweis ab dem 3. Lebensjahr führt wesentlich seltener zu einem Diabetes, weitere Triggerfaktoren der Immunantwort sind wahrscheinlich, aber unbekannt.

	Leber	Muskel	Fett	Gehirn
physiologische Insulineffekte	- Glukoneogenese ↓ - Glykogensynthese ↑	- Glukoseaufnahme ↑ - Glykogensynthese ↑ - Proteinsynthese ↑	- Glukoseaufnahme ↑ - Lipolyse ↓	Hunger ↓ (Glukoseaufnahme im Gehirn ist insulinunabhängig)
Folgen eines Insulinmangels	- Glukoneogenese ↑ - Glykogenabbau ↑ - Ketogenese ↑↑↑	- intrazelluläre Glukosespiegel ↓ → - Glykogenabbau, Proteolyse ↑	Lipolyse ↑ mit massiver Freisetzung freier Fettsäuren, intrazellulärer Glukosespiegel ↓	Appetit ↑
Klinik bei absolutem Insulinmangel	Azidose	Katabolie, Schwäche	Einschmelzen der Fettdepots	neurologische Symptome aufgrund gesteigerter Serumosmolalität

Steckbrief

Klinik
- **3 Leitsymptome der akuten Blutzuckerentgleisung**: Polyurie – Polydipsie – Abgeschlagenheit
- mögliche **Begleitsymptome**: Hautinfektionen (bakteriell, Pilzinfektionen), Pruritus, Exsikkose, Sehstörungen, Harnwegsinfekt, Konzentrations-/Vigilanzstörungen, Gewichtsabnahme, Abdominalschmerz, Kussmaul-Atmung (bei Ketoazidose)
- schwere **Akutkomplikation** bei Insulinmangel/Hyperglykämie: ketoazidotisches Coma diabeticum (vgl. Infobox 9.7)

Diagnostik
Basisdiagnostik
- **Anamnese:** Beginn der Symptomatik, Polydipsie auch nachts, Trinkmenge, Gewichtsverlauf, Übelkeit/Erbrechen, Familienanamnese
- **Inspektion:** Exsikkose? Haut/Weichteilinfekte?
- **Labor:** Blutzucker, Ketonkörper (Urin), Blutgasanalyse (Azidose), HbA_{1C}, Elektrolyte, Kreatinin/Harnstoff, Blutbild, Amylase/Lipase, evtl. Serumosmolalität.

Diagnostik bei V.a. Sekundärkomplikationen bei chronischer Hyperglykämie
- **Mikroangiopathie:** Nephropathie und Retinopathie – Verlaufsuntersuchungen: Albuminurie/Proteinurie, Retentionswerte (Kreatinin-Clearance, Harnstoff), Fundusdiagnostik jährlich beim Ophthalmologen
- **Makroangiopathie:** Myokardinfarkt, zerebraler Insult, peripher-arterielle Verschlusskrankheit – Verlaufsuntersuchungen: EKG, Belastungs-EKG, Karotisdoppler/-duplex, Dopplerverschlussdruckmessung der Beingefäße
- **Neuropathie:** Insbesondere periphere sensomotorische Polyneuropathie mit der Gefahr des diabetischen Fußsyndroms (s. Fall 11), autonome Neuropathie (z.B. verminderte Herzfrequenzvariabilität, verminderte Schweißdrüsensekretion – Hauttrockenheit)

Differenzialdiagnosen
Differenzialdiagnose der Hyperglykämie
- **Diabetes mellitus anderer Genese (am häufigsten Diabetes mellitus Typ 2):** siehe Fall 10
- **iatrogener Diabetes mellitus:** Vielerlei Substanzen können eine Insulinresistenz auslösen oder verschlimmern, hier die 3 wichtigsten:
  - Glukokortikoide,
  - HIV-Protease-Inhibitoren,
  - Diuretika (v.a. Thiazide).

Differenzialdiagnose der Polyurie (Urinvolumen > 2800 ml/24 h)
- **Diabetes insipidus** (zentral oder nephrogen): Mangel an antidiuretischem Hormon (= ADH, Synonym Arginin-Vasopressin = AVP) meist durch traumatische/tumoröse Zerstörung (aber auch granulomatös-entzündliche oder – seltener – autoimmune Prozesse) von Hypophysenhinterlappen und Hypophysenstiel
- **Hyperkalziämie** (häufigste Ursachen: Tumorerkrankungen mit und ohne Knochenmetastasen und primärer Hyperparathyreoidismus)
- **Diuretikaabusus**
- **psychische Erkrankungen:** Zwangsstörungen oder Psychosen (Schizophrenien)
- polyurische Phase bei **akutem Nierenversagen**

Therapie
Ersatz der endokrinen Pankreasfunktion durch exogenes Insulin und Patientenschulung als alleiniges Therapieprinzip:
- **konventionelle Insulintherapie (CT):** in der Regel als 2-malige Gabe eines Mischinsulins (z.B. 30% Normalinsulin/70% Verzögerungsinsulin)
- **intensivierte Insulintherapie (ICT):** blutzuckeradaptierte Gabe von Normalinsulin oder Insulinanaloga (in der Regel jeweils zu den festgesetzten Hauptmahlzeiten) plus 1-malige Gabe eines Verzögerungsinsulins
- **funktionelle Insulintherapie (FIT):** mahlzeitadaptierte Gabe von Normalinsulin oder Insulinanaloga nach „BE-Faktoren" plus blutzuckeradaptierte Gabe von „Korrekturinsulin" (ebenfalls Normalinsulin) plus 1–2-malige Gabe eines Verzögerungsinsulins
- **kontinuierliche subkutane Insulininjektionstherapie (CSII)** = Insulinpumpentherapie

Prognose
- Die Prognose eines Typ-1-Diabetikers war vor der Insulinära infaust. Die Sterblichkeit einer diabetischen Ketoazidose (DKA)

Steckbrief

betrug praktisch 100 %, bei Nichtauftreten einer DKA verstarben die Patienten an der Kachexie und erreichten nur in Ausnahmefällen das 30. Lebensjahr.
- Das Coma diabeticum ist auch heute noch eine gefürchtete Komplikation, denn die Letalität liegt, trotz moderner Intensivmedizin, bei immer noch ca. 10 %.
- Die Prognose von Typ-1-Diabetikern ist heute allerdings v. a. vom Auftreten einer diabetischen Mikroangiopathie (insbesondere Nephropathie) sowie makroangiopathischen Schäden (z. B. Myokardinfarkt) abhängig. Bei entsprechender Prävention durch eine optimale Blutzuckerkontrolle (HbA_{1c} < 7,0 %) und Überwachung auf sich entwickelnde Sekundärkomplikationen ist die Lebenserwartung insgesamt nur gering beeinflusst.

Infobox 9.6

Algorithmen der Insulinsubstitution bei intensivierter konventioneller Insulintherapie (ICT)

- Der **durchschnittliche Insulinbedarf** liegt bei frisch manifestierten Typ-1-Diabetikern ca. bei 0,3–0,5 I.E. Insulin/kg Körpergewicht.
- Bei vollständigem Fehlen der endogenen Insulinproduktion liegt der Insulinbedarf bei 0,5–1,0 I.E./kg KG.
- Der errechnete Insulinbedarf wird zu 50 % als Basalinsulin appliziert, die übrigen 50 % als schnell wirksames Insulin (= Normalinsulin) auf die 3 Hauptmahlzeiten verteilt.
- **Blutglukosezielwerte** unter Therapie sind:
    - präprandial   80–120 mg/dl,
    - postprandial   < 140 mg/dl,
    - vor der Nachtruhe   100–130 mg/dl.
- Der **prandiale Insulinbedarf** kann wie folgt abgeschätzt werden:
    - morgens   1,0–3,0 I.E. pro BE (= 10–12 g Kohlenhydrate),
    - mittags   0,5–1,5 I.E. pro BE,
    - abends   1,0–2,0 I.E. pro BE.
- Korrekturfaktoren bei zu hohen bzw. zu niedrigen Ausgangswerten:
    - 1 I.E. Normalinsulin senkt und eine BE erhöht den Blutzucker um ca. 20–60 mg/dl.
    - Jede Minute mittlere sportliche Betätigung senkt den Blutzucker um ca. 3 mg/dl, d. h. 30 min Sport senken den BZ um ca. 90 mg/dl (d. h. für 30 min Sport müssen ohne Insulinreduktion zuvor mindestens 2 schnell resorbierbare BE gegessen werden – z.B. Traubenzucker).

Fall 9

Ihr Alltag

Anamnese: Sie befinden sich als junger Assistenzarzt gerade in Rotation auf der Intensivstation. Vom Notarzt wird Ihnen ein 36-jähriger, komatöser Patient eingeliefert. Er ist ein bekannter Typ-1-Diabetiker, welcher am Sonntagabend von seiner Ehefrau bewusstlos zu Hause aufgefunden worden sei, nachdem diese über das Wochenende eine Bekannte besucht hatte. Laut Notarzt habe der Blutzuckerteststreifen einen Wert > 400 mg/dl ausgewiesen, ein U-Stix zur Testung auf Ketonkörper sei nicht vorgenommen worden, weil man auf eine Einmalkatheterisierung zur Gewinnung von Urin am Notfallort verzichtet habe. Da die Wohnung des Patienten nur wenige Minuten von der Klinik entfernt sei, habe man auf die Gabe von Insulin vorerst verzichtet, um dies besser unter intensivmedizinischer Überwachung in der Klinik durchzuführen. Eine Infusion mit isotoner Kochsalzlösung über eine periphere Verweilkanüle wurde angelegt.

Klinische Parameter: Klinisch präsentiert sich Ihnen ein hypotoner (90/65 mmHg), tachykarder (105/min), deutlich exsikkierter Patient mit regelmäßigen, tiefen Atemzügen (12/min). Nach Anlage eines ZVK über die V. jugularis rechts erhalten Sie einen deutlich reduzierten zentralen Venendruck von 1 mmHg (Referenzbereich 4–12 mmHg) als Hinweis auf die vorliegende Hypovolämie. Die Blutgasanalytik sowie Bestimmung der Glukose (634 mg/dl) bestätigt Ihnen die bereits vom Notarzt vermutete Diagnose eines ketoazidotischen Komas. Die Labordiagnostik zeigt eine metabolische Azidose mit einem pH von 7,0 und einem Kalium von 3,5 mmol/l. Das auffällige Atemmuster kann somit auf die respiratorische Teilkompensation der metabolischen Azidose zurückgeführt werden (Kussmaul-Atmung). Sie sehen an der Ellenbeuge mehrere Einstichstellen. Der Notarzt hat Ihnen nichts über mehrere Fehlpunktionsversuche berichtet. Sie erinnern sich, dass bei komatösen Patienten immer alle Differenzialdiagnosen in Erwägung gezogen werden sollten und veranlassen deshalb auch noch ein Drogen-Screening (unauffällig). Ebenso unterziehen Sie den Patienten nach Einleitung der oben genannten Maßnahmen einer gründlichen körperlichen Untersuchung. Es lassen sich keine äußeren Verletzungen, skelettale Instabilitäten oder Prellmarken feststellen. Neurostatus: Pupillen beidseits isokor mit regelrechter Lichtreaktion, kein seitendifferenter Muskeltonus, kein Zungenbiss. Insgesamt sehen Sie sich in der Diagnose eines diabetischen ketoazidotischen Komas bestätigt.

Fragen

1. Was sind die ersten Maßnahmen, die Sie ergreifen?
2. Welche Ursachen für Bewusstseinstörungen müssen Sie bei Diabetikern immer bedenken?
3. Welche Formen des hyperglykämischen Coma diabeticum unterscheiden Sie?
4. Welche sind die Grundpfeiler der Therapie des ketoazidotischen Coma diabeticum?

Lösungen

1. Maßnahmen bei Ketoazidose:
   - Überprüfen der Vitalparameter: Atmung, Kreislauf, Komatiefe
   - Überprüfen des Hydratationszustands (Exsikkose)
   - grob neurologische Untersuchung (z. B. Pupillenreaktion – DD zentrale Ursache – zerebrales Koma)
   - arterielle Blutgasbestimmung (Ausmaß der anzunehmenden Azidose)
   - Blutentnahme mit Bestimmung von Blutzucker, Blutbild, Kreatinin, Harnstoff (DD urämisches Koma), Natrium, Kalium, Leberwerte (DD Coma hepaticum), Laktat (Ischämie/laktatazidotisches Koma), TSH und fT$_4$ (thyreotoxisches Koma), Alkoholspiegel (Alkoholintoxikation)
   - Legen eines zentralen Venenkatheters (= ZVK; bessere Überwachung des Hydratationszustands, ideale Bedingungen für Infusionstherapie) und eines Blasenkatheters (U-Status-Gewinnung: Ketonurie/Infekt, gesicherte Flüssigkeitsbilanzierung: Überwachung der Ausscheidung/prärenales Nierenversagen)

Ihr Alltag

2. Sowohl eine Unterzuckerung (Hypoglykämie) als auch eine Blutzuckererhöhung (Hyperglykämie) können zu Bewusstseinsstörungen führen. In unserem Fall wurde eine Hypoglykämie bereits durch den Notarzt ausgeschlossen.
3. Man unterscheidet zwei Formen des diabetischen Komas:
   - **Diabetische Ketoazidose (DKA)**: Der absolute Insulinmangel führt u.a. zu einer massiven Lipolyse, welche die Ketogenese bedingt (s. Infobox 9.7). Führend bei der DKA ist die aus den massiv erhöhten Ketonkörpern resultierende **metabolische Azidose**, die fast nur bei Typ-1-Diabetikern auftritt. Es werden weltweit nur wenige Fälle von Typ-2-Diabetikern beschrieben, bei denen die Restsekretion von Insulin zur Verhinderung einer Lipolyse nicht mehr ausreiche und sich ebenfalls eine DKA entwickelte.
   - **Hyperglykämisches hyperosmolares Syndrom (HHS)**: Diese Manifestationsform findet sich typischerweise bei Typ-2-Diabetikern. Hier liegt definitionsgemäß nur ein *relativer* Insulinmangel vor. Die verbliebene Restsekretion von Insulin reicht noch zur Verhinderung einer Lipolyse aus, eine Blutzuckerabsenkung ist nicht mehr möglich. Entsprechend kommt es zur massiven hyperglykämischen Entgleisung, klinisch führend ist die daraus resultierende **Hyperosmolarität**, eine Azidose tritt dagegen nicht auf.

Bei beiden Komaformen korreliert die Progression der Stoffwechselentgleisung in ein Koma **nicht** mit der Ausprägung der Hyperglykämie oder (bei DKA) der Ketonkörperkonzentration, sondern am besten mit der erhöhten Serumosmolalität. Diese verursacht durch den hohen onkotischen Druck im Extrazellularraum eine „intrazelluläre Dehydratation", die sich klinisch vor allem am zentralen Nervensystem manifestiert. Bei der DKA wird der Patient schon bei niedrigeren Serumosmolalitäten (meist < 330 mosm) komatös, weil sich die DKA wesentlich schneller als das HHS entwickelt und dem zentralen Nervensystem deutlich weniger Zeit für eine Adaptation an die hohe Osmolalität verbleibt als beim HHS. Beim HHS können hingegen Osmolalitäten bis 380 mosm gemessen werden.

4. Therapiesäulen beim diabetischen Koma (bzgl. Details vgl. Infobox 9.7):
   - intensivmedizinische Überwachung,
   - Therapie der Dehydratation (hier: 1000 ml NaCl 0,9%/h nach ZVD) und Elektrolytausgleich (hier 20 mval/h KCL über Perfusor),
   - Blutzuckersenkung und Hemmung der Lipolyse: Insulintherapie (hier: Beginn mit 5 I.E./h Normalinsulin über Perfusor; cave: zu rasche Absenkung der Blutzuckerwerte und der Osmolalität unbedingt vermeiden: Hirnödemgefahr),
   - Azidosekorrektur mit Natriumbikarbonat noch nicht nötig.

Nach 9 h erlangt Ihr Patient das Bewusstsein wieder. Im Rückblick stellt sich ein Insulinspritzfehler (gebrochene Ampulle im Insulinpen wurde vom Patienten nicht bemerkt) als Ursache der diabetischen Entgleisung heraus.

Infobox 9.7

Ketoazidose und Therapie des ketoazidotischen Coma diabeticum

Entstehung von Ketonkörpern

Insulin wirkt unter anderem antilipolytisch und ist das einzige uns bekannte Hormon, das die Fette in ihren Depots zu halten vermag. Entsprechend kommt es bei einem absoluten Insulinmangel zur massiven Freisetzung von freien Fettsäuren (FFS) aus den Fettzellen (Lipolyse) und zur generalisierten Katabolie. Historische Fotografien verdeutlichen dies eindrücklich. Vor der Isolation des Insulins aus tierischen Bauchspeicheldrüsen (1921 durch Frederik G. Banting und seinem Doktoranden Charles H. Best) war ein Typ-1-Diabetiker unweigerlich zum Tode verurteilt. Die Patienten starben entweder im diabetischen Koma oder – falls doch noch eine geringe Restsekretion von Insulin vorhanden war – an der Kachexie.

FFS werden normalerweise zur Energiegewinnung herangezogen und in der Leber entsprechend über die mitochondrial lokalisierte β-Oxidation zu Acetyl-CoA abgebaut. Dieses wird anschließend in den Zitratzyklus eingeschleust, bevor der hauptsächliche Energiegewinn schließlich aus der oxidativen Phosphorylierung an der Mitochondrienmembran resultiert.

Die Leber hat zwar genügend Kapazität, die große Menge angefallener FFS mittels β-Oxidation zu Acetyl-CoA abzubauen, der nachgeschaltete Zitratzyklus ist jedoch mit dem daraus resultierenden Überangebot an Acetyl-CoA überfordert, sodass dieses sich vor seinem Eingang anstaut. Ein Grund für die Überlastung des Zitratzyklus ist – neben der rein quantitativen Problematik – die Tatsache, dass das Akzeptormolekül Oxalazetat für die gesteigerte hepatische Glukoneogenese (Überwiegen der kontrainsulinären Hormone) benötigt wird und somit in geringerer Konzentration vorliegt. Der „Stau" resultiert also nicht nur aus einer zunehmenden Menge Acetyl-CoA aus dem FFS-Abbau, sondern auch aus einem Oxalazetatmangel.

Acetyl-CoA (C2-Körper) wird in den Mitochondrien mit einem weiteren Acetyl-CoA zu Acetoacetyl-CoA (C4-Körper) gekoppelt, woraus nach Hydrolyse des CoA die beiden wasserlöslichen Endprodukte Acetoacetat und – nach Reduktion über NADH/H$^+$ – β-Hydroxybutyrat entstehen. Durch spontane Decarboxylierung von Acetoacetat entsteht zusätzlich Azeton. Somit entstehen schließlich 3 verschiedene Ketonkörper (Azeton, Acetoacetat und β-Hydroxybutyrat), die von der Leber in den Kreislauf freigesetzt werden.

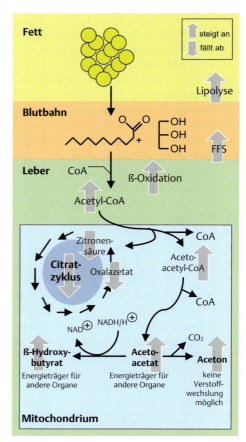

Abb. 9.5 Entstehung von Acetoacetat und β-Hydroxybutyrat

Sowohl Acetoacetat als auch β-Hydroxybutyrat können in extrahepatischen Geweben zur Energiegewinnung (Oxidation) herangezogen werden, Azeton hingegen nicht (Abb. 9.5).

Pathogenese der Ketoazidose

Bei physiologischem pH dissoziieren die angefallenen Ketonkörper zu Ketonsäuren (COO$^-$). Die freigesetzten Protonen werden hauptsächlich von Bikarbonat abgepuffert. Da es keinen gegensteuernden Mechanismus gibt, der die Ketonkörperproduktion der Leber bei Typ-1-Diabetes mit Insulinmangel unterbricht, kommt es nach dem Aufbrauchen der Bikarbonatpufferkapazität zur Manifestation einer metabolischen (Additions-)Azidose, die häufig durch den peripheren Anfall von Laktat (anaerobe Glykolyse aufgrund der Hypovolämie mit verminderter peripherer Gewebeperfusion) zusätzlich verschlimmert wird.

Infobox 9.7

Symptomatik

Der Manifestation einer Ketoazidose können Warnsymptome vorangehen wie Durst, Müdigkeit, Übelkeit, Erbrechen oder Bauchschmerzen. Sobald die Bewusstlosigkeit eingetreten und eine Anamnese damit nicht mehr möglich ist, lassen sich noch folgende Symptome objektivieren: Atemgeruch nach Azeton, tiefe Atemzüge (Kussmaul-Atmung), verminderter Hautturgor (Exsikkose), Abschwächung der Muskeleigenreflexe.

Zusammenfassung

- Ketonkörper dienen als Ersatzbrennstoff und werden unter physiologischen Bedingungen nur im Hungerzustand von der Leber unter Abbau der Fettdepots produziert.
- Beim Diabetes mellitus ist die Ketonkörperproduktion eine pathologische Ausweichreaktion der Leber bei Überforderung des hepatischen Zitratzyklus mit C2-Körpern (Acetyl-CoA), die aus dem Abbau freier Fettsäuren stammen. Diesmal ist die Freisetzung der FFS aus den Depots aber Folge der enthemmten Lipolyse bei Insulinmangel.
- Die gesteigerte, durch den Wegfall des Insulins enthemmte Glukoneogenese der Leber und gleichzeitig verstärkt ausgeschüttete kontrainsulinäre Hormone (Glukagon, Katecholamine, Cortisol) tragen zu einem Oxalazetatmangel und damit der Ketogenese bei.
- Bei hoher Ketonkörperkonzentration im Plasma/Urin bei Erstdiagnose eines Diabetes kann mit hoher Sicherheit von einem Typ-1-Diabetes ausgegangen werden, denn nur bei absolutem Insulinmangel kommt es zur enthemmten Lipolyse mit Ketogenese. Beim Typ-2-Diabetes reicht die Restwirkung des Insulins trotz Insulinresistenz des Fettgewebes noch aus, um die Fette in ihren Depots zurückzuhalten. Entsprechend fallen deutlich weniger Ketonkörper als beim Typ-1-Diabetes an.
- Symptome bei bewusstlosem Patienten: Azetongeruch, Kussmaul-Atmung, Exsikkose, abgeschwächte Muskeleigenreflexe. Frühwarnsymptome: Durst, Müdigkeit, Übelkeit, Erbrechen, Bauchschmerzen.
- Die Ketonkörperbestimmung gehört zum festen Bestandteil der Erstdiagnostik bei Diabetes, unabhängig vom Vorliegen eines komatösen Zustands. Bei hoch positivem Nachweis ist umgehend eine Blutgasanalytik angezeigt.
- Die Ketonkörperbestimmung kann mittels Urinteststreifen auch vom Patienten selbst zu Hause durchgeführt werden. Dadurch kann ein sich anbahnendes diabetisches Koma (s. unten) frühzeitig erkannt werden.

Behandlung des ketoazidotischen Coma diabeticum

Sofortmaßnahmen

- Wichtigste Sofortmaßnahme ist die Flüssigkeitszufuhr bzw. der Elektrolytausgleich:
  - Das Flüssigkeitsdefizit der Patienten beträgt oft mehrere Liter – deshalb Beginn mit 1–2 l isotoner (0,9 %iger) **Kochsalzlösung** per infusionem bereits durch den Notarzt; Fortführung mit 1000 ml/h für 3 h, dann nach Bedarf (oft 4–6 l in den ersten 24 h),
  - Ausgleich des in der Regel bedeutsamen Gesamtkaliumdefizits – daher frühe **Kaliumsubstitution** beginnen,
  - bei Serumkalium > 5,5 mmol/l: keine Kaliumzufuhr,
  - bei Serumkalium 3,5–5,5 mmol/l: Zugabe von 20 mval KCl je Liter Infusion,
  - bei Serumkalium < 3,5 mmol/l: Zugabe von 40 mval KCl je Liter Infusion.
- **Intravenöse Insulintherapie** – subkutane Insulingaben meiden:
  - Kontinuierliche intravenöse Insulininfusion mit Normalinsulin über Perfusorspritze; Beginn mit 5 I.E./h; Ziel: Abfall der Blutzuckerwerte innerhalb der ersten 12 h auf Werte knapp oberhalb 200 mg/dl (bei ungenügendem Blutzuckerabfall Erhöhung der Insulindosis z. B. auf 8–10 I.E./h).
  - Bei Blutzuckerwerten unter 200 mg/dl die Insulindosis reduzieren (z. B. 1–4 I.E./h) und zusätzliche Gabe von Glukoselösung (5–10 %).
  - Subkutane Insulingaben sollten wegen der schwer abschätzbaren Resorption in der Ketoazidose vermieden werden, ebenso dürfen wegen der schlechteren Steuerbarkeit keine lang wirksamen Insuline in der Akuttherapie eingesetzt werden.

Steuerung der Insulintherapie

- Bei der Steuerung der Insulintherapie ist zu beachten, dass die Plasmaglukosespiegel schneller abfallen als die Plasmaketonkörper. Die intravenöse Insulintherapie muss daher auch bei normalisierten Blutzuckerspiegeln belassen werden, bis die Ketose aufgehoben ist. Einem Abfall der Blutzuckerwerte in der Akuttherapie unter 200 mg/dl muss durch gleichzeitige

> **Infobox 9.7**

Glukosezufuhr gegengesteuert werden. Bei zu schneller Blutzuckersenkung speziell bei Kindern ist mit der Gefahr eines Hirnödems zu rechnen.
- Eine metabolische Azidose bedingt per se eine Insulinresistenz, die bei Typ-1-Diabetikern – im Gegensatz zum Typ-2-Diabetes – normalerweise nicht vorliegt. Bei zu zögerlicher Normalisierung des Säure-Basen-Haushalts kann somit auch hier eine Insulinresistenz zugrunde liegen, die Insulinmenge muss dann erhöht werden.
- Die intravenöse Insulintherapie erfordert in der Regel eine intensive Überwachung von Flüssigkeitsbilanz (Ausscheidung), engmaschiger Kontrolle der Serumelektrolyte sowie der Blutglukose und des Säure-Basen-Haushaltes.

Azidoseausgleich
- Üblicherweise sollte erst bei einem pH-Wert von 7,0 bzw. niedriger Natriumbikarbonat (z. B. 50–100 mval) zur Pufferung verabreicht werden (kardiorespiratorische Probleme können einen früheren Ausgleich erforderlich machen).
- Ab einem pH-Wert von 7,1 bis maximal 7,2 Beendigung der Bikarbonatgaben, da durch die Insulingabe die Ursache der Ketoazidose durchbrochen ist und die Gefahr einer Überkompensation droht (Alkalisierung).

Fall 10

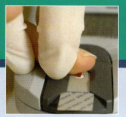 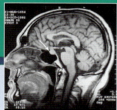 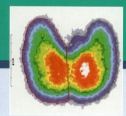

Ingo Rettig

Fall 10

56-jährige Patientin mit seit Langem bestehendem Übergewicht, gehäuften Infekten des Urogenitaltraktes, allgemeiner Schwäche und Ermüdbarkeit – Vorstellung durch den betreuenden Gynäkologen beim Internisten.

„Seit vier bis fünf Jahren habe ich immer wieder Harnwegsinfektionen, obwohl ich darauf achte, dass ich viel trinke. Irgendwie fühle ich mich ständig schwach und werde bei der Hausarbeit sehr schnell müde. Wirklich krank gewesen bin ich eigentlich noch nie."

An welche möglichen Ursachen der Beschwerden denken Sie? Beachten Sie dabei: Häufiges ist häufig, Seltenes ist selten!

Die Symptome der Patientin sind relativ unspezifisch und nicht grundsätzlich Ausdruck einer internistischen Erkrankung. Übergewicht ist häufig mit einem entsprechenden „westlich-urbanen" Lebensstil mit wenig körperlicher Bewegung und fettreicher, hyperkalorischer Ernährung vergesellschaftet. Der fehlende Trainingszustand führt dann häufig zu einer subjektiv als belastend wahrgenommenen reduzierten körperlichen Belastbarkeit, sodass oft eine weitere Gewichtzunahme resultiert. Das Risiko einer Störung des Zucker- und Lipidstoffwechsels im Rahmen eines metabolischen Syndroms steigt mit zunehmendem Körpergewicht weiter an, sodass auf diese Stoffwechselerkrankungen bei der chronischen Betreuung übergewichtiger Patienten geachtet werden muss. Die Neigung zu gehäuften Harnwegsinfekten könnte in diesem Zusammenhang bereits auf eine fortgeschrittene Störung des Zuckerstoffwechsels hinweisen und macht deswegen die Diagnostik auf einen vorliegenden Typ-2-Diabetes im Rahmen des langjährig bestehenden Übergewichts in diesem Falle sinnvoll. Folgende Erkrankungen müssen in die differenzialdiagnostischen Überlegungen mit einbezogen werden:

- Schilddrüsenunterfunktion (Hypothyreose) oder andere Hormonerkrankungen (z. B. Hyperkortisolismus): Sie können zu ähnlichen Symptomen führen, sind aber rein epidemiologisch deutlich seltener.
- Blutbildveränderungen wie Anämie (z. B. als Ursache der raschen Ermüdbarkeit) oder eine Verminderung/Funktionsstörung der weißen Blutkörperchen (Leukopenie/Leukämie) müssen als mögliche Ursache der Infektanfälligkeit ausgeschlossen werden.
- Grundsätzlich empfiehlt sich bei unspezifischer Symptomatik auch darauf zu achten, dass die allgemein empfohlenen geschlechtsspezifischen Tumorvorsorgeuntersuchungen eingehalten werden.

> **Infobox 10.1**
>
> ### Metabolisches Syndrom und Diabetes mellitus Typ 2
>
> Beim metabolischen Syndrom (Wohlstandssyndrom) kommt es zu einem charakteristischen Zusammentreffen der 4 Risikofaktoren für kardiovaskuläre Erkrankungen:
> - stammbetonte Adipositas
> - Dyslipoproteinämie (Triglyceride ↑, HDL-Cholesterin ↓)
> - Glukosetoleranzstörung/Diabetes mellitus Typ 2
> - essenzielle arterielle Hypertonie
>
> Zusätzlich besteht häufig eine asymptomatische Hyperurikämie.
>
> **Pathogenese des Diabetes mellitus Typ 2:** Der klinisch manifeste Diabetes mellitus Typ 2 ist bedingt durch zwei Mechanismen: Eine Insulinresistenz und eine Insulinsekretionsstörung, die als Glukosestoffwechselstörung bereits vor der eigentlichen Manifestation des Diabetes mellitus Typ 2 nachgewiesen werden können. Zusätzlich wirken Umweltfaktoren wie Bewegungsmangel und Ernährungsgewohnheiten auf die Entwicklung des Diabetes mellitus Typ 2.

10.1 Anamnese

Was würden Sie jetzt vom Patienten wissen wollen, welche Fragen stellen Sie ihm?

Rein epidemiologisch wäre aufgrund des deutlichen Übergewichts der Patientin ein Diabetes mellitus die wahrscheinlichste Diagnose (nach der Monika-Studie in Süddeutschland liegt die Prävalenz des Diabetes mellitus in der Allgemeinbevölkerung bei einem Lebensalter zwischen 55 und 75 Jahren bei 16 % (!), wobei nur bei der Hälfte der Betroffenen die Diagnose bereits gestellt wurde, d.h. nur 8 % wussten von ihrer Erkrankung). Es sollte daher nach Diabetesfällen in der Familie (hohe genetische Prädisposition) und typischen Hyperglykämiesymptomen gefragt werden: vermehrter Durst (Polydipsie), vermehrtes Wasserlassen (Polyurie). Des Weiteren sollte nach Schilddrüsenerkrankungen (auch Operationen) gefragt werden und die Medikamentenanamnese (z.B. Glukokortikoid-Therapie) erhoben werden. Eine hämatologische bzw. onkologische Ursache ist in unserem Falle eher unwahrscheinlich, da diese typischerweise mit einem unklaren Gewichtsverlust einhergehen (sog. B-Symptome: Gewichtsverlust, Nachtschweiß und Fieber).

Frage	Hintergrund der Frage	Antwort der Patientin
Gibt es Diabetesfälle in der Familie?	Das kumulative Risiko für die Entwicklung eines Diabetes mellitus Typ 2 für Nachkommen von Erkrankten beträgt 10–33% im Vergleich zu 4–7% bei Nachkommen Nichtbetroffener. Nachkommen von Eltern mit Diabetes mellitus haben ein 3–6-fach höheres Risiko für die Entwicklung eines Diabetes mellitus Typ 2.	Meine Mutter ist 80 Jahre und hat seit etwa fünf Jahren einen „Alterszucker", der mit Tabletten behandelt wird. Sie sieht fast nichts mehr. Vor 3 Jahren hatte sie einen Schlaganfall, sie hat sich aber wieder ganz gut erholt. Der Vater ist mit 65 Jahren an einem Herzinfarkt gestorben. Ob er Zucker gehabt hat weiß ich nicht; er hat aber geraucht.
Haben Sie Geschwister? Sind diese gesund?	Eineiige Zwillinge entwickeln in 35–90% einen Diabetes mellitus Typ 2 (hohe Konkordanz).	Zwei Schwestern mit 50 und 53 Jahren, beide sind soweit gesund.

Fall 10

Frage	Hintergrund der Frage	Antwort der Patientin
Bei Frauen: **Gab es bei Schwangerschaften oder Geburten Probleme?** **Hatten Sie einen Schwangerschaftsdiabetes?**	Makrosomie, Polyhydramnion oder Präeklampsie/Gestosen oder Fehlgeburten gehäuft bei Schwangerschaftsdiabetes (= Gestationsdiabetes, s. Fall 12) Patientinnen mit Gestationsdiabetes entwickeln in 50% in den nächsten 5–10 Jahren nach Geburt einen Typ-2-Diabetes-mellitus.	Ich habe 2 Kinder. Die Schwangerschaften waren ohne Probleme, die Geburt meines Sohnes erfolgte bei Beckenendlage durch Kaiserschnitt. Mein Sohn ist schwer gewesen, ich glaube er wog knapp über 4 kg, aber an sein genaues Gewicht erinnere ich mich allerdings nicht mehr. Von einem Schwangerschaftsdiabetes sei aber nie die Rede gewesen.
Wie viel trinken Sie? **Müssen Sie häufig nachts Wasser lassen?** **Brennen beim Wasserlassen?** **Passiert es, dass Sie das Wasser nicht halten können?** **Schäumen des Urins?**	■ viel trinken (Polydipsie z. B. bei Diabetes mellitus oder **Diabetes insipidus, psychogene Polydipsie**) ■ nächtliches Wasserlassen (Nykturie) als Zeichen einer organischen Polyurie z. B. bei **Diabetes** oder auch **Herzinsuffizienz**. ■ häufiges Wasserlassen (Pollakisurie) und Brennen beim Urinieren (Dysurie) beim **Harnwegsinfekt** ■ Schäumen des Urins bei Eiweißausscheidung (Proteinurie)	Seit 4–5 Jahren habe ich wiederholt einige Tage andauernde Episoden bei denen ein Brennen beim Wasserlassen auftritt. Ich musste dann häufig wegen nur kleiner Mengen Wasser lassen. Der Hausarzt hat mir gesagt, ich solle täglich 2,5–3,0 l Flüssigkeit trinken, um Blaseninfekten vorzubeugen. Ich habe mich derart daran gewöhnt, dass ich gar nicht mehr getestet habe, mal weniger zu trinken. Sie müsse seither auch nachts mindestens 2–3-mal auf die Toilette, inkontinent sei sie nicht. Der Urin schäumt nicht.
Wie viel wiegen Sie? Haben Sie zu- oder abgenommen? Wie ist der Appetit?	■ **Gewichtszunahme:** z.B. bei Bewegungsmangel oder/und zu hoher Kalorienzufuhr, Hypothyreose, Hyperkortisolismus etc. ■ **Gewichtsabnahme:** bewusst oder unbewusst (konsumierende Erkrankung) **Merke:** Gewicht immer auch selber messen, da die Patientenangaben bei Verlaufskontrollen oft ungenau sind.	74 kg bei 164 cm Körpergröße (d.h. BMI 27,5 kg/m^2). Als junges Mädchen bin ich verhältnismäßig schlank gewesen. Mit den Schwangerschaften habe ich ca. 10 kg zugenommen. Die Pille habe ich dann weggelassen. In den letzten 10 Jahren ist das Gewicht ungefähr gleich geblieben.
Haben sie hohen Blutdruck?	Typ-2-Diabetiker haben im Rahmen des oft zugrunde liegenden metabolischen Syndroms häufiger einen sog. „essenziellen Hypertonus" (keine klare Ursache bekannt).	Ein leicht erhöhter Blutdruck ist bei mir schon mehrmals festgestellt worden. Die verordneten Tabletten haben mich aber müde gemacht, deshalb habe ich sie nicht mehr eingenommen.
Sind ihre Blutfettwerte erhöht?	Hohes kardiovaskuläres Risiko bei Hypercholesterinämie (bei metabolischem Syndrom typischerweise niedrige HDL-Cholesterinwerte und hohe Triglyceride). Die Hypertriglyzeridämie ist gerade bei Erstdiagnose bzw. sehr schlecht eingestelltem Diabetes mellitus Typ 2 deutlich ausgeprägt.	Das wurde soweit ich weiß bislang noch nie untersucht.
Haben sie einmal Gicht gehabt oder wurde eine erhöhte Harnsäure im Blut festgestellt?	Eine asymptomatische Hyperurikämie ist häufig vergesellschaftet mit Übergewicht und Diabetes (metabolisches Syndrom).	Nein.

10.1 Anamnese

Frage	Hintergrund der Frage	Antwort der Patientin
Hatten Sie schon relevante Gefäßerkrankungen wie Schlaganfall, Herzinfarkt oder Durchblutungsstörungen der Beine?	Etwa 25% der Patienten mit akutem Myokardinfarkt haben einen manifesten Diabetes mellitus. Bei weiteren 40% liegt eine „prädiabetische" Störung der Glukosetoleranz (gestörte Glukosetoleranz = IGT bzw. pathologische Nüchternglukose = IFG; s. Infobox 10.3) vor. Die Inzidenz von Schlaganfällen ist bei Diabetikern um den Faktor 2–3 gesteigert. Bei Patienten mit Diabetes Typ 2 oder erhöhtem Nüchternblutzucker liegt die Prävalenz einer hochgradigen Karotisstenose bei 8,2%. Prävalenz einer arteriellen Verschlusskrankheit (Knöchel-Arm-Index < 0,9): bei Personen ohne Diabetes 7,0%, bei Diabetes 20,9% (siehe auch Durchblutungsstörung).	Nein, solche Probleme hatte ich zum Glück noch nicht.
Waren Sie in der letzten Zeit beim Augenarzt? Wenn ja: Wann? Weshalb? Was wurde gemacht? Haben Sie gelegentlich Sehstörungen?	Sehstörungen häufig Erstdiagnose (bei Diabetes mellitus siehe Infobox 10.2). Bei Diagnose eines Typ-2-Diabetes haben etwa 2% der Patienten bereits Zeichen der diabetischen Netzhautschädigung (Retinopathie): Erblindungsprävalenz als Spätfolge bei langjährig schlecht eingestelltem Diabetes: 0,26–0,32, d. h. doppelt so hoch wie Allgemeinbevölkerung.	Nein.
Ist bei Ihnen eine Nierenfunktionsstörung bekannt?	Diabetiker haben ein deutlich erhöhtes Risiko eine sog. „diabetische Nephropathie" zu erleiden. Ca. 40% der Patienten, die an Dialysezentren versorgt werden sind Diabetiker.	Bis auf die häufigen Blaseninfektionen ist mir nichts bekannt.
Haben Sie Hautprobleme?	Gehäuft Hautinfektionen bei Diabetikern wie Erysipel, Abszesse, Furunkel (s. auch Untersuchungsbefunde und Infobox 10.2).	Nein.

Infobox 10.2

Haut- und Augenveränderungen, die bei Diabetes mellitus gehäuft auftreten

Hautveränderungen
- gehäuft Hautinfektionen wie Erysipel, Abszesse, Furunkel
- Intertrigo (Mischinfektion in den Körperfalten mit erosiven, roten, juckenden, brennenden Herden) z. B. submammär (unter den Brüsten), Unterbauch, inguinal (im Bereich der Leiste)
- Tinea pedis (Fußpilz) und Onychomykose (Nagelpilz)
- Xanthelasmen (Ablagerungen von Fetten bei Hypercholesterinämie an den Augenlidern, Ellenbeugen oder im Bereich der Achillessehne)
- Akanthosis nigricans (Pigmentierung, Hyperkeratose, Verdickung, z. T. warzige Wucherung der Haut: besonders Nacken, Achsel, Leisten- und Ellenbeugen, Anogenitalregion, Lippen)
- Necrobiosis lipoidica (eingesunkene, scheibenförmige, bis handtellergroße, gelbe, sklerotische, von Teleangiektasien durchzogene Herde, umgeben von 2–3 mm breitem erhabenem Randwall, meist Unterschenkel)

Augenveränderungen
- Sehstörungen z. B. durch Einlagerung von Glukose in die Linse, zum Teil reversibel bei verbesserter Blutzuckereinstellung
- Amaurosis fugax: zeitweise plötzliche Blindheit (5–30 min) bei retinaler Durchblutungsstörung im Rahmen stenotischer oder ulzeröser Plaques in der Karotisstrombahn bzw. bei kardialer Embolie
- bei Typ-2-Diabetes v.a. prämature Cataracta senilis (Grauer Star): sklerotische Veränderung des Linsenkerns mit Schleiersehen, milchiges Sehen u. a. durch Glykosylierung von Linsenprotein oder/und Sorbitoleinlagerung
- **diabetische Retinopathie:** s. folgende Tabelle
- **diabetische Makulopathie:**
  - retinale Verdickung < Kreisdurchmesser vom Zentrum der Makula entfernt
  - harte Exsudate < Kreisdurchmesser vom Zentrum assoziiert mit Verdickung der Retina
  - nicht durchblutete Retina im Bereich der temporalen Gefäßarkade
- **Erblindungsprävalenz** bei Diabetikern: 0,26–0,32, d. h. doppelt so hoch wie in der Allgemeinbevölkerung

Stadium	Charakteristika

nicht proliferative Retinopathie	- milde: Mikroaneurysmen
	- mäßig: Mikroaneurysmen, Punktblutungen und Perlschnurvenen
	- schwer:
	  - Mikroaneurysmen und Blutungen in 4 Quadranten oder perlschnurartige Venen in 2 Quadranten oder
	  - intraretinale mikrovaskuläre Abnormalität in 1 Quadrant

proliferative Retinopathie	- Gefäßneubildungen an der Papille - papillenferne Proliferation - präretinale Blutung - traktionsbedingte Netzhautablösung

Fassen Sie die wesentlichen, aus der ersten Inspektion und Anamnese gewonnen Erkenntnisse zusammen und interpretieren Sie die erhobene Risikofaktorenkonstellation!

Die übergewichtige 56-jährige Patientin wird wegen langjährigen Übergewichts sowie rezidivierender Harnwegsinfekte zum Internisten geschickt. Es soll primär eine Vorsorgeuntersuchung in Bezug auf das Vorliegen eines Diabetes mellitus Typ 2 durchgeführt werden. Die Indikation zu dieser Untersuchung ergibt sich allerdings nicht nur aus der Symptomatik, sondern wäre gemäß der Leitlinie „Definition, Klassifikation und Diagnostik des Diabetes mellitus" der Deutschen Diabetes Gesellschaft aus dem Jahr 2002 allein wegen des Alters (≥ 45 Jahre) zu empfehlen gewesen (s. Infobox 10.3).

Die Patientin ist über 45 Jahre alt. Die Anamnese enthält Hinweise auf ein erhöhtes Diabetesrisiko:
- Die Patientin ist übergewichtig bei einem Body-Mass-Index von 27,5 kg/m² (Übergewicht bei BMI > 25 kg/m²).
- Positive Familienanamnese: Diabetes mellitus Typ 2 der Mutter.
- Positive Familienanamnese auf kardiovaskuläre Ereignisse: Der Vater der Patientin ist an einem Herzinfarkt gestorben.
- Wiederholte Infekte sollten auch an das Vorliegen eines Diabetes mellitus denken lassen: hier im Bereich der ableitenden Harnwege (Harnwegsinfekt) und der Vagina (Candidavulvovaginitis).
- Grenzwertig makrosomes Kind bei Geburt als potenzieller indirekter Hinweis auf eine mögliche Glukosetoleranzstörung während der Schwangerschaft.

Gibt es Fragenbereiche, die Sie noch nicht (ausreichend) berücksichtigt haben?

Wichtig ist, dass alle zum Arztbesuch führenden Symptome und Vorerkrankungen systematisch und organbezogen erfragt werden. Hierzu gehören auch die noch nicht abgefragten Themengebiete wie Erkrankungen des Blutes, Tumorerkrankungen, Schlaf, Ernährungsgewohnheiten, Nahrungsmittelunverträglichkeiten, Allergien, regelmäßige Medikamenteneinnahmen, Genussmittelkonsum (Nikotin, Alkohol und Drogen), psychische Erkrankungen, Operationen und Unfälle mit deren Therapie. Wichtig ist es, den Zeitpunkt des Erkrankungsbeginns festlegen zu können, da langjähriges Übergewicht eher erblich und im Verhaltensmuster begründet liegt, während kurzfristige Gewichtveränderungen an eine sekundäre Erkrankung (z.B. Hormonstörung) denken lassen. Je umfassender die Anamnese erhoben wurde, desto breiter ist die Basis, auf der die Diagnose gestellt werden kann.

10.2 Klinische Untersuchung

Wie gehen Sie bei der körperlichen Untersuchung vor? Worauf achten Sie besonders und warum?

Der nächste Schritt auf dem Weg zur Diagnose ist die klinische Untersuchung. Da es sich beim Diabetes mellitus um eine Multisystemerkrankung handelt, ist es entscheidend, alle Körperregionen mit großer Sorgfalt systematisch zu untersuchen.

besonders achten auf	mögliche Befunde/Hinweise	Befunde der Patientin
Bewusstseinslage **Merke:** Beim somnolenten Patienten im Rahmen einer Zuckerentgleisung besteht potenziell Lebensgefahr im Sinne eines sich entwickelnden Coma diabeticum; daher sofortige Krankenhauseinweisung!	Somnolenz (Schläfrigkeit), Stupor (schwer erweckbare Schläfrigkeit und Verhangenheit) oder Koma (Nichterweckbarkeit) zum Beispiel bei schwerer Beeinträchtigung der Gesundheit (Sepsis, schwere Dehydratation [Flüssigkeitsmangel], Hyperglykämie, Elektrolytentgleisung, Azidose).	Bewusstsein klar und orientiert

besonders achten auf	mögliche Befunde/Hinweise	Befunde der Patientin
Geruch (Foetor):	■ Azetongeruch bei Ketoazidose (s. Fall 9) ■ Muskatnussgeruch bei fortgeschrittener Niereninsuffizienz ■ Buttersäuregeruch bei Ungepflegtheit/Verwahrlosung (Vorsicht unter Hautfalten: Intertrigo!) ■ Zigaretten- oder Pfeifengeruch beim Raucher ■ Alkohol	kein Foetor
Atmung	Hyperventilation (hochfrequente und tiefe Atmung: Kussmaul-Atmung) bei metabolischer Azidose	normofrequent 12–20/min
Körpertemperatur	Ein bislang nicht bekannter Diabetes mellitus kann bei Infekten hyperglykämisch dekompensieren. **Merke:** Die Mortalität in der Sepsis korreliert invers mit der Blutzuckereinstellung!	kein Fieber
Hauttemperatur	■ Überwärmt: – generalisiert: Fieber bei Infekt, Dehydratation – umschrieben: bei Entzündung (z. B. bakteriell Phlegmone oder Erysipel) ■ kühl: Minderdurchblutung (arterielle Verschlusserkrankung, Polyneuropathie)	kein Fieber, kühle Haut
Hautfarbe ■ **Blässe von Schleimhäuten und Haut** ■ **Graubraunfärbung** ■ **Zyanose der Akren** ■ **Hautrötungen (flächig, diffus)** ■ **Schwarzfärbung von Haut**	■ als Zeichen der Anämie bei z. B. Niereninsuffizienz oder chronischem Infekt; peripher auch als Zeichen der Minderdurchblutung bei arterieller Verschlusserkrankung ■ fortgeschrittene Niereninsuffizienz ■ Herzinsuffizienz bei koronarer Herzerkrankung oder hypertensiver Kardiomyopathie, Lungenerkrankung, kompensierte Ischämie mit Restperfusion ■ Infekte wie Phlegmone (diffuse Entzündung der Haut), Erysipel (umschriebene Entzündung der Haut), Intertrigo (Entzündung im Bereich der Hautfalten), Balanitis (Entzündung der Eichel), Vulvitis (Entzündung des Scheideneinganges) ■ Nekrosen, Gangrän z. B. bei arterieller Verschlusserkrankung	Haut und Schleimhäute gut durchblutet
Hautturgor	stehende Hautfalten im Bereich des Abdomens bei Exsikkose/Dehydratation (Flüssigkeitsmangel – z.B. im Rahmen der Polyurie bei Glukosurie)	unauffällig, keine stehenden Hautfalten

besonders achten auf	mögliche Befunde/Hinweise	Befunde der Patientin
Haut-/Nageltextur trophische Störungen	■ Kratzexkoriation (z. B. primärer Juckreiz = Pruritus ohne Hauterkrankung z.B. bei Niereninsuffizienz, Lebererkrankung durch erhöhte Gallensäuren oder Diabetes mellitus) ■ dünne, glänzende Haut, evtl. Verlust der Sekundärbehaarung bei Durchblutungsstörungen ■ trockene Haut, vermehrt Verhornungen (Hyperkeratosen) an der Fußsohle als Zeichen der Polyneuropathie ■ schuppende Hautveränderungen (z. B. Hand- oder Fußpilz = Tinea manus oder pedis) ■ Nagelpilz (Onychomykose) ■ Paronchie (Entzündung der Haut um den Nagel, Haut ist geschwollen, gerötet, manchmal schmerzhaft)	keine trophischen Störungen an Haut und Nägeln
Körpergröße und Gewicht?	Erlaubt Berechnung des Body-Mass-Index (BMI). Bei erhöhtem BMI steigt das Risiko für einen Typ-2-Diabetes: ■ 25–30 kg/m²: 2,6-faches Risiko ■ ≥ 30 kg/m²: 3,5-faches Risiko	74 kg bei einer Körpergröße von 164 cm, d. h. BMI 27,5 kg/m², d. h. Übergewicht (s. Infobox 10.3)
Bauchumfang (Körperfettverteilung)	Mit zunehmendem Bauchumfang als Ausdruck einer abdominell betonten (viszeralen) Adipositas steigt sowohl das Risiko für einen Typ-2-Diabetes als auch das allgemeine Risiko für Herz-Kreislauf-Erkrankungen: Normwerte nach den International-Diabetes-Federation- (IDF)Kriterien von 2006: ■ Männer: < 94 cm ■ Frauen: < 80 cm Typ „Apfel" (= bauchbetontes Übergewicht) oder „Birne" (hüftbetontes Übergewicht; Birnen-Typen können zwar nicht leichter abnehmen, haben jedoch ein niedrigeres Herz-Kreislauf- Risiko).	gemessener Bauchumfang 96 cm
Ödeme/Schwellung	■ Niereninsuffizienz mit schwerer Proteinurie oder bei Flüssigkeitsausscheidungsinsuffizienz ■ dekompensierte Herzinsuffizienz bei z.B. koronarer oder hypertensive Herzerkrankung ■ Lymphödem z.B. nach rezidivierenden Hautinfekten (z.B. Erysipel)	keine Ödeme
Lymphknoten	Schwellung bei Infektionen (typisch z.B. bei infektöser Mononukleose — EBV) oder hämatologischen Erkrankungen (z.B. Lymphome, lymphatische Leukämie)	keine pathologisch vergrößerten Lymphknoten palpabel

besonders achten auf	mögliche Befunde/Hinweise	Befunde der Patientin
Augenlider	▪ Schwellung der Augenlider und des Gesichts bei ausgeprägtem Eiweißmangel (z.B. Proteinurie bei diabetischer Nephropathie) ▪ Xanthelsamen bei Hypercholesterinämie	regelrecht
weißer Kornealring	Arcus lipoides bei Fettstoffwechselstörung (Hyperlipidämie)	nicht vorliegend
Linsentrübung	Katarakt	nicht vorliegend
Visusverminderung	Makuladegeneration oder diabetische Retinopathie	keine
lichtstarre Pupille	z. B. bei Erblindung (Amaurose)	regelrechte Pupillenreaktion
Mund	trockene Zunge und Mundschleimhaut z. B. bei Dehydratation; Karies, Parodontose (Entzündung des Zahnfleisches), Zahnersatz	Zähne saniert
systemischer Blutdruck	Messung des Blutdrucks mit Manschette, deren Breite ca. 40% des Umfanges der Extremität beträgt, die Länge sollte 80% des Umfanges betragen (bei sehr adipösen Oberarmen ggf. Messung am Unterarm mit Dopplersonde). Messung an beiden Oberarmen, bei Blutdruckdifferenz > 20 mmHg: Durchblutungsstörung ausschließen: Stenosen bei Atherosklerose, arterielle Kompression (z.B. Thoracic-outlet-Syndrom).	Blutdruck im Liegen rechts 150/80 mmHg, links 160/85 mmHg
Pulsstatus, Rhythmus	Seitengetrennte Palpation an allen Hauptarterien wie den Karotiden und den Extremitäten jeweils von distal nach proximal; falls distal nicht tastbar: A. radialis und A. ulnaris → A. brachialis/A. axillaris; A. dorsalis pedis und tibialis posterior → A. poplitea/A. femoralis communis). Unregelmäßiger Puls bei absoluter Arrhythmie oder Extrasystolie.	alle Pulse tastbar
Fußinspektion	diabetisches Fußsyndrom: ▪ Fußdeformitäten, Hyperkeratosen, trockene, warme, rosige Haut, Fußsohlenulkus → Neuropathie ▪ kühler, dystropher, pulsloser Fuß, Nekrosen, Gangrän → Angiopathie	Fußinspektion unauffällig
neurologisch	symmetrische periphere sensible Polyneuropathie (häufig): ▪ Vibrationsempfinden reduziert (Stimmgabel nach Rydel-Seiffer 128 Hz C) z. B. Zehenrücken oder am Großzehengrundgelenk – normal < 30 Jahre: > 7/8, – > 30 Jahre: > 6/8	orientierende neurologische Untersuchung unauffällig, kein Hinweis für fokal-neurologisches Defizit, Vibrationsempfinden bds. 6/8 an den Großzehengrundgelenken

besonders achten auf	mögliche Befunde/Hinweise	Befunde der Patientin
neurologisch	▪ Schmerzempfinden gestört (z.B. Zahnstocher) ▪ Berührungsempfinden (10 g Semmes-Weinstein-Monofilament) reduziert ▪ Muskeleigenreflexe an den Extremitäten abgeschwächt asymmetrische – fokale oder multifokale – Neuropathie (selten): kraniale Neuropathie, Mononeuropathie des Stammes und der Extremitäten, asymmetrische proximale Neuropathie der unteren Extremität	
Abdomen	▪ Palpation: z. B. große Leber bei Fettleber ▪ Auskultation: Strömungsgeräusche Nierenarterien oder Aortenaneurysma bei arterieller Hypertonie	Leber normale Konsistenz, Größe ca 14 cm in der MCL rechts

Infobox 10.3

Wie und wann sollte ein Screening auf einen Diabetes mellitus Typ 2 durchgeführt werden?

Eine Bestimmung der **Nüchternblutglukose** sollte bei allen **Personen, die 45 Jahre oder älter sind**, durchgeführt werden. Bei Normalbefunden sollte eine **Wiederholung nach 3 Jahren** erfolgen.

Screening **unabhängig vom Lebensalter bei** Vorliegen folgender **Risikofaktoren**:
- Diabetes mellitus Typ 2 bei erstgradigen Verwandten (positive Familienanamnese)
- Übergewicht (s. u.) und körperliche Inaktivität
- arterielle Hypertonie (Blutdruck > 140/90 mmHg)
- Dyslipoproteinämie mit HDL-Cholesterin < 35 mg/dl (0,9 mmol/l) und/oder Triglyzeridämie > 250 mg/dl (2,85 mmol/l)
- nach Gestationsdiabetes (Diabetes der während einer Schwangerschaft auftritt) oder nach Geburt eines Kindes mit einem Geburtsgewicht > 4000 g
- früherer Nachweis einer abnormen Nüchternglukose (IFG) oder einer gestörten Glukosetoleranz (IGT)
- makrovaskuläre Erkrankungen (Verkalkung der größeren Gefäße wie Herzkranzgefäße, extrakranielle Hirngefäße, Beingefäße etc.)
- unklare Albuminurie

Übergewicht und Adipositas: Die Bestimmung des Gewichts erfolgt über die Berechnung des Body-Mass-Index (Körpergewicht in kg/Körpergröße in m²). Siehe folgende Tabelle.

Oraler Glukosetoleranztest oGTT (nach Deutscher Diabetes Gesellschaft 2002)
Je mehr Risikofaktoren vorliegen und je älter ein Patient ist, umso eher ist zur Erfassung einer Glukosestoffwechselstörung auch bei normaler Nüchternglukose ein oGTT zu empfehlen.

Body-Mass-Index (BMI)	Klassifizierung
< 18,5 kg/m²	Untergewicht
18,5–24,9 kg/m²	Normalgewicht
25–29,9 kg/m²	Übergewicht
≥ 30 kg/m²	Adipositas

Infobox 10.3

Voraussetzung: Nüchternblutzucker im kapillaren Vollblut < 110 mg/dl (< 5,5 mmol/l) bzw. venöses Plasma < 126 mg/dl (< 7,0 mmol/l) (kein Prädiabetes, s. Tabelle).

Durchführung des 75 g oGTT nach WHO-Richtlinien:
- Testdurchführung am Morgen nach 10–16 Stunden Nahrungs- (und Alkohol-)Karenz.
- Nach einer mehr als 3-tägigen kohlenhydratreichen Ernährung (>150 g KH/d).
- Im Sitzen oder Liegen (keine Muskelanstrengung), nicht rauchen vor und während des Tests.
- Zeitpunkt 0: Trinken von 75 g Glukose in 250–300 ml Wasser innerhalb von 5 Minuten (Kinder: 1,75 g/kg KG [max. 75 g]).
- Blutentnahme nüchtern (am besten morgens) vor Zuckerbelastung und nach 120 Minuten.

Kontraindikationen: bei interkurrenten Erkrankungen, nach Magen-Darm-Resektion oder gastrointestinalen Erkrankungen mit veränderter Resorption oder wenn bereits eine erhöhte Nüchternglukose (Plasmaglukose >125 mg/dl, d. h. > 6,9 mmol/l) oder zu einer beliebigen Tageszeit eine Blutglukose von >199 mg/dl (d. h. 11 mmol/l) gemessen wurde und damit ein Diabetes mellitus belegt wurde.
- **Bewertung** (nach Deutscher Diabetes Gesellschaft, 2002): s. folgende Tabelle.

Blutzuckersituation	Definition
normaler Nüchternblutzucker	**Nüchternblutzucker** - kapillares Vollblut < 100 mg/dl (< 5,5 mmol/l) - venöses Plasma < 110 mg/dl (< 6,1 mmol/l)
impaired Fasting Glucose	**Nüchternblutzucker** (wenn 2 von 3 Tests an unterschiedlichen Tagen positiv): - kapillares Vollblut: > 99 mg/dl, < 110 mg/dl (d. h. > 5,5 mmol/l, < 6,1 mmol/l) - venöses Plasma: > 109 mg/dl, < 126 mg/dl (d. h. > 6,0 mmol/l, < 7,0 mmol/l)
gestörte Glukosetoleranz (IGT = impaired glucose tolerance)	**2-h-Wert nach 75 g Glukoselösung:** kapillares Vollblut oder venöses Plasma > 139 mg/dl, < 200mg/dl (d. h. > 7,7 mmol/l, < 11,1 mmol/l).

Infobox 10.4

Diagnosekriterien Diabetes mellitus Typ 2

Einziges Diagnosekriterium ist die erhöhte Blutglukosekonzentration, die als Nüchtern-, als Gelegenheitsblutzuckerwert oder als 2-h-oGTT-Konzentration bestimmt wird. Für diagnostische Zwecke dürfen nur qualitätsgesicherte Messverfahren verwendet werden (keine Blutzuckermessgeräte zur Blutzuckerselbstkontrolle). Man misst in venösem Plasma und kapillarem Vollblut. Da durch eine in vitro weiterlaufende Glykolyse falsch niedrige Konzentrationen gemessen werden könnten, dürfen nur Serumproben mit Glykolysehemmstoffen verwendet werden.

Die Diagnose kann gestellt werden, wenn bestehen:
- klassische Symptome (Polydipsie und Polyurie, Gewichtsabnahme, Sehstörungen etc.) und ein Gelegenheitsblutglukosewert ≥ 200 mg/dl (≥ 11,1 mmol/l) in venösem Plasma oder kapillarem Vollblut

oder
- Mindestens zwei Gelegenheitsblutglukose-Konzentrationen von ≥ 200 mg/dl (≥ 11,1 mmol/l) in venösem Plasma oder kapillarem Vollblut, oder mindestens zwei Nüchtern-Blutglukose-Konzentrationen ≥ 110 mg/dl (≥ 6,1 mol/l) für kapillares Vollblut bzw. ≥ 126 mg/dl (≥ 7,0 mmol/l) für venöses Plasma, oder mindestens eine erhöhte Gelegenheitsblutglukose-Konzentration Vollblut ≥ 110 mg/dl, ≥ 6,1 mmol/l bzw. venöses Plasma ≥ 126 mg/dl, ≥ 7,0 mmol/l)

oder
- oGTT-2-h-Wert im venösen Plasma oder kapillaren Vollblut ≥ 200 mg/dl (≥ 11,1 mmol/l).

10.3 Vorstellung beim Oberarzt und weitere Planung

Sie haben sich Ihr Bild und Ihren „Plan" gemacht und rufen Ihren Oberarzt zur Besprechung des weiteren Vorgehens in die Ambulanz. Was berichten Sie?

56-jährige Patientin mit allgemeiner Schwäche und Ermüdbarkeit kommt von Ihrem Frauenarzt zum Screening auf einen Diabetes mellitus Typ 2 bei in der Vergangenheit rezidivierenden Infekten im Urogenitalbereich, langjährigem Übergewicht und positiver Familienanamnese. Die Mutter hat einen Diabetes mellitus Typ 2, beide Elternteile zudem makroangiopathische kardiovaskuläre Erkrankungen (die Mutter hatte einen zerebralen ischämischen Insult und der Vater einen Herzinfarkt). Der BMI beträgt 27,5 kg/m². Der Bauchumfang ist mit 96 cm erhöht. Der Blutdruck wurde im Liegen rechts mit 150/80 mmHg, links mit 160/85 mmHg erhöht gemessen, damit kann die Verdachtsdiagnose eines metabolischen Syndroms gestellt werden. Darüber hinaus ergeben sich bislang keine Hinweise auf mit einem Diabetes mellitus assoziierte Erkrankungen. Nun gilt es, die aktuelle Blutglukosekonzentration aus venösem Plasma zu bestimmen. Kann ein Diabetes mellitus Typ 2 diagnostiziert werden, sind weitere Untersuchungen durchzuführen.

10.4 Labordiagnostik

diagnostische Methode	Indikation und Sinn der Untersuchung	Ergebnisse der Patientin
Glukose (Nüchtern-BZ und oGGT)	Wichtigstes Kriterium bei der Diagnose des Prädiabetes (IFG, IGT) oder des Diabetes mellitus (s. Infobox 10.3).	Nüchternblutzucker venös 98 mg/dl (normal). 2-h-Glukose-Konz. im oGTT: kapillar 202 mg/dl (pathologisch)
HbA$_{1c}$	Beurteilung der Qualität der Glukosestoffwechseleinstellung in den letzten 2–3 Monaten – je höher die Blutzuckerspiegel desto höher der HbA$_{1c}$-Wert (glykosyliertes Hämoglobin HbA$_{1c}$). **Merke:** Der HbA$_{1c}$-Wert ist kein Diagnosekriterium für Prädiabetes oder Diabetes mellitus.	HbA$_{1c}$ 6,7 % (↑)
Gesamtcholesterin, LDL-Cholesterin HDL-Cholesterin Triglyzeride	Fettstoffwechselstörung (Cholesterin und Triglyzeride erhöht) und/oder Dyslipoproteinämie (= HDL-Cholesterin erniedrigt, LDL-Cholesterin erhöht).	■ Gesamtcholesterin 235 mg/dl (normal) ■ LDL-Cholesterin 139 mg/dl (normal) ■ HDL-Cholesterin 35 mg/dl (normal) ■ Triglyzeride 270 mg/dl (↑)
Kreatinin, Harnstoff, Berechnung GFR (MDRD = Modification of Diet in Renal Disease), Kreatinin-Clearance, Serumalbumin, U-Status, Urin-Eiweiß, Urin-Albumin	■ Nierenbeteiligung bei Diabetes mellitus Typ 2 (diabetische Nephropathie) ■ hypertensive Nephropathie bei arterieller Hypertonie (Nephrosklerose)	■ Kreatinin 0,6 mg/dl (normal) ■ Harnstoff 20 mg/dl (normal) ■ eGFR (MDRD) > 60 ml/min/1,73 m² (normal) ■ U-Status: unauffällig

Fall 10

diagnostische Methode	Indikation und Sinn der Untersuchung	Ergebnisse der Patientin
Kreatinin, Harnstoff, Berechnung GFR (MDRD = Modification of Diet in Renal Disease), Kreatinin-Clearance, Serumalbumin, U-Status, Urin-Eiweiß, Urin-Albumin	Bestimmung der Albuminausscheidung (Albuminurie) als Zeichen einer glomerulären Schädigung bei diabetischer Nephropathie. Die Bestimmung im zweiten morgendlichen Spontanurin ist der 24-h-Sammelurinbestimmung vergleichbar, wenn die Urinalbuminmenge auf die Kreatininausscheidung bezogen wird. Referenzwerte „Mikroalbuminurie": ■ Frauen: 30–300 mg/g Kreatinin ■ Männer: 20–300 mg/g Kreatinin	**Merke:** Der herkömmliche Urin-Stix ist zur Diagnostik einer geringen Albuminausscheidung (sog. „Mikroalbuminurie") zu unsensitiv! Hier muss auf spezielle Teststreifen wie z.B. Mikral-Test® zurückgegriffen werden. Urinalbumin im Spontanurin (mindestens 2 Messungen): 35 mg/l und 38 mg/l (Mikroalbuminurie). **Vorsicht:** Urin-Kreatinin ist von der Körpermuskelmasse abhängig, d. h. Quotient ist bei Anorexie oder Kachexie (BMI ↓) evtl. falsch positiv erhöht.
GOT, GPT, AP, γ-GT	erhöhte Leberwerte wie z. B. Steatosis hepatis (NASH = non alcoholic steato hepatitis), alkoholische Leberschädigung, Hepatitis	GOT 32 U/l, GPT 24 U/l, γ-GT 18 U/l (alle Werte normal)
TSH	Schilddrüsenfunktionsstörung: ■ TSH supprimiert: latente oder manifeste Hyperthyreose ■ TSH erhöht (stimuliert): latente oder manifeste Hypothyreose wenn TSH pathologisch, zusätzliche Bestimmung der peripheren Hormone (fT_3 und fT_4). Insbesondere die Hypothyreose kann zu Adynamie und Übergewicht führen.	im Normbereich
C-Peptid	Insulin entsteht aus Proinsulin nach Abspaltung von C-Peptid. Die C-Peptid-Konzentration kann somit als Maß der pankreatischen Insulinsekretion angesehen werden. Bei Typ-1-Diabetes-mellitus (Insulinmangel) reduziert, beim Typ-2-Diabetes-mellitus nur bei Sektretionsversagen vermindert. Routinemäßige Bestimmung nicht empfohlen, bei Unklarheit über Insulinsekretion sinnvoll. Hilfreich in der Hypoglykämie- und Insulinomdiagnostik (Insulin produzierender Pankreastumor).	im Normbereich
■ **GAD-Antikörper (Glutaminsäure-decarboxylase-AK),** ■ **IA2-Antikörper (AK gegen Thyrosinphosphatasen)** ■ **Inselzellantikörper**	Charakteristische Marker für Typ-1-Diabetes-mellitus, fehlt bei anderen Diabetesformen, auch bei Typ-2-Diabetes (nur bei unklarer Diabetestyp-Zuordnung indiziert). Als erste Maßnahme wird – wenn indiziert – die Bestimmung von GAD- und IA2-Antikörper empfohlen.	keine Antikörper nachweisbar

10.5 Apparative Diagnostik

diagnostische Methode	Indikation/Sinn der Untersuchung	Ergebnisse der Patientin
Abdomensonografie	■ nicht alkoholische Leberverfettung (Steatosis hepatis): erklärt u. U. erhöhte Transaminasen ■ Nierenmorphologie: Nierengröße als Korrelat zur Funktion (vergrößert im Stadium der Hyperfiltration, verkleinert bei Nierenarterienstenose, Abszesse oder Kelchektasie bei Entzündungen/Pyelonephritis) ■ Aorta: Durchmesser, Wandverkalkungen: Hinweis auf begleitende Makroangiopathie mit Aortensklerose, Aortenaneurysma	■ Steatosis hepatis ■ Nieren bds. vergrößert auf 125 x 50 mm rechts und 130 x 55 mm links, Parenchym-Pyelon-Verhältnis normal mit 1,8, kein Harnstau ■ Aortendurchmesser normal mit 19 mm, keine Wandverkalkungen
Augen	Spiegelung des Augenhintergrundes mit der Frage: diabetische Augenerkrankung evtl. Vorstellung beim Augenarzt	kein Hinweis auf diabetische Augenerkrankung
EKG	Hinweis auf Hypertrophie bei arterieller Hypertonie oder Zeichen der koronaren Herzerkrankung	Unauffälliger Stromlinienverlauf, grenzwertiger Sokolow-Lyon-Index als mögliches Zeichen der linksventrikulären Hypertrophie (Definition: S in V1 oder V2 + R in V5 oder V6 > 3,5 mV). Hier 3,5 mV.
Echokardiografie	Bei asymptomatischer Patientin Indikation nicht zwingend; Hinweis auf Wandbewegungsstörungen z. B. bei koronarer Herzerkrankung oder Myokardverdickungen (Hypertrophiezeichen bei arterieller Hypertonie = hypertensive Kardiomyopathie).	grenzwertige Septumhypertrophie mit 13 mm (normal bis 12 mm)
Langzeit-Blutdruckmessung	Sinnvoll bei situativ bedingter Hypertonie zum Prüfen des Blutdrucks unter häuslichen Bedingungen; ideal zur Beurteilung des Blutdruckverhaltens (Tag-Nacht-Rhythmus) sowie zur Kontrolle der Blutdruckeinstellung bei medikamentöser Hypertonietherapie, Ziel < 130/80 mmHg.	■ mittlerer Blutdruck tagsüber 165/85 mmHg ■ max. systolischer Blutdruck tagsüber 210 mmHg ■ max. diastolischer Blutdruck tagsüber 95 mmHg ■ mittlerer Blutdruck nachts 145/80 mmHg ■ max. systolischer Blutdruck nachts 150 mmHg ■ max. diastolischer Blutdruck nachts 90 mmHg. → deutlich erhöhter Blutdruck, noch erhaltener Tag-Nacht-Rhythmus
Belastungs-EKG	Beurteilung des Blutdruckverhaltens unter Belastung, Feststellung des Trainingszustandes und Diagnostik einer koronaren Herzerkrankung	Belastung über 11 min bis max. 150 Watt. RR max. 220/110 mmHg, HFmax. 154/min, Abbruch wegen peripherer Erschöpfung, keine myokardischämietypischen Beschwerden und EKG-Veränderungen (ST-Streckenveränderungen); bei fehlender Ausbelastbarkeit (Abbruch wegen reduziertem Trainingszustand vor Erreichen der Zielfrequenz!) ist die Untersuchung allerdings **nicht** aussagekräftig.

10.6 Abschließende Bewertung und Diagnosestellung

Jetzt haben Sie alles was Sie brauchen?! Stellen Sie die Diagnose und begründen Sie Ihre Entscheidung!

Frau N.N. ist bis auf eine allgemeine Schwäche und Ermüdbarkeit aktuell beschwerdefrei. In der Vergangenheit litt sie wiederholt an Harnwegsinfekten und Infektionen im Bereich des Urogenitaltraktes. Rezidivierende Infektionen, insbesondere bei länger bestehendem Übergewicht, sollten Anlass sein, an einen Diabetes mellitus Typ 2 zu denken. Passend hierzu berichtet sie über eine erhöhte Trinkmenge, die ein Hinweis auf eine Polydipsie mit Polyurie bei Diabetes mellitus ist.

Die Familienanamnese zeigt, dass die Mutter der Patientin einen Diabetes mellitus Typ 2 mit multiplen Komplikationen (Schlaganfall als Hinweis auf eine Makroangiopathie, Sehstörungen als Hinweis auf eine Mikroangiopathie retinaler Gefäße) hat. Ihr Vater ist an einem Herzinfarkt verstorben, also einer Komplikation einer makrovaskulären Erkrankung, die ebenfalls häufig mit Diabetes mellitus vergesellschaftet ist. Es besteht also eine genetische Risikokonstellation. Das Risiko von Nachkommen für die Entwicklung eines Diabetes mellitus Typ 2 ist gegenüber dem der Normalbevölkerung um den Faktor 3 erhöht, wenn beide Eltern Diabetiker sind.

Frau N.N. ist mit einem Body-Mass-Index von 27,5 kg/m² übergewichtig. Der Bauchumfang ist erhöht. Darüber hinaus konnten erhöhte Blutdruckwerte (im Liegen rechts 150/80 mmHg, links 160/85 mmHg) gemessen werden. Die übrige klinische Untersuchung erbrachte keine Hinweise auf diabetische Folgeerkrankungen.

Die laborchemischen Untersuchungen haben die Verdachtsdiagnose Diabetes mellitus Typ 2 bestätigt (erhöhte Wert im oGTT, s. Infobox 10.3). Von besonderer Wertigkeit für das Herz-Kreislauf-Risiko sind neben der erhöhten Blutglukosekonzentration und dem erhöhten Blutdruck die Fettstoffwechselwerte. Das HDL-Cholesterin ist erniedrigt, die Triglyzeride erhöht. Es liegt also sowohl eine Hyperlipidämie (Triglyzeride ↑) als auch eine Dyslipoproteinämie (HDL-Cholesterin ↓) vor. Damit sind auch die Kriterien eines metabolischen Syndroms erfüllt. Die Feststellung einer Glukosurie oder eines erhöhten HbA_{1C}-Wertes sind für die Diagnosestellung nicht wirklich geeignet.

Der Diabetes mellitus Typ 2 ist eine Multisystemerkrankung. Daher muss jedes durch den Diabetes mellitus Typ 2 betroffene System (z. B. Arterien, Nervensystem, Augen, Nieren) initial untersucht werden, um festzustellen, ob und in welchem Ausmaß bereits Folgeerkrankungen vorliegen.

Die bislang durchgeführte Diagnostik auf diabetische Folgeerkrankungen zeigt eine Septumhypertrophie des Herzens als Ausdruck einer hypertensiven Herzerkrankung sowie eine 2-malig erhöhte Albuminausscheidung (Mikroalbuminurie). Diese sollte unter optimierter Blutdruckeinstellung nochmals kontrolliert werden, da auch erhöhte Blutdruckwerte zu einer Albuminurie führen können und z. B. Angiotensin-Converting-Enzym-Hemmer (ACE-Hemmer) die quantitative Albuminausscheidung reduzieren können. Bei persistierender Mikroalbuminurie liegt nach Ausschluss obligatorischer anderer Ursachen wie z. B. Harnwegsinfekt, Hämaturie, Z. n. schwerer körperlicher Belastung, Rechtsherzinsuffizienz, Kontamination mit Vaginalsekret usw. eine diabetische Nephropathie vor.

> **Merke**
> Der Nachweis einer Mikroalbuminurie ist ein aussagekräftiger Prädiktor für das kardiovaskuläre Risiko (erhöhte Morbidität und Mortalität für Herz-Kreislauf-Erkrankungen) bei Diabetikern!

10.7 Therapeutisches Vorgehen

Welche grundsätzlichen Therapieansätze gibt es?

Die Behandlung eines Diabetes mellitus Typ 2 sollte entsprechend der **Leitlinie Diabetes mellitus Typ 2 der Deutschen Diabetes Gesellschaft** erfolgen.

Therapieziele sind der Erhalt bzw. die Wiederherstellung der Lebensqualität, Symptomfreiheit, die Vermeidung von Akuterkrankungen (Infektionen, Koma, Hypoglykämie etc.) und von Folgeerkrankungen sowie die Risikofaktor-Intervention.

Ideale Therapieziele sind deshalb:
- bei Übergewicht: Gewichtsreduktion anstreben (BMI < 25 kg/m²)
- HbA_{1C} < 6,5 %

10.7 Therapeutisches Vorgehen

- Blutzucker nüchtern und präprandial < 100 mg/dl
- Gesamt-Cholesterin < 180 mg/dl, LDL-Cholesterin < 100 mg/dl, HDL-Cholesterin > 45 mg/dl
- Triglyzeride < 150 mg/dl
- Albuminurie < 20 (m) bzw. <30 (w) mg/g Kreatinin, Progressionshemmung bei bestehender Nephropathie
- Blutdruck < 130/< 80 mmHg bei pathologischer Albuminurie
- Nikotinverzicht
- Korrektur eines evtl. vorliegenden prothrombotischen Zustandes (z. B. Thrombozytenaggregationshemmer)

Die antihyperglykämische Therapie besteht aus nicht pharmakologischen Maßnahmen und einer pharmakologischen Therapie (s. Abb. 10.1).

Basistherapie
Zu nicht pharmakologischen Interventionen wie Schulung, Lebensstiländerung, Ernäh-

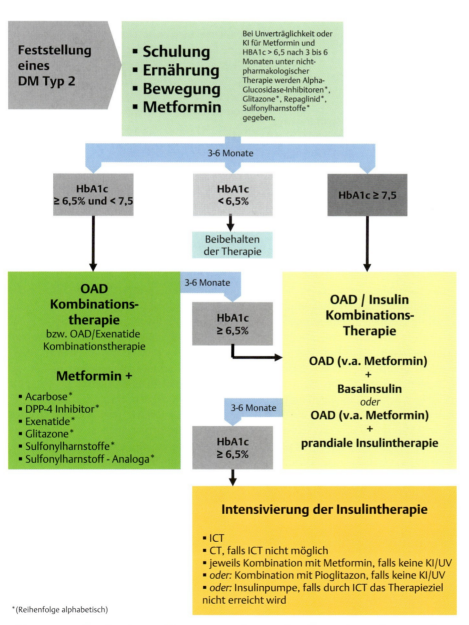

Abb. 10.1: Stufenplan der medikamentösen Therapie (Quelle: Leitlinien der Deutschen Diabetes Gesellschaft; www.deutsche-diabetes-gesellschaft.de).

rung und Bewegung liegen evidenzbasierte, endpunktbezogene, positive Ergebnisse vor. Die HbA_{1c}-Senkung einer initial nicht medikamentösen Intervention beträgt etwa 2% (UKPDS). Als Basis jeder Behandlung sollten ausgeschöpft werden:
- **Ernährungstherapie** mit spezifischen individuellen Instruktionen:
    - bei Übergewicht: Reduktionsdiät (Limitierung der Fettzufuhr, besonders der gesättigten Fettsäuren)
    - ballaststoffreiche Kost
- **Erhöhung der körperlichen Aktivität** (mindestens ca. 3 h/Woche zum Gewichtserhalt, ca. 5 h/Woche zur Gewichtsreduktion)
- **Lebensstiländerung:** Reduktion von Alkoholgenuss und Nikotinverzicht u. a.

Zur Unterstützung ist eine strukturierte **Diabetesschulung** essenziell.
- Der Patient sollte ausführliche **Informationen** über die Erkrankung und ihre möglichen Folgen erhalten. Es sollte eine strukturierte **Ernährungsberatung** durchgeführt werden. Aufgrund der allgemein vorherrschenden Fehlernährung der Bevölkerung ist diese von herausragender Wertigkeit. Im Rahmen von stationären Schulungen lässt sich den Patienten vermitteln, dass eine Umstellung der Lebensgewohnheiten durchführbar und auch vielversprechend ist.
- Neben Ernährung ist **Bewegung** essenziell bei der Behandlung von Diabetikern. Diese muss gezielt angeleitet werden und die Patienten sollten am besten im Rahmen von Selbsthilfegruppen an einem regelmäßigen Bewegungsprogramm (Ziel tgl. 30 min) teilnehmen.
- Patienten, die pharmakologisch behandelt werden, sind in jedem Fall über Hypoglykämien und ihre Behandlung aufzuklären.
- Patienten müssen darüber hinaus die Technik der Urin- und Blutzuckerselbstmessung erlernen. Die Blutzuckermesstechnik sollte in regelmäßigem Abstand überprüft werden. Das Blutzuckermessgerät sollte in regelmäßigem Abstand auf korrekte Messgenauigkeit durch Vergleich mit einem Referenzgerät überprüft werden. Regelmäßige Blutzuckerselbstkontrollen sind i. d. Regel nur bei insulinspritzenden Diabetikern notwendig und erstattungsfähig.
- Die Patienten sollten über allgemeine Körperhygienemaßnahmen informiert werden. Besonderes Augenmerk sollte auf die Pflege der Haut, der intertriginösen Räume und des Genitales sowie der Füße gerichtet werden.

> **Merke:** Wurde dem Patienten durch speziell geschultes Personal fachkundig und mit viel Geduld ein Grundstock gelegt, kann dieser den Sinn seiner Bemühungen selber einschätzen. Die Angehörigen der Patienten sollten dabei mit informiert werden. Die Schulung kann im Rahmen eines Gruppenunterrichtes erfolgen, sollte aber dem Einzelnen genügend Freiraum für Fragen geben. Bei einem Großteil der Patienten sind mehrfache Schulungen notwendig, damit internalisiert wird, was das Ziel der Therapie ist. Bei kognitiv eingeschränkten Patienten muss mithilfe sozialer Sicherungssysteme (z. B. Sozialstation) eine regelmäßige Versorgung (Blutzuckerkontrollen oder Medikamentenverabreichung) organisiert werden.

Pharmakologische Therapie

Eine pharmakologische antihyperglykämische Therapie ist erst angezeigt, wenn nicht medikamentöse Maßnahmen evtl. in Kombination mit Metformin über 3 Monate durchgeführt wurden, ohne die metabolischen Therapieziele (s.o.) zu erreichen. Zu den Charakteristika der oralen Antidiabetika, siehe Infobox 10.5.

> **Merke:** Bei 90% der Typ-2-Diabetiker besteht die initiale medikamentöse Therapie aus Metformin!

Die pharmakologische Therapie richtet sich nach Begleiterkrankungen und der Höhe der Blutzuckerwerte. Zu oft muss leider die Praktikabilität berücksichtigt werden. Es gilt der **Grundsatz**: je einfacher, desto besser.
Haben Lebensstilveränderungen evtl. in Kombination mit Metformin keinen ausreichenden Effekt, kommt ab einem HbA_{1c}-Wert ≥ 6,5% eine Therapie mit weiteren oralen Antidiabetika oder Insulin in Betracht (vgl. Abb. 10.1). Man würde dann nach entsprechender Dosisanpassung nach drei Monaten durch eine HbA_{1c}-Bestimmung den Therapieerfolg erneut beurteilen. Bei einem Wert von unter 6,5% würde die Therapie unverändert fortgeführt werden.

Insulinbehandlung bei Patienten mit Typ-2-Diabetes-mellitus

Indikation: Beginn, wenn HbA_{1c} trotz maximaler diätetischer Bemühungen und Gabe von oralen Antidiabetika nicht unter 6,5% gesenkt werden kann (Ausnahme: bescheidenere Therapieziele, wie z. B. bei Patienten mit niedriger Lebenserwartung oder schweren Begleiterkrankungen).

- Nichterreichen der metabolischen Therapieziele mit oralen Antibiabetika
- perioperativ
- akute Stoffwechselentgleisung
- Ketonurie (außer Hungerketonurie)
- Gestationsdiabetes, wenn diätetisch nicht ausreichend behandelbar
- akuter Myokardinfarkt bei Diabetes mellitus

Voraussetzungen:
- Ernährungsberatung immer zusammen mit Beginn der Insulintherapie
- Schulung/Kontrolle über Blutzuckerselbstmessung vor Beginn der Therapie
- Hypoglykämieschulung (Ursachen, Erkennen und Notfalltherapie: insbesondere Selbsthilfe)

Empfehlungen:
- speziell bei ausgeprägter Insulinresistenz: Fortführung der Therapie mit oralen Antidiabetika möglich bzw. sinnvoll (idealerweise nicht insulinotrope Wirkstoffe: z. B. Biguanide)
- lang wirksame Insuline (z. B. NPH-Insulin: Wirkdauer 11–18 h oder lang wirksames Insulin-Analogon (z. B. Insulin-Determir oder Glargin: Wirkdauer bis zu 24 h) vor dem Schlafengehen (auch unter Beibehaltung der Gabe von oralen Antidiabetika)
- lang wirksames Insulin-Analogon zum Frühstück (unter Beibehaltung der oralen Antidiabetika)
- schnell wirksames Insulin zu den Hauptmahlzeiten (evtl. in Kombination mit NPH-Insulin oder lang wirksames Insulin-Analogon)
- 2 × d Mischinsulin (NPH-Insulin + schnell wirksames Insulin)

Therapieanpassung: Ein intensiveres Schema (vgl. Typ-1-Diabetes, Fall 9) ist zu erwägen:
- wenn mit einem weniger intensiven Behandlungsregime das metabolische Therapieziel nicht erreicht wird,
- wenn eine besonders flexible Lebensführung gewünscht wird,
- wenn die Blutzuckereinstellung wegen Hypoglykämien suboptimal ist.

Additive, leitliniengerechte Therapie bei Patienten mit Typ-2-Diabetes-mellitus: Epidemiologische Studien legen nahe, dass Typ-2-Diabetiker in Bezug auf ihr Herz-Kreislauf-Risiko wie Nichtdiabetiker nach ischämischem Erstereignis (z. B. nach Herzinfarkt) in die höchste Risikogruppe einzustufen sind. Entsprechend der **Leitlinie „Diabetes und Herz"** der Deutschen Gesellschaft für Diabetes (2006) gelten daher auch für „unkomplizierte" Diabetiker strenge Therapieziele wie sie in der Sekundärprävention (z. B. nach Herzinfarkt) bei Nichtdiabetikern angestrebt werden. Berücksichtigt werden sollten alle Medikamentengruppen, für die nach Studienlage ein klinischer Nutzen (Ereignis- und/oder Mortalitätsreduktion) nachgewiesen wurde, um das gesteigerte Herz-Kreislauf-Risiko bei Typ-2-Diabetikern maximal zu senken. Hierbei müssen alle Faktoren des metabolischen Syndroms berücksichtigt werden:
- Thrombozytenaggregationshemmung: z. B. Acetylsalicylsäure
- Lipidprofil: z. B. HMG-CoA-Reduktase-Inhibitoren
- Antihypertensiva: z. B. ACE-Hemmer

Therapiekontrolle: Im Idealfall wird die Therapie alle 4 Monate überprüft und hinterfragt. Der Patient muss regelmäßig zur Mitarbeit motiviert werden. Insbesondere die kritischen Körperregionen (intertriginöse Räume und Füße) sollten regelmäßig untersucht werden. Die Nierenfunktion und die Urin-Albumin-Ausscheidung sollten ¼-jährlich überprüft werden; bei eingeschränkter Nierenfunktion sollte die Mitbetreuung durch einen Nephrologen erfolgen. Augenärztliche Untersuchungen sollten in Abhängigkeit vom Augenbefund in regelmäßiger Zusammenarbeit (mindestens 1-mal jährlich) mit dem Ophthalmologen erfolgen. Bei Polyneuropathie sollte neben einer qualifizierten Fußpflege eine ordentliche Schuhversorgung erfolgen (Vermeidung von Druckstellen). Bei einer peripheren Durchblutungsstörung der Beine, aber auch bei anderen Gefäßstenosen (z. B. Nierenarterien, hirnversorgende Arterien) sollte eine angiologische Mitbetreuung erfolgen.

Infobox 10.5

Charakteristika oraler Antidiabetika (OAD)

Biguanide (z. Z. nur Metformin zugelassen):

- **Wirkung:** Hemmung der hepatischen Glukoneogenese und Steigerung der Glukoseaufnahme im Fettgewebe und der Skelettmuskulatur (verbesserte Insulinsensitivität).
- **Indikation:** Übergewichtige Patienten (BMI > 25 kg/m^2) mit einem nicht entgleisten Diabetes mellitus Typ 2, bei denen ein Therapieversuch mit Gewichtsabnahme, Umstellung auf gesunde Ernährung und Steigerung der körperlichen Aktivität nicht zum Erreichen der HbA$_{1C}$-Zielwerte geführt hat.
- **Vorteil:** Reduktion makrovaskulärer Komplikationen wie Schlaganfall, koronare Ereignisse und diabetesbezogener Tod (UKPD-Studie).
- **Dosierung:** Start 1 x 500 mg oder 1 x 850 mg/d, langsame Dosissteigerung, maximale effektive Dosis: 2000 mg/d.
- **Nebenwirkungen:** bei 20 %: Übelkeit, Magendruck, Blähungen, Durchfälle, bei 5 %: Absetzen bei Beschwerdepersistenz notwendig, sehr selten (v. a. bei Nichtbeachtung von Kontraindikationen wie Niereninsuffizienz): Laktatazidose.
- **Kontraindikationen:** eingeschränkte Nierenfunktion (Serum-Kreatinin >1,2 mg/dl, Kreatinin-Clearance < 60 ml/min), schwere Lebererkrankung, Pankreatitis, Alkoholismus, konsumierende Erkrankungen, hypoxische Zustände mit schlechter Sauerstoffversorgung der Gewebe (respiratorische Insuffizienz, schwere Herzinsuffizienz, Kreislaufschock, peripher arterielle Verschlusskrankheit ab Stadium III), perioperativ (zwei Tage vor und nach Operation), Röntgenkontrastmittel (24–48 h vor und nach Untersuchung wegen der Gefahr einer sich entwickelnden Kontrastmittelnephropathie), Reduktionskost < 1000 kcal/d, Schwangerschaft und Stillzeit.

Sulfonylharnstoffe

- **Wirkung:** Stimulation der endogenen Insulinsekretion.
- **Indikation:** Patienten mit Typ-2-Diabetes-mellitus, bei denen das HbA$_{1C}$-Ziel trotz Basistherapie nach 3 Monaten nicht erreicht wird.
- **Dosierung** (hier häufig verwendete Substanzen als Beispiel):
  - Glibenclamid: Anfangsdosierung 1,75–3,5 mg; Höchstdosis 10,5 mg
  - Glimepirid: Anfangsdosierung 1 mg; Höchstdosis 6 mg
  - Gliquidon: Anfangsdosierung 15 mg; Höchstdosis 120 mg
- **Nebenwirkungen:**
  - häufig: Gewichtszunahme, Hypoglykämie (besonders bei eingeschränkter Nierenfunktion und langer Wirkdauer).
  - selten: gastrointestinale Störungen (z. B. Völlegefühl, Übelkeit), Störungen der Hämatopoese, allergische Reaktionen.
- **Kontraindikationen:** Typ-1-Diabetes-mellitus, Sekundärversagen, insbesondere bei ketoazidotischer Stoffwechseldekompensation, Präkoma oder Koma, Niereninsuffizienz (Ausnahme: Gliquidon) und Leberinsuffizienz, Überempfindlichkeit gegen Sulfonylharnstoffe sowie (wegen Kreuzallergien) gegen Sulfonamid-Chemotherapeutika, Sulfonamid-Diuretika und Probenecid, bei Gefahr eines Postaggressionssyndroms (größere Operationen, Unfälle, Infekten), bei geplanter oder bestehender Schwangerschaft und in der Stillzeit.

Glinide

- **Wirkung:** kurzzeitige Stimulation der endogenen Insulinsekretion (rasche und kurze Wirkung jeweils nur für die folgende Mahlzeit).
- **Vorteil:** geringere Hypoglykämiegefahr als unter Sulfonylharnstoffen bei unregelmäßiger Nahrungsaufnahme.
- **Indikation:**
  - Repaglinide: Patienten mit Typ-2-Diabetes-mellitus, bei denen das HbA$_{1C}$-Ziel trotz Ernährungs- und Bewegungstherapie nach 3 Monaten nicht erreicht wird, Monotherapie oder Kombination mit Metformin
  - Nateglinide: in Kombination mit Metformin
- **Dosierung:**
  - Repaglinide: Beginn mit 0,5 mg zu den Hauptmahlzeiten, bei Bedarf Steigerung auf maximal 3 x 2 mg/d
  - Nateglinide: 3 x 60–3 x 120 mg zu den Hauptmahlzeiten
- **Nebenwirkungen:** Kopfschmerzen (9–11%), Hypoglykämie (16–31%), Atemwegsinfekte (10–16%), gastrointestinale Störungen (z. B. Übelkeit, Erbrechen, Diarrhö, bis 5 %), allergische Reaktionen (< 1%)

Infobox 10.5

- **Kontraindikationen:** Typ-1-Diabetes-mellitus, diabetische Ketoazidose, Niereninsuffizienz: Nateglinide (Repaglinide bei Kreatinin-Clearance von > 20 ml/min möglich), Leberinsuffizienz, Überempfindlichkeit gegen Repaglinide oder Nateglinide, Schwangerschaft und Stillzeit.

> **Merke:** Eine Kombination von Gliniden und Sulfonylharnstoffen ist nicht indiziert, da beide insulinsekretionssteigernd wirken.

Thiazolidindione (Glitazone)

- **Wirkung:** Verminderung der Insulinresistenz in Fettgewebe, Skelettmuskulatur und Leber (PPARγ-Agonisten), Hemmung der hepatischen Glukoneogenese.
- **Indikation:** Monotherapie nur bei Metformin-Unverträglichkeit oder Gegenanzeigen gegen Metformin; sonst Kombinationstherapie mit Metformin und/oder Sulfonylharnstoff wie auch Insulin.

> **Merke:** Langsamer Wirkeintritt, maximale Wirkung (im Gegensatz zu anderen OAD, die meist einen unmittelbaren Wirkeintritt zeigen) erst nach 8–12 Wochen!

- **Dosierung:**
  - Rosiglitazon: Beginn mit 4 mg/d morgens, bei Bedarf nach 8 Wochen Steigerung auf 8 mg/d.
  - Pioglitazon: Beginn 15 mg/d, bei Bedarf nach 8 Wochen Steigerung auf 30 mg/d (max. 45 mg/d).
- **Nebenwirkungen:** Gewichtszunahme in Kombination mit Metformin 4–5 %, in Kombination mit Sulfonylharnstoffen 5–6 %. Ödeme in 3–4 % (hauptsächlich durch Kochsalzretention), selten Kopfschmerzen oder Transaminasen-Erhöhungen, Knochenmasseabnahme.
- **Kontraindikationen:** Leberfunktionsstörungen, Herzinsuffizienz NYHA I–IV, Stillzeit und Schwangerschaft, Rosiglitazon: Niereninsuffizienz (Kreatinin-Clearance < 30 ml/min), Pioglitazon: nur bei terminaler Niereninsuffizinz (Kreatinin-Clearance ≤ 4 ml/min).

Alpha-Glucosidasehemmer (Acarbose oder Miglitol)

- **Wirkung:** Hemmung der Alpha-Glucosidase im Dünndarm und damit Hemmung der Spaltung von Dissacchariden mit resultierender Glukoseresorptionsverzögerung.
- **Indikation:** Diabetes mellitus Typ 2, vor allem bei postprandialer Hyperglykämie.
- **Dosierung:** Anfangsdosis von 1 x 50 mg/d, Steigerung auf 3 x 50 mg/d, maximal 3 x 100 mg/d.
- **Nebenwirkungen:** häufig: ausgeprägte Blähungen (**Praxis-Tipp:** langsame Dosissteigerung erhöht die Compliance!), Durchfall, Bauchschmerzen. Selten: Anstieg der Transaminasen.
- **Kontraindikationen:** Patienten < 18 Jahre, Schwangerschaft, Stillzeit, chronische Darmerkrankung, Hernien, Roemheld-Syndrom (kardialer Symptomenkomplex durch Zwerchfellhochstand bei Magen-/Darmüberblähung), schwere Niereninsuffizienz (Clearance < 25 ml/min).

Inkretin-(ähnliche Substanz), Mimetikum/GLP1-Agonisten

- **Wirkung:** Inkretine (gastrointestinale Hormone: GLP1 und GIP) werden nach Nahrungsaufnahme aus dem Duodenum sezierniert und fördern die postprandiale Insulin-Ausschüttung um etwa 60 %. GLP1, das wichtigste Inkretin: Beeinflussung der Insulin-Synthese und Freisetzung, Reduktion der Glukoneogenese.
- **Indikation:** unzureichende Blutzuckerkontrolle unter Monotherapie mit OAD.
- **Substanzen und Dosierung:** Exenatide (2 x d s.c. Injektion 60 min vor Mahlzeit: Behandl. mit Dos. v. 5 µg Exenatid 2 x d beginnen u. mind. 1 Mon. beibehalten, um Verträglichkeit zu verbessern. Danach kann Dos. auf 10 µg 2 x d erhöht werden).
- **Nebenwirkungen:**
  - Sehr häufig: Hypoglykämie (in Kombination mit Sulfonylharnstoff oder mit Metformin u. Sulfonylharnstoff), Erbrechen, Durchfall, Übelkeit. Unter fortgesetzter Behandlung nahmen Häufigkeit u. Schweregrad v. Übelkeit bei den meisten Patienten ab.
  - Häufig: verminderter Appetit, Kopfschmerzen, Schwindel, Dyspepsie, abdominale Beschwerden, gastroösophagealer Reflux, Blähungen, vermehrtes Schwitzen, Gefühl der inneren Unruhe, Schwäche, Reaktionen an der Injektionsstelle.
  - Berichte seit Markteinführung: sehr selten anaphylaktische Reaktion, Dehydratation, im Allgemeinen verbunden mit Übelkeit, Erbrechen und/oder Diarrhö, bei einigen Berichten in Verbindung mit Anstieg der Serumkreatinin-Werte, Störung des Geschmacksempfindens, Schläfrigkeit, Aufstoßen, Verstopfung, Blähungen, Pankreatitis, makulärer

Infobox 10.5

Ausschlag, papulöser Ausschlag, Pruritus, Urtikaria, angioneurotisches Ödem, Thromboplastinzeit-Erhöhung bei gleichzeitiger Warfarin-Behandlung, bei einigen Berichten in Verbindung mit Blutungen. Bildung gegen Exenatid gerichteter Antikörper möglich. Bei den meisten Patienten, die Antikörper entwickelten, gingen Titer im Laufe der Zeit zurück und blieben innerhalb des Beobachtungszeitraums von 82 Wochen niedrig. Bei Patienten mit gegen Exenatid gerichteten AK traten unerwünschte Ereignisse in vergleichbarer Art und Häufigkeit auf wie bei Patienten ohne diese. In klinischen Studien hatten etwa 6% der Patienten nach 30 Wochen höhere AK-Titer. Bei etwa der Hälfte (3% aller mit Exenatid behandelten Patienten in kontrollierten Studien) keine offensichtliche Verbesserung der Stoffwechselkontrolle. Untersuchung antikörperpositiver Proben aus unkontrollierter Langzeitstudie ergab keine signifikante Kreuzreaktivität mit ähnlichen endogenen Peptiden (Glucagon oder GLP1).
- **Kontraindikationen** Bei dialysepflichtigen Patienten mit terminaler Niereninsuffizienz vergrößerte die Einzeldosis von 5 µg Exenatid Häufigkeit und Schweregrad gastrointestinaler Nebenwirkungen. Einsatz bei terminaler Niereninsuffizienz oder schwerer Nierenfunktionsstörung (Kreatinin-Clearance < 30 ml/min). Klinische Erfahrung bei mäßiger Einschränkung der Nierenfunktion sehr begrenzt. Behandlung von Patienten mit schweren gastrointestinalen Erkrankungen (z. B. Gastroparese) nicht untersucht, Anwendung nicht empfohlen. Gleichzeitige Gabe mit Insulin, D-Phenylalanin-Derivaten, Meglitiniden oder alpha-Glucosidasehemmern nicht untersucht und nicht empfohlen. Begrenzte Erfahrung bei Patienten mit BMI ≤ 25, Kindern und Jugendlichen < 18 J. (keine Erfahrung). Gleichzeitige Einnahme mit Arzneimitteln, die eine schnelle gastrointestinale Resorption erfordern, oder mit enger therapeutischer Breite.

Inkretin-Verstärker: DPP-IV-Hemmer (sog. Gliptine)
- **Wirkung:** Abbau von GLP1 durch DDP4 (Dipeptidyl-Peptidase IV). Gliptine hemmen DDP4 und erhöhen so die GLP1-Konzentration.
- **Indikation:** unzureichende Blutzuckerkontrolle unter Monotherapie mit OAD.
- **Substanzen und Dosierung** Stiagliptin (1 × 100 mg/d), Vildagliptin (1 × 50 mg bzw. 2 × 50 mg).
- **Nebenwirkungen** Erfahrung aus klinischen Studien: Kombination mit Metformin: Schläfrigkeit, Übelkeit, Oberbauchschmerzen, Diarrhö, Appetitlosigkeit, Gewichtsabnahme, Kombination mit einem PPARγ-Agonisten: Hypoglykämie, Flatulenz, periphere Ödeme. Monotherapie: Kopfschmerzen, Hypoglykämien, Obstipation, Schwindel. Zusätzliche unerwünschte Ereignisse ungeachtet eines Kausalzusammenhangs: Infektion der oberen Atemwege, Nasopharyngitis, Osteoarthrose, Schmerzen in den Extremitäten. Geringer, klinisch nicht relevanter Anstieg der Leukozyten durch Zunahme der neutrophilen Granulozyten beobachtet. Erfahrung nach Markteinführung: Überempfindlichkeitsreaktion einschließlich Anaphylaxie, Angioödem, Hautausschlag und Urtikaria.
- **Kontraindikationen** Typ-1-Diabetiker, Behandlung der diabetischen Ketoazidose. Aufgrund fehlender Daten: Patienten mit mäßiger bis schwerer Niereninsuffizienz, Patienten mit schwerer Leberinsuffizienz, Patienten < 18 J.

Welche Therapie kommt bei Ihrer Patientin infrage? Begründen Sie Ihre Entscheidung!

Bei unserer Patientin mit einem HbA_{1C} von 6,7 %, im oralen Glukose-Toleranztest nachweisbarem Diabetes mellitus Typ 2 und einem BMI von 27,5 kg/m² gelten primär die allgemeinen Therapieziele (s. o.).
Da Frau N.N. bislang nur eine sehr milde Stoffwechselstörung aufweist, ist eine Basistherapie (s. o. Lebensstilintervention) zunächst ausreichend. Bei Anstieg des HbA_{1C}-Wertes auf > 7,0 % sollte zusätzlich eine medikamentöse Therapie eingeleitet werden, vorzugsweise die Gabe von Metformin (Medikament der 1. Wahl).

Auch bei Frau N.N. müssen die arterielle Hypertonie und die festgestellte Fettstoffwechselstörung behandelt werden. Bezüglich der arteriellen Hypertonie wird man mit einem ACE-Hemmer (z. B. Enalapril oder Ramipril) beginnen. Für diese Substanzgruppe sind positive Effekte auf die vorliegende Mikroalbuminurie belegt.

Bei der Behandlung der Fettstoffwechselstörung kann zunächst der Effekt der cholesterinarmen Reduktionskost abgewartet werden. Kommt es zu einer therapeutisch indizierten Gewichtsabnahme, ist eine Verbesserung der Triglyzeridwerte wie auch ein Effekt auf den Cholesterinstoffwechsel (LDL-Cholesterin ↔ oder ↓ und HDL-Cholesterin ↑) zu erwarten. Sollte das Therapieziel (LDL < 100 mg/dl und HDL-C > 45 mg/dl) nicht zu erreichen sein, muss eine Therapie mit einem Lipidsenker eingeleitet werden. Primär wird hier mit einem Cholesterinsynthesehemmer begonnen (z. B. Simvastatin, Pravastatin).

Infobox 10.6

Die 10 Regeln der Deutschen Gesellschaft für Ernährung
(aus DGE-intern 07/2005 vom 03.05.2005 bzw. www.dge.de)

- **Vielseitig essen:** Genießen Sie die Lebensmittelvielfalt. Merkmale einer ausgewogenen Ernährung sind abwechslungsreiche Auswahl, geeignete Kombination und angemessene Menge nährstoffreicher und energiearmer Lebensmittel.
- **Gemüse und Obst – Nimm „5" am Tag:** Genießen Sie 5 Portionen Gemüse und Obst am Tag, möglichst frisch, nur kurz gegart, oder auch eine Portion als Saft – idealerweise zu jeder Hauptmahlzeit und auch als Zwischenmahlzeit: Damit werden Sie reichlich mit Vitaminen, Mineralstoffen sowie Ballaststoffen und sekundären Pflanzenstoffen (z. B Carotinoiden, Flavonoiden) versorgt. Das Beste, was Sie für Ihre Gesundheit tun können.
- **Getreideprodukte und Kartoffeln:** Brot, Nudeln, Reis, Getreideflocken – am besten aus Vollkorn – sowie Kartoffeln enthalten kaum Fett, aber reichlich Vitamine, Mineralstoffe, Spurenelemente sowie Ballaststoffe und sekundäre Pflanzenstoffe. Verzehren Sie diese Lebensmittel mit möglichst fettarmen Zutaten.
- **Täglich Milch und Milchprodukte, ein- bis 2-mal in der Woche Fisch; Fleisch, Wurstwaren sowie Eier in Maßen:** Diese Lebensmittel enthalten wertvolle Nährstoffe, wie z. B. Kalzium in Milch, Jod, Selen und Omega-3-Fettsäuren in Seefisch. Fleisch ist wegen des hohen Beitrags an verfügbarem Eisen und an den Vitaminen B_1, B_6 und B_{12} vorteilhaft. Mengen von 300–600 g Fleisch und Wurst pro Woche reichen hierfür aus. Bevorzugen Sie fettarme Produkte, vor allem bei Fleischerzeugnissen und Milchprodukten.
- **Wenig Fett und fettreiche Lebensmittel:** Fett liefert lebensnotwendige (essenzielle) Fettsäuren und fetthaltige Lebensmittel enthalten auch fettlösliche Vitamine. Fett ist besonders energiereich, daher fördert zu viel Nahrungsfett Übergewicht, möglicherweise auch Krebs. Zu viele gesättigte Fettsäuren fördern langfristig die Entstehung von Herz-Kreislauf-Krankheiten. Bevorzugen Sie pflanzliche Öle und Fette (z. B. Raps- und Sojaöl und daraus hergestellte Streichfette). Achten Sie auf unsichtbares Fett, das in Fleischerzeugnissen, Milchprodukten, Gebäck und Süßwaren sowie in Fast- Food- und Fertigprodukten meist enthalten ist. Insgesamt reichen 2 Esslöffel Öl pro Tag aus, andere Fette (Margarine oder Butter) sollten gemieden werden. 1g Fett hat 10 kcal!
- **Zucker und Salz in Maßen:** Vermeiden Sie Zucker und Lebensmittel bzw. Getränke, die mit Zuckerzusatz hergestellt wurden. Würzen Sie kreativ mit Kräutern und Gewürzen und wenig Salz. Bevorzugen Sie jodiertes Speisesalz.
- **Reichlich Flüssigkeit:** Wasser ist absolut lebensnotwendig. Trinken Sie rund 1,5–2,0 Liter Flüssigkeit jeden Tag. Bevorzugen Sie Wasser – ohne oder mit Kohlensäure – und andere kalorienfreie Getränke. Alkoholische Getränke sollten nur gelegentlich und nur in kleinen Mengen konsumiert werden.
- **Schmackhaft und schonend zubereiten:** Garen Sie die jeweiligen Speisen bei möglichst niedrigen Temperaturen, so weit es geht kurz, mit wenig Wasser und ohne Fett. Das erhält den natürlichen Geschmack, schont die Nährstoffe und verhindert die Bildung schädlicher Verbindungen.
- **Nehmen Sie sich Zeit, genießen Sie Ihr Essen:** Bewusstes Essen hilft, richtig zu essen. Auch das Auge isst mit. Lassen Sie sich Zeit beim Essen. Das macht Spaß, regt an, vielseitig zuzugreifen und fördert das Sättigungsempfinden.
- **Achten Sie auf Ihr Gewicht und bleiben Sie in Bewegung:** Ausgewogene Ernährung, viel körperliche Bewegung und Sport (30–60 Minuten pro Tag) gehören zusammen. Mit dem richtigen Körpergewicht fühlen Sie sich wohl und fördern Ihre Gesundheit.

Steckbrief

Diabetes mellitus Typ 2

Englische Bezeichnung: type 2 diabetes mellitus.

Definition
- s. Infobox 10.3 Diagnosekriterien

Ätiologie/Pathogenese
- vererbte oder erworbene Insulinresistenz und/oder Insulinsekretionsstörung (Beta-Zelldysfunktion) mit resultierender Hyperglykämie.
- Insulinresistenz meist auf dem Boden von Übergewicht (durch Lebensstilintervention gut behandelbar!)
- Sekretionsversagen zunehmend in Abhängigkeit von der Diabetesdauer

> **Merke:** Bei Diabetesmanifestation (Typ 2) ist die Insulinsekretion der Beta-Zelle im Schnitt bereits auf die Hälfte reduziert und nimmt jährlich um weitere 4 % ab.

Risikofaktoren
- erbliche Veranlagung
- Fehlernährung mit Folge Übergewicht bzw. Adipositas
- Bewegungsmangel

Klinik
- Chronische Systemerkrankung, die im Rahmen der Glukosurie mit Polydipsie, Polyurie, Pollakisurie, Sehstörungen, vermehrter Infektanfälligkeit und schlechter Wundheilung manifest werden kann.
- Häufig ist der Typ-2-Diabetes ein Zufallsbefund im Rahmen von Vorsorgeuntersuchungen.
- Im weiteren Verlauf bei schlechter Diabeteseinstellung und schlechter Kontrolle der begleitenden Risikofaktoren (siehe metabolisches Syndrom) zunehmend Auftreten von diabetischen Folgeerkrankungen wie Makroangiopathie (Herzinfarkt, ischämischer Insult, periphere Durchblutungsstörungen) und Mikroangiopathie (Nephropathie und Retinopathie) mit den entsprechenden Symptomen.

Diagnostik
Anamnese
- vollständige komplette internistische Anamnese einschließlich Familienanamnese (genetischer Hintergrund)
- gezielte Fragen nach: häufigen Infekten, schlecht heilenden Wunden, Trinkgewohnheiten, Miktionsfrequenz, Urinmenge
- gezielte Frage auch nach Sekundärkomplikationen:
  - Herz: Angina pectoris, Herzinsuffizienzsymptome, belastungsabhängige Übelkeit
  - Gefäße: z. B. Claudicatio intermittens
  - Augen: Sehstörungen, Gesichtsfeldausfälle
  - Nieren: z. B. Dysurie, Schäumen des Urins
  - Nervensystem: Ameisenlaufen, Wattegang, Schlaganfall
- gezielte Fragen nach Begleiterkrankungen (z. B. Hypertonie, Fettstoffwechsel, Gicht, Depression)

Körperliche Untersuchung
Vollständige klinisch-internistische Untersuchung (Diabetes = Multisystemerkrankung): insbesondere Größe, Gewicht, Bauchumfang, Blutdruck, Gefäßstatus, Augenhintergrund, neurologischer Status mit taktiler Sensibilitätsprüfung (Semmes-Weinstein-Filament, s. Fall 11), Vibrationsperzeption (Stimmgabeltest nach Rydel) und Kalt-warm-Empfinden (cave: heiße Fußbäder!).

Labor
Glukose, HbA_{1C}, Gesamteiweiß, Albumin, Retentionswerte (Kreatinin, Harnstoff), eGFR (MDRD), Elektrolyte (Na, K), Urinstatus, Urin-Albuminausscheidung, Lipidprofil (TG, HDL-C; LDL-C), Harnsäure (Gicht), Transaminasen (Steatohepatitis); Autoantikörper zur Differenzialdiagnose Typ-1-Diabetes.

Apparative Diagnostik
- Abdomensonografie (Steatosis hepatis, Nierengröße)
- EKG (Ischämiezeichen), ggf. Echokardiografie und Belastungs-EKG
- Messung Knöchel-Arm-Index (pAVK), im Anschluss ggf. Duplexsonografie der Beingefäße (Stenosenlokalisation) und der hirnversorgenden Gefäße (Karotisstenosen), bei Hypertonie ggf. Langzeit-Blutdruckmessung.
- andere Fachdisziplinen: Neurologie, Ophthalmologie

Steckbrief

Differenzialdiagnosen/Klassifikation des Diabetes mellitus (1997)

- **Typ-1-Diabetes-mellitus:** immunologisch vermittelter Beta-Zelldefekt mit rasch progredientem Insulinsekretionsversagen (z. B. durch Glutaminsäuredecarboxylase-Antikörper = GAD-AK, Thyrosinkinase-AK = IA2-AK, Inselzell-AK, Insulin-AK) oder idiopathisch.
- **Gestationsdiabetes:** In der Schwangerschaft sich manifestierender Diabetes mellitus; in der Regel eine Form des „Insulinresistenz"-Diabetes durch resistenzverstärkende Schwangerschaftshormone (z. B. humanes Plazentalaktogen und Progesteron).
- **Erkrankungen des exokrinen Pankreas:** Pankreatitis, Trauma, Z. n. Pankreasoperation, Neoplasie, zystische Fibrose, Hämochromatose, fibrosierend verkalkende Pankreopathie.
- **Endokrinopathien:** Akromegalie, Hyperkortisolismus, Glukagonom, Phäochromozytom, Hypothyreose, Somatostatinom, Aldosteronom.
- **Genetische Defekte der B-Zell-Funktion:** klinisch meist als MODY-Diabetes bezeichnet (**m**aturity **o**nset **d**iabetes of the **y**oung); am häufigsten MODY-Typ 2 (Mutation im Glukokinase-Gen auf Chromosom 7) und MODY-Typ 3.
- **Genetische Defekte der Insulinwirkung:** Typ-A-Insulinresistenz, Leprechaunismus, Rabson-Mendenhall-Syndrom, lipatrophischer Diabetes.
- **Medikamente oder Chemikalien:** Neuroleptika, Glukokortikoide, Schilddüsenhormone, Diazoxid, Thiazide, Phenytoin, Alpha-Interferon, Pentamidin, Nikotinsäure.
- **Infektionen:** z. B. kongenitale Röteln, Zytomegalievirus.
- **Seltene Formen des immunvermittelten Diabetes:** „Stiff-Man"-Syndrom, Antiinsulinrezeptor-Antikörper-Syndrom.
- **Andere gelegentlich mit Diabetes assoziierte genetische Syndrome:** Down-Syndrom, Klinefelter-Syndrom, Ullrich-Turner-Syndrom, Wolfram-Syndrom, Friedreich-Ataxie, Laurence-Moon-Biedl-Syndrom, Chorea-Huntington, Dystrophia myotonica, Porphyrie, Prader-Willi-Syndrom.

Therapie
Ziele:

- Vermeidung von Akutkomplikationen (hyper- sowie hypoglykämische Entgleisung)
- $HbA_{1C} < 6,5\%$ zur Vermeidung mikro- und makrovaskulärer Folgeerkrankungen
- bei Überschreiten eines HbA_{1C} von 7%, Therapieanpassung spätestens alle 3 Monate

Basistherapie (nicht pharmakologische Maßnahmen):

- Diabetesschulung (Hintergründe der Erkrankung, Bedeutung von Übergewicht, metabolisches Syndrom, Blutzuckerselbstkontrolle, Hypoglykämie, Injektionshilfen [„Pens"] usw.)
- Gewichtsreduktion durch Ernährungsumstellung: komplexe Kohlenhydrate, fettarm, insbesondere geringer Anteil an gesättigten Fettsäuren, ballaststoff- und vitaminreich, Alkohol in Maßen
- Nikotinverzicht
- körperliche Aktivität
- Effekt: HbA_{1C}-Senkung um ca. 2%

Medikamentöse Therapie:
Sofortige Insulintherapie bei

- ausgeprägter Stoffwechseldekompensation ($HbA_{1C} > 10\%$, Blutzucker nüchtern > 200 mg/dl, postprandial > 300 mg/dl)
- normalgewichtige und junge Patienten mit oder ohne Komedikation mit oralen Antidiabetika
- Ketonurie (außer Hungerketonurie)
- perioperative Situation
- akuter Myokardinfarkt, Sepsis
- nicht diätetisch führbarer Gestationsdiabetes

Orale Antidiabetika (HbA_{1C}-Senkung im Mittel um 1%)

- bei Versagen der Basistherapie ($HbA_{1C} > 7\%$)
- als Monotherapie: Biguanide, Sulfonylharnstoffe, Glinide, α-Glukosidasehemmer, Glitazone bei Metforminunverträglichkeit, nur als Begleittherapie: Inkretin-Verzögerer und Inkretin-Mimetika

Kombination orale Antidiabetika mit Insulin

- BOT= **b**asal unterstützte **o**rale **T**herapie: Basalinsulin abends (NPH-Insulin, Insulin-

Steckbrief

Glargin/Insulin Detemir) oder morgens (Insulin-Glargin) zusätzlich zur Therapie mit oralen Antidiabetika; besonders geeignet bei hohen morgendlichen Nüchternwerten (Zielblutzucker 80–120 mg/dl), übliche Startdosis 10 Einheiten.
- Mahlzeitenbezogenes Insulin, insbesondere bei guten Nüchterwerten aber postprandial erhöhten Blutzuckerspitzen.

Insulintherapie
- konventionelle Insulintherapie (2-malige Gabe eines Mischinsulins)
- intensivierte Insulintherapie (siehe Typ-1-Diabetes)

Prognose
- Inzwischen ist gesichert, dass eine möglichst normnahe Blutzuckereinstellung auch beim Typ-2-Diabetiker das Risiko für mikrovaskuläre Komplikationen (Nephropathie und Retinopathie) reduziert.
- Die Prognose quoad vitam wird jedoch durch die Makroangiopathie bestimmt. Die Wirksamkeit der antihyperglykämischen, antihypertensiven, thrombozytenaggregationshemmenden und lipidsenkenden Therapie ist belegt.
- Die jährliche Durchschnittsmortalität bei Personen mit Diabetes mellitus Typ 2 beträgt 5,4 % und liegt damit doppelt so hoch wie für die altersgleiche Normalbevölkerung (vor allem koronare Herzerkrankung).
- Insgesamt ist die Lebenserwartung für Typ-2-Diabetiker im Durchschnitt gegenüber Nichterkrankten um 6–7 Jahre vermindert.

Ihr Alltag

Ein 75-jähriger Patient wird mit seit 2 Tagen bestehendem Fieber bis 40 °C aufgenommen. Er hatte Schüttelfrost. Die Zunge ist so trocken, dass er nicht mehr richtig sprechen kann. Er ist schwach, ihm ist schwindelig. Die Ehefrau muss befragt werden. Sie berichtet, dass ihr Mann im letzten Vierteljahr 10 kg Gewicht abgenommen habe, er habe viel Wasser und Tee getrunken, er wollte, weil er nicht mehr lesen konnte, in den nächsten Tagen zum Optiker gehen. Er habe vor 2 Tagen neben dem Fieber dann heftige Flankenschmerzen bekommen. Jetzt sei der Urin ganz dunkel, er könne sogar Blut enthalten. Der Mann sei bis auf eine Bluthochdruckerkrankung, die seit 5 Jahren mit nur 1 Tablette (kleine weiße, Namen wisse sie nicht) behandelt worden, gesund gewesen. Er raucht nicht und trinkt ein 1/8 l Wein am Tag.

Bei der **klinisch-internistischen Untersuchung** findet sich ein Patient in erheblich reduziertem Allgemeinzustand und schlankem Ernährungszustand, der Hautturgor ist vermindert, die Haut ist trocken und warm, Zunge trocken. Temperatur 39,6 °C rektal. Herz und Lunge sind bei Perkussion und Auskultation ohne hervorzuhebende Besonderheit, der Blutdruck wird mit 100/65 mmHg gemessen (MAP 77 mmHg), die Herzfrequenz ist regelmäßig mit 130 Schlägen/min. Das Nierenlager ist rechts mehr als links klopfschmerzhaft, der Urin ist dunkel orange, leicht trübe und riecht stechend; darüber hinaus im Bereich der Wirbelsäule, der Extremitäten und bei der orientierenden neurologischen Untersuchung: periphere Pulse palpabel, Varikosis, Tinea pedis, Onychomykose, Achillessehnenreflex nicht auslösbar, Vibrationsempfinden am Malleolus beidseits vermindert auf 4/8.

Bei den **Laborwerten** findet sich eine Leukozytose mit 18 960/µl, im Differenzialblutbild eine relative Neutrophilie mit 97,6 %, Polyglobulie mit 17,5 g/dl, Gesamteiweiß 8,5 g/dl, Albumin 4,2 g/dl, Kreatinin 1,7 mg/dl, Harnstoff 65 mg/dl, GOT 65 U/l, γ-GT 87 U/l, Glukose 485 g/dl, Laktat 2,4 g/dl, im Urinstatus Leukozyturie +++, Nitriturie ++, Hb ++, Eiweiß +++, Glukosurie +++, Ketonkörper negativ, CRP 15,75 mg/dl.

Ihr Alltag

Fragen

1. Was ist Ihre Verdachtsdiagnose?
2. Welche Begleiterkrankungen sind aus den bisherigen Untersuchungen von Bedeutung und warum?
3. Welche Diagnostik schlagen Sie vor, um die Diagnose zu sichern?
4. Handelt es sich aus Ihrer Sicht um einen Notfall mit dringlicher Behandlungsindikation?
5. Ist eine fachübergreifende konsiliarische Untersuchung sinnvoll?
6. Wie gliedert sich die Therapie?
7. Können Sie eine Kette aller diagnostizierten Erkrankungen erstellen, gibt es Zusammenhänge? Welche Dauertherapie braucht der Patient?

Lösungen

1. Die Verdachtsdiagnose lautet Urosepsis bei aufsteigendem Harnwegsinfekt mit hämorrhagischer Zystitis.
2. Hyperglykämische Dekompensation bei V. a. Diabetes mellitus Typ 2, Exsikkose, Niereninsuffizienz, Polyneuropathie, Transaminasenerhöhung unklarer Genese.
3. Eine Röntgen-Thorax-Untersuchung zum Ausschluss eines Infiltrates ergibt einen unauffälligen Befund. Eine problemorientierte fokussierte Sonografie des Abdomens ist schnell und unproblematisch verfügbar. Es findet sich eine Fettleber (Steatosis hepatis), große Nieren mit rechts zentral gering erweitertem Nierenbecken (erweitertes Pyelon als sonomorphologisches Korrelat einer Pyelonephritis), kein Konkrement und eine teilweise verkalkte Wand der Aorta bei normalem Gefäßdurchmesser (Aortensklerose als Ausdruck einer vorliegenden Atherosklerose). Die Ergebnisse der unbedingt sinnvollen ergänzenden mikrobiologischen Diagnostik (Mittelstrahlurin in Hygiene und Blutkulturen) sind erst nach einigen Tagen fertig und für die Akuttherapie nicht entscheidend.
4. Ja, bei jeder Sepsis besteht Lebensgefahr! Anmerkung: Die geschätzte Prävalenz in Deutschland betrug 12,4 % (95 % CI: 10,9 %–13,8 %) für die Sepsis und 11,0 % (95 % CI: 9,7 %–12,2 %) für die schwere Sepsis und den septischen Schock. Häufigste Lokalisationen der Infektion waren die Lunge (62,9 %) und der Bauchraum (25,3 %). Häufigste Organdysfunktionen betrafen das Herz-Kreislauf-System (53,0 %), die Lunge (52,0 %) und die Niere (42,2 %). Die mittlere Liegedauer der Patienten mit schwerer Sepsis/septischem Schock betrug 12,3 Tage und war signifikant höher in größeren Krankenhäusern. Die 90-Tage-Krankenhausmortalität betrug 55,2 % (siehe http://www.gmds2006.de/Abstracts/148.pdf).
5. Ja, es ist eine urologische Konsultation bei zentral gering erweitertem Nierenbecken zur eventuellen Fokussanierung unmittelbar nach Beginn der internistischen Therapie und zum Ausschluss eines Abflusshindernisses notwendig.
6.
    – Therapie der Sepsis: frühe großzügige Volumengabe (early goal directed therapy) z. B. Vollelektrolytlösung nach zentralem Venendruck (ZVD, Ziel-ZVD: 8–12 mmHg: u. U. 5–6 l/d)
    – empirische antibiotische Therapie entsprechend der aktuellen Empfehlungen z. B. Fluoroquinolon
    – evtl. Fokussanierung z. B. Anlage Doppel-J-Katheter durch den Urologen und mittelfristig Therapie einer möglichen Prostatahyperplasie
    – Therapie der hyperglykämischen Blutzuckerentgleisung: Flüssigkeitssubstitution, intravenöse Insulin-Therapie z. B. nach Yale Insulin Infusion Protocol [http://care.diabetesjournals.org/cgi/content/full/27/2/461] (Zielblutzucker 100–139 mg/dl), Kontrolle Kalium ggf. zentralvenöse Gabe
7. Diabetes mellitus mit symptomatischer Hyperglykämie (Polydipsie, Polyurie, Gewichtsabnahme, Sehstörungen) möglicherweise bestehende diabetische Nephropathie und diabetische Polyneuropathie → Glukosurie und Infektanfälligkeit sowie mögliches Harnabflusshindernis → Harnwegsinfekt, Zystitis → aufsteigender Harnwegsinfekt → Pyelonephritis/Urosepsis.

Fall 11

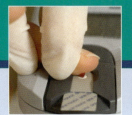
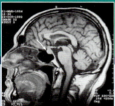
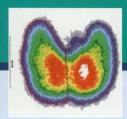

Dieter Luft
Stefan Coerper
Bernd Balletshofer

Fall 11

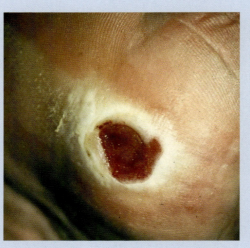

Ein 68-jähriger Patient mit Diabetes mellitus und Wundheilungsstörung am Fuß wird vom Hausarzt in die Gefäßambulanz überwiesen

„Herr Doktor, meine Frau hat gesagt, ich soll mich in der Ambulanz wegen meines offenen Fußes vorstellen. Ich habe das lange überhaupt nicht bemerkt, weil diese Wunde gar nicht weh tut. Aber es will einfach nicht verheilen. Mein Hausarzt sagte mir, ich solle unbedingt erwähnen, dass ich Zucker habe."

Abb 11.1: Ulcus plantaris in Höhe Metatarsaleköpfchen 1 des rechten Fußes mit mazeriertem Wundrand (erweichte Hornhaut durch Feuchtigkeitseinwirkung) und rosigem, visuell gut durchblutetem Wundgrund.

An welche möglichen Ursachen der Beschwerden denken Sie? Beachten Sie dabei: Häufiges ist häufig, Seltenes ist selten!

Diabetiker haben ein erhöhtes Risiko, an Gefäßerkrankungen zu leiden. Dies betrifft nicht nur die hirnversorgenden Arterien und die Herzkranzgefäße, sondern auch die Arterien der Extremitäten. Ulzera – also schlecht heilende chronische Wunden – an den Füßen entstehen im Rahmen arterieller Durchblutungsstörungen meist auf dem Boden einer stenosierenden Atherosklerose, aber auch bei entzündlichen Gefäßerkrankungen (Vaskulitiden), chronisch venösen Abflussstörungen (chronisch venöse Insuffizienz) und nach Verletzungen (Traumen). Zu einer verzögerten Wundheilung kann es häufig auch kommen, wenn der Patient das Trauma wegen fehlender Schmerzempfindung nicht bemerkt und die Wunde daher nicht entlastet wird. Dies kann bei einer Schädigung der peripheren Nerven (Neuropathie) der Fall sein. Kombinationen sind häufig, insbesondere bei Diabetikern, die auch ein erhöhtes Risiko für die Entwicklung einer sog. symmetrischen peripheren sensomotorischen diabetischen Neuropathie haben.

Im vorliegenden Fall werden eine vollständige Anamnese und eine gezielte klinische Untersuchung wahrscheinlich ausreichen, um eine Verdachtsdiagnose zu stellen.

11.1 Anamnese

Was würden Sie jetzt vom Patienten wissen wollen, welche Fragen stellen Sie ihm?

Der Hinweis auf die Zuckererkrankung bereits zu Anfang des Gesprächs ist natürlich entscheidend. Eine diabetische Neuropathie entwickelt sich in der Regel erst im Verlauf der Glukosestoffwechselstörung bei schlechter Diabeteseinstellung. Dies gilt insbesondere für Typ-1-Diabetiker, bei Typ-2-Diabetikern haben etwa 10 % bei der Diagnosestellung bereits eine Polyneuropathie (PNP). Auch

Durchblutungsstörungen können bei Typ-2-Diabetikern bereits am Tag der Diagnosestellung vorliegen, da sowohl für die Mikro- und Makroangiopathie (Schäden an den großen Gefäßen der Beine, Herz, hirnversorgenden Gefäße) bereits die Vorphase des manifesten Typ-2-Diabetes (Insulinresistenz, gestörte Glukosetoleranz) als mit verursachend angesehen wird. Entscheidend ist daher die Frage nach der Diabetesdauer, um das Risiko der sog. Sekundärkomplikationen eines Diabetes mellitus einzustufen.

Frage	Hintergrund der Frage	Antwort des Patienten
Seit wann ist die Zuckerkrankheit bei Ihnen bekannt?	Abschätzen des Risikos für Sekundärerkrankungen wie Neuropathie, Mikro- und Makroangiopathie.	Ganz genau weiß ich das nicht. Vor etwa 8 Jahren hat mein Hausarzt gesagt, mein Zucker sei zu hoch. Dann hat er mir Tabletten verordnet. Danach habe ich kräftig zugenommen (aktuell bei 170 cm, 98 kg; BMI 33,9 kg/m²). Selbst habe ich keine Blutzuckermessungen durchgeführt. Vor 3 Jahren habe ich eine Diabetikerschulung mitgemacht. Seitdem messe ich meinen Blutzucker und spritze Insulin. Kurz wirkendes zu den Hauptmahlzeiten, lang wirkendes morgens und abends. Mein Langzeitblutzuckerwert (= HbA_{1C}) war zuletzt bei ungefähr 8 %.
Wie und wann haben Ihre Beschwerden begonnen?	Handelt es sich um eine akute oder um eine chronische Erkrankung?	Das weiß ich nicht. Ich habe keine Schmerzen gehabt. Ich habe die Wunde auch nicht gesehen, weil ich meine Fußsohle nicht sehen kann. Mein Rücken, Sie wissen. Außerdem sehe ich nicht mehr so gut. Mir ist aber aufgefallen, dass der Strumpf abends feucht war. Ich konnte mir das nicht erklären.
Hatten Sie denn andere Beschwerden, bevor der Strumpf feucht war?	Die Tatsache, dass der Patient angibt, die Wunde sei schmerzlos gewesen, spricht stark für eine Schädigung der sensiblen Nerven. Die Patienten leiden aber oft nicht nur an „Minus-Symptomen" (Abschwächung oder Fehlen einer normalen Sinnesempfindung), sondern auch an „Plus-Symptomen" (stärkere Empfindung als normal oder veränderte Empfindung).	Eigentlich habe ich schon wenige Jahre, nachdem der Diabetes anfing, manchmal Kribbeln und Taubheitsgefühl in den Zehen gehabt. Insbesondere nachts hat mich das sehr gestört. Dass ich keine Verletzungen merke, das weiß ich. Wenn ich mich beim Zehennägelschneiden in die Haut schneide, tut es nicht weh.
Wie hat sich denn die Haut angefühlt? Ist Ihnen irgendetwas mit den Zehen aufgefallen?	Falls es sich um eine Nervenschädigung handelt, steht zwar die Schädigung des sensiblen Anteils des peripheren Nervensystems meist im Vordergrund, das autonome Nervensystem (Schweißsekretion vermindert = trockene Haut, Hautdurchblutung gesteigert = Füße warm und rosig) und das motorische System sind auch betroffen (Atrophie der Mm. interossei, Krallenstellung der Zehen, damit Druckstellen an den Dorsalseiten der Zehen und der Plantarseite über den Metatarsale-Köpfchen); Neigung zu Hyperkeratosen bei Neuropathie.	Die Füße sind immer trocken, manchmal reißt die Haut auch ein, besonders an Stellen, wo die Hornhaut verdickt ist, an der Ferse zum Beispiel. Das tut aber nicht weh. Meine Füße sind immer warm. In der letzten Zeit ist mir aufgefallen, dass ich an den Zehen Druckstellen bekomme und dass an der Fußsohle an den Seiten dicke Verhornungen waren. Die habe ich dann abgeschnitten, manchmal habe ich mich auch geschnitten, sodass es geblutet hat.

Frage	Hintergrund der Frage	Antwort des Patienten
Haben Sie eine Leber- oder eine Nierenerkrankung, wie viel Alkohol trinken Sie in der Woche?	Nicht alle Neuropathien bei Diabetikern sind „diabetische" Neuropathien. Die häufigste Differenzialdiagnose in Deutschland ist die alkoholische Neuropathie, daneben gibt es aber noch weitere internistische Ursachen (z. B. bei Niereninsuffizienz, Lebererkrankungen, Medikamente, Vaskulitis usw.) sowie viele neurologische Erkrankungen (z. B. Borreliose), bei denen Neuropathien vorkommen.	Lebererkrankungen oder Nierenerkrankungen habe ich nie gehabt. Ich trinke regelmäßig eine Flasche Bier zum Abendessen.
Hatten Sie schon mal andere Probleme mit dem Diabetes, an den Augen oder den Nieren?	Bis jetzt entspricht alles dem zwar nicht spezifischen, aber doch typischen Bild einer diabetischen Neuropathie. Neuropathiepatienten leiden häufig auch an anderen mikroangiopathischen Komplikationen (das unterstützt dann die Diagnose einer diabetischen PNP). Zwar wird man sicher auch nach makroangiopathischen Veränderungen fragen, aber nach der Schilderung des Patienten ist zumindest nicht mit einer pAVK zu rechnen.	Ich sehe seit einiger Zeit schlechter. Deswegen war ich schon beim Augenarzt und bin gelasert worden. Seitdem ist es nicht mehr schlechter geworden. Einen Herzinfarkt oder einen Schlaganfall habe ich noch nicht gehabt.

Fassen Sie die wesentlichen, aus der ersten Anamnese gewonnen Erkenntnisse zusammen und interpretieren Sie die erhobene Risikofaktorenkonstellation!

Ein 68-jähriger, männlicher, adipöser (BMI > 30 kg/m²) Typ-2-Diabetiker mit einer bekannten Diabetesdauer von 8 Jahren, der seit 3 Jahren Insulin spritzt, stellt sich mit einer schmerzlosen, schlecht heilenden Wunde an der Fußsohle vor, die vermutlich schon mehrere Wochen besteht. Aus der Anamnese ergibt sich, dass er unter typischen Beschwerden einer Neuropathie (Kribbeln und Taubheitsgefühl) leidet. Die Wunde befindet sich plantar, für den Patienten selbst nicht sichtbar. Dies entspricht der klassischen Lokalisation neuropathischer Läsionen. Der Patient hat außerdem eine Retinopathie (Laserung am Augenhintergrund) als Folge einer über Jahre unzureichenden Diabeteseinstellung. Dass die Füße sich immer warm anfühlen, spricht gegen eine relevante Durchblutungsstörung, wonach aber bei der körperlichen Untersuchung immer gefahndet werden muss (Fußpulse!). Weitere makroangiopathische Schäden (Herzinfarkt, Schlaganfall) bestehen anamnestisch ebenfalls nicht.

Gibt es Fragenbereiche, die Sie noch nicht (ausreichend) berücksichtigt haben?

Obwohl in der Anamnese bislang nichts für eine periphere Durchblutungsstörung spricht, sollten die typischen Symptome mit abgefragt werden. Die Prognose einer sog neuroischämischen Läsion (also pathogenetisch eine Kombination aus Neuropathie und peripher arterieller Verschlusskrankheit) ist erheblich schlechter als die Prognose der rein neuropathischen Läsion. Auch hätte diese zusätzliche Diagnose zur Folge, dass alle revaskularisierenden Therapieoptionen ausgeschöpft werden müssten.

Die typische Anamnese der Durchblutungsstörung ist die „Claudicatio intermittens" (Waden-/Oberschenkelschmerz unter Belastung) als Ausdruck einer klinisch relevanten Minderperfusion unter Belastung (vermehrter Sauerstoffbedarf). Problematisch ist bei der ausgeprägten und nach proximal reichenden sensorischen Neuropathie, dass manche Patienten die Schmerzen gar nicht mehr wahrnehmen können. Die Anamnese ist daher zum Ausschluss einer pAVK beim Neuropathiepatienten nur bedingt geeignet.

Der nächste Schritt auf dem Weg zur Diagnose ist die körperliche Untersuchung. Entscheidend ist hier vor allem der lokale Befund an der Fußsohle und der klinisch-neurologische Befund, zunächst an den unteren Extremitäten. Die diabetische sensomotorische Neuropathie ist eine längenabhängige Neuropathie, d.h. sie betrifft zunächst die längsten Nervenfasern des Organismus. Sollte die Untersuchung an den Beinen zeigen, dass Beeinträchtigungen nervaler Funktionen auch proximal der Knieregion nachweisbar sind, ergibt die Untersuchung der Arme (beginnend an den Fingern) möglicherweise ebenfalls Ausfalls- oder Reizerscheinungen. Bei der Untersuchung sollte nicht nur auf die Störungen der Sensibilität geachtet werden. Auch Störungen der motorischen (Muskelatrophien der Interphalangealmuskulatur, Fehlstellungen der Zehen wie Krallenstellung) und der autonomen Nerven (Hautdurchblutung, Schweißsekretion, Trophik) sollten gesucht werden.

Die klinische Untersuchung beginnt peripher, d.h. am Fuß, und muss auch eine Untersuchung der Extremitätendurchblutung enthalten (Hautfarbe, Temperatur, periphere Pulse). Zwar ist die Mehrzahl der schlecht heilenden Wunden an den Füßen von Diabetikern Folge der diabetischen Neuropathie, nur ein Teil ist Folge der bei Diabetikern sehr viel häufiger als bei Nichtdiabetikern vorkommenden peripheren arteriellen Verschlusskrankheit, aber es existieren auch Mischbilder. Dies muss geklärt werden, weil sich die Diagnostik, das therapeutische Vorgehen und die Prognose unterscheiden.

11.2 Körperliche Untersuchung

Wie gehen Sie bei der körperlichen Untersuchung vor? Worauf achten Sie besonders und warum?

besonders achten auf	mögliche Befunde/Hinweise	Befunde des Patienten
Hautfarbe	■ blass: Hinweis auf ein eher ischämisches Ulkus ■ gerötet: Hinweis auf eine reine neuropathische Genese ohne Durchblutungsstörung	gerötet, seitengleich
Hauttemperatur	■ kühl/kalt: Hinweis auf ischämische Genese ■ Überwärmung: Hinweis auf neuropathische Störung	überwärmt
Lage der Hautveränderungen	■ plantar an Stellen vermehrter Druckbelastung: v.a. bei neuropathischer Genese ■ akral bei ischämischer Genese	plantar über dem Metatarsale-Köpfchen D 1 (s. Abb. 11.1)
Trophik/Wundmorphologie	■ trockene Haut, starke Verhornungen, Abschilferungen der Haut und Kallusbildung: Hinweis auf Störung des autonomen Nervensystems (ANS) als Mitursache ■ unterminierte Wundränder, freiliegende Knochen oder Sehnen oder Gelenke zur Beurteilung der Breiten- und Tiefenausdehnung	■ weißlicher, aufgequollener (= mazerierter) Randwall aus verdickter Hornhaut (hyperkeratotischer Randwall, s. Abb. 11.1) ■ oberflächliche Wunde ohne Hinweis auf unterminierten Wundrand und ohne Zeichen einer Knochenbeteiligung ■ Wundgrund rosig als Zeichen einer guten Durchblutung

besonders achten auf	mögliche Befunde/Hinweise	Befunde des Patienten
Zeichen der Wundinfektion	Hautrötung in der Wundumgebung; bei großflächiger Wundrötung liegt eine Phlegmone vor. Ödematöse Schwellung des Fußes oder sogar des Unterschenkels (Seitenvergleich!). Austritt von Eiter. Schwellung der Lymphknoten im Bereich der Leiste (Lymphadenitis).	Eine Wundkontamination mit Keimen (häufig Mischflora) ist obligat, allerdings ergibt sich im vorliegenden Fall kein Hinweis auf eine Infektion des umliegenden Gewebes. Keine Schwellung.
Pulsstatus	■ fehlende Pulse: Hinweis auf ischämische Mitbeteiligung ■ vorhandene Pulse: rein neuropathische Genese	Pulsationen der A. dorsalis pedis und der A. tibialis posterior sind bds. tastbar.

Neben diesen orientierenden Befunden hat sich international eine Sammlung von standardisierten Diagnosekriterien bewährt, die sich einerseits an den Beschwerden, andererseits an den Ergebnissen einfacher klinisch-neurologischer Tests orientieren (s. Infobox 11.1).

Infobox 11.1

Diagnosekriterien für die sensomotorische Neuropathie bei Diabetes mellitus (nach Young et al. Diabetologia 1993)

„Neuropathie-Symptom-Score" (NSS)

Bei diesem Score werden nur „Positivsymptome" erfasst und die neuropathischen Beschwerden gegen Extremitätenbeschwerden anderer Ursache abgegrenzt.

Parameter	Befund	Punkte	
Symptomatik an Fuß/Unterschenkel	■ Brennen ■ Taubheitsgefühl ■ Parästhesien ■ Schwächegefühl ■ Krämpfe ■ Schmerzen	■ 2 ■ 2 ■ 2 ■ 1 ■ 1 ■ 1	☐ ☐
Lokalisation	■ Füße oder ■ Unterschenkel ■ andere Lokalisation	■ 2 ■ 1 ■ 0	☐
Exazerbation	■ nachts vorhanden ■ tags und nachts vorhanden ■ nur tags vorhanden ■ Patient wird durch Beschwerden aus dem Schlaf geweckt	■ 2 ■ 1 ■ 0 ■ 1	☐ ☐
Besserung der Beschwerden beim	■ Gehen oder ■ Stehen oder ■ beim Sitzen bzw. Hinlegen	■ 2 ■ 1 ■ 0	☐

Infobox 11.1

Bewertung der Ergebnisse (Summmierung der Punkte)	
Punkte	**Schweregrad**
3–4	leichte neuropathische Symptome
5–6	mäßige neuropathische Symptome
7–10	schwere neuropathische Symptome

In jeder Kategorie kann die maximale Punktzahl nur einmal vergeben werden

Neuropathie-Defizit-Score (NDS)

Mit diesem Score werden Ausfallserscheinungen bei der sensomotorischen diabetischen Polyneuropathie erfasst.

Die Untersuchung der **Vibrationsempfindung** erfolgt mit einer Stimmgabel nach Rydel/Seiffer (meist als „128-Hz-Stimmgabel" bezeichnet, s. Abb. 11.2), die durch Skalen auf Metallklötzchen an den Gabelenden, eingeteilt in Achtel, eine semiquantitative Angabe der Vibrationsempfindung erlaubt. Getestet wird am Großzehengrundgelenk medial oder an der Dorsalseite des Großzehs. Die Normwerte sind alters- und lokalisationsabhängig:
- Normwert am Großzeh bei unter 30-Jährigen: 6/8,
- Normwert am Malleolus medialis bei unter 40-Jährigen: 6/8.

Die Prüfung der **Schmerzempfindung** kann mit käuflichen Einmal-Testnadeln (z. B. Neurotip®) oder mit Holz-Zahnstochern erfolgen.

Wichtig ist zu fragen, ob der Patient beim Druck mit diesen spitzen Gegenständen am Fußrücken einen Schmerz oder nur einen Druck empfindet.

Die **Temperaturempfindung** kann orientierend mit Reagenzgläsern mit warmem bzw. eiskaltem Wasser geprüft werden. Auch eine im Kühlschrank aufbewahrte Stimmgabel oder käufliche Screening-Instrumente (Tip-Therm® oder NeuroQuick®, s. Abb. 11.3) sind verwendbar.

> **Praxistipp**
> Die Unterscheidung zwischen Metall (z. B. Metalltube einer Handcreme – kühles Empfinden auf der Haut) und Kunststoff (Schraubverschluss der Tube) kann als einfacher Test am Krankenbett orientierend zur Prüfung der Thermästhesie eingesetzt werden.

Nicht im NDS enthalten ist die Untersuchung der **Druckempfindung**, die mit einem Wattebausch oder einem Semmes-Weinstein-Mono-

Parameter	Befund	Punkte links	Punkte rechts	
Achillessehnenreflex	▪ Reflexe normal ▪ Reflexe abgeschwächt ▪ Reflexe fehlend	▪ 0 ▪ 1 ▪ 2	▪ 0 ▪ 1 ▪ 2	☐
Vibrationsempfinden (Messung am Großzeh distal)	▪ normal (≥ 5/8) ▪ abgeschwächt/fehlend (<5/8)	▪ 0 ▪ 1	▪ 0 ▪ 1	☐
Schmerzempfindung (Messung am Fußrücken)	▪ normal ▪ abgeschwächt/fehlend	▪ 0 ▪ 1	▪ 0 ▪ 1	☐
Temperaturempfindung (Messung am Fußrücken)	normal abgeschwächt/fehlend	▪ 0 ▪ 1	▪ 0 ▪ 1	☐

Bewertung der Ergebnisse (Summmierung der Punkte)	
Punkte	**Schweregrad**
3–5	leichtes neuropathisches Defizit
6–8	mäßiges neuropathisches Defizit
9–10	schweres neuropathisches Defizit

Befunde der rechten und linken Seite addieren

> **Infobox 11.1**

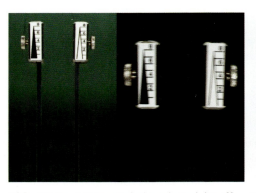 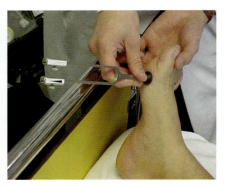

Abb. 11.2: a) Stimmgabel nach Rydel-Seiffer, 128 Hz mit Skalen (rechts nach Anschlagen der Stimmgabel mit schwingungsabhängiger Überlagerung der Dreiecksmarkierung); b) Bestimmung der Vibrationsperzeption Metatarsale 1 distal.

filament (s. Abb. 11.4) geprüft werden kann. Mit dem Semmes-Weinstein-Monofilament ist es möglich, standardisiert einen Druck von 10 g auf die Haut auszuüben. Kann dieser Druck nicht mehr wahrgenommen werden, gehört der Patient zu einer Risikogruppe für die Entwicklung eines diabetischen Fußsyndroms.

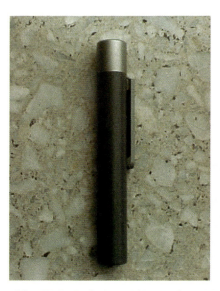

Abb. 11.3: Einfaches Hilfsmittel zu Prüfung der Kalt-warm-Empfindung (Thermästhesie): kühle Metallkappe und Kunststoffgriff wird alternierend auf der Haut aufgesetzt.

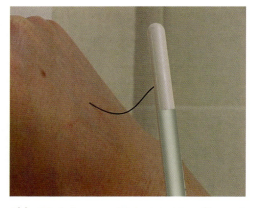

Abb. 11.4: Semmes-Weinstein-Monofilament – Auflagedruck entspricht definiert 10 g: Wird der Auflagedruck nicht verspürt, liegt eine Störung der Druckperzeption vor.

11.3 Erweiterte neurologische Untersuchung (s. Infobox 11.1)

besonders achten auf	mögliche Befunde/Hinweise	Ergebnisse des Patienten
Reflexe	abgeschwächte Reflexe als Neuropathiezeichen	Achillessehenenreflex bds. nicht auslösbar
Vibrationsempfinden	gestörtes Vibrationsempfinden als Zeichen einer Störung der Tiefensensibilität	Vibrationsempfinden am Großzeh 0/8 bds.

besonders achten auf	mögliche Befunde/Hinweise	Ergebnisse des Patienten
Schmerzempfinden	Ausfall schmerzvermittelter Schutzreflexe bei Verletzungen und Überlastungen	Zahnstochertest plantar negativ, Schmerzempfinden erhalten ab ca. Mitte Unterschenkel
Temperaturempfinden	Bei aufgehobenem Kalt-warm-Empfinden können z. B. Wärmflaschen- und Badewassertemperatur nicht mehr beurteilt werden (cave: heiße Fußbäder! – vorher Temperatur messen).	deutlich eingeschränkte Empfindlichkeit im Tipthermtest
Druckempfinden	Störungen der Oberflächensensibilität erhöht das Risiko druckbedingter trophischer Störungen.	Semmes-Weinstein-Monofilamenttest pathologisch; Der Druck mit dem Monofilament auf gesunder Haut an der Fußsohle wird nicht wahrgenommen.

Bewerten Sie die erhobenen Befunde in der Zusammenschau mit der Anamnese! Welche weitere Diagnostik veranlassen Sie und warum?

Bei der Inspektion und Palpation der Füße fällt auf, dass diese auffallend warm, trocken und gleichmäßig rosig sind. Die Wunde ist im Durchmesser etwa 2 cm groß, kraterförmig und an der Fußsohle auf dem Großzehenballen lokalisiert. Sie hat einen verdickten, weißlichen Rand und nässt (s. Abb. 11.1). Wenn man auf den Fuß drückt, scheint der Patient diese Berührung nur eingeschränkt und insbesondere nicht als schmerzhaft wahrzunehmen. Die Inspektion des kontralateralen Fußes zeigt ebenfalls eine trockene Haut und Hyperkeratosen an mechanisch belasteten Stellen, aber kein Ulkus. Der Pulsstatus ist regelrecht, die Durchblutung scheint gut zu sein.

Bei der klinisch-neurologischen Untersuchung zeigt der Patient eine gestörte Schmerz-, Druck-, Vibrations- und Temperaturempfindung. Der Neuropathie-Symptome-Score liegt bei 10 und der Neuropathie-Defizit-Score bei 8 (s. Infobox 11.1). Damit sprechen alle Untersuchungsergebnisse für eine periphere Polyneuropathie als Ursache der Fußläsion. Eine zusätzliche Vorstellung beim Neurologen ist hier nicht zwingend. Diese muss aber erfolgen, wenn an der Genese der Neuropathie Zweifel bestehen (s. Infobox 11.2). Die Vorstellung beim Angiologen zu Verfeinerung der Gefäßdiagnostik sollte erfolgen, wenn Zweifel an der Durchblutungssituation bestehen oder trotz adäquater Wundtherapie die Wundheilung ausbleibt.

11.4 Vorstellung beim Oberarzt und weitere Planung

Nach Zusammentragen aller Befunde stellen Sie den Patienten Ihrem Oberarzt vor. Was berichten Sie?

Herr N.N. stellt sich bei uns mit einem seit mehreren Wochen bestehenden Ulkus an der Fußsohle vor, das er selber nicht spürt. Bei dem Patienten ist seit einigen Jahren ein Diabetes mellitus Typ 2 bekannt, der mit Insulin behandelt wird. Mikroangiopathische Komplikationen in Form einer Retinopathie sind bereits mit Laserung behandelt worden. Bei der körperlichen Untersuchung zeigte sich neben dem Ulkus eine warme, trockene Haut sowie Störungen der Schmerz-, Druck-, Vibrations- und Temperaturempfindung. Hinweise auf eine gestörte Durchblutung ließen sich weder anamnestisch noch bei der Untersuchung festhalten. Unsere derzeitige Arbeitsdiagnose lautet neuropathisches Ulkus bei bekanntem Diabetes mellitus. Als Nächstes sollten die Parameter zur Diabeteseinstellung labortechnisch geprüft werden, um die aktuelle Blutzuckersituation zu erfassen. Weiterhin werden wir die Entzündungsparameter bestimmen, um eine systemische Infektion auszuschließen. Zur Beurteilung der Durchblutungssituation sollte eine Dopplersonografie der Gefäße durchgeführt werden. Eine Röntgenaufnahme des Vorfußes zum Ausschluss einer Knochenbeteiligung ist ebenfalls veranlasst.

11.5 Labordiagnostik, apparative Diagnostik

diagnostische Methode	Indikation und Sinn der Untersuchung	Ergebnisse des Patienten
Labor	Von besonderer Bedeutung sind Entzündungsmarker als möglicher Hinweis auf eine schwere lokale oder systemische Infektion (BSG, Leukozyten, CRP) und die Parameter der Diabeteseinstellung (Blutzucker, HbA_{1C}). Weitere für die Diabetesbetreuung allgemein wichtige Laborwerte (z. B. Kreatinin, Albuminurie usw.) siehe entsprechende Fälle.	■ CRP 4,9 mg/l (normal) ■ Leukozyten 5 950/µl (normal) ■ BSG nicht durchgeführt ■ Blutzucker 136 mg/dl (↑), HbA_{1C} 7,9 % (↑)
Dopplerperfusionsdruck-Messung mit Flussprofilanalyse (=bidirektionaler Doppler)	bei Verdacht auf peripher arterielle Verschlusskrankheit	Unauffälliges Flussprofil der Dopplerkurve, Dopplerdrücke pathologisch erhöht, damit V.a. Mediakalzinose. Insgesamt kein Hinweis auf Durchblutungsstörung.
Röntgen Vorfuß	Bei tiefen Ulzerationen mit Verdacht auf Knochenbeteiligung oder bei Diagnostik auf knöcherne Fehlstellungen. **Praxistipp:** Wenn bei Wundgrundsondierung mit einem sterilen Stäbchen/Pinzette ein harter Widerstand palpabel ist, liegt mit hoher Wahrscheinlichkeit eine Knochenbeteiligung vor.	Röntgen Vorfuß in 2 Ebenen ohne Hinweis auf Osteomyelitis

Infobox 11.2

Wann sollte an eine alternative Diagnose zur Genese der Polyneuropathie gedacht werden?

Weitergehende, insbesondere apparative Untersuchungen durch den Neurologen (quantitative sensible Tests, Überprüfung der Sudomotorik, sympathische Hautreaktion, Nervenleitgeschwindigkeitsmessungen usw., sehr selten Suralisbiopsie) sind dann notwendig, wenn Zweifel an der Ursache der klinisch nachgewiesenen Nervenschädigung bestehen:

Dies ist immer dann der Fall, wenn
- die Empfindungsstörung **sehr plötzlich** beginnt (die chronische periphere sensomotorische diabetische Neuropathie verläuft langsam schleichend),
- die Ausfälle **schnell** fortschreiten (Untersuchungs- oder Messergebnisse ändern sich bei der diabetischen PNP nur langsam),
- der Befall deutlich **asymmetrisch** ist (die diabetische PNP weist nur geringe Unterschiede in den Untersuchungsbefunden an beiden unteren Extremitäten auf),
- vorwiegend **motorische** Ausfälle nachweisbar sind (bei der typischen und häufigsten Form einer diabetischen Nervenschädigung steht die Störung des sensiblen Anteils im Vordergrund),
- die Ausfallserscheinungen an den **oberen Extremitäten** im Vordergrund stehen (bei der PNP Beginn am Fuß),
- die **Familienanamnese** für ähnliche Erkrankungen positiv ist (bei diabtischer PNP nur, falls die Familienmitglieder ebenfalls an einem Diabetes leiden),
- **keine diabetische Komplikationen am Auge und/oder der Niere** nachweisbar sind (es besteht eine relativ enge Korrelation zwischen Retinopathie, Nephropathie und Neuropathie),
- **keine Hinweise auf eine Makroangiopathie** bestehen (Arteria carotis, Koronararterien, Beinarterien). Es besteht eine statistische (vermutlich nicht kausale)

> **Infobox 11.2**

Korrelation von Makroangiopathie und Neuropathie),
- (die Wahrscheinlichkeit für das Auftreten einer diabetischen Neuropathie steigt mit längerfristig schlechter Stoffwechseleinstellung),
- eine **Verschlechterung** bei Verbesserung der diabetischen Stoffwechseleinstellung beobachtet wird (eine gute Stoffwechseleinstellung ist zwar bei manifester Neuropathie nicht imstande, sehr schnell zu einer Verbesserung der Befunde zu führen, erreicht aber zumindest eine Stabilisierung. Falls – selten – eine Verschlechterung auftreten sollte, könnte es sich um eine sogenannte akute „Insulin-Neuritis" handeln, die bei schneller Verbesserung der Stoffwechseleinstellung beobachtet wird und sich nach wenigen Wochen spontan zurückbildet.

Differenzialdiagnostische Überlegungen bei Vorliegen einer symmetrischen, vorwiegend sensiblen Polyneuropathie umfassen:
- periphere arterielle Verschlusskrankheit
- Alkoholmissbrauch
- Medikamente
- Niereninsuffizienz
- HI-Virus-Infektionen
- Vitamin-B_{12}-Mangel
- Hypothyreose
- maligne Tumoren
- Syphilis
- Venenerkrankungen
- rheumatische Erkrankungen
- Pseudoclaudicatio intermittens („spinale Klaudikatio" bei lumbaler Spinalkanalstenose)
- „Restless Legs"

11.6 Weiterführende Diagnostik

Hätten sich bei der körperlichen und apparativen Untersuchung Hinweise auf eine Durchblutungsstörung ergeben, müsste diese weitergehend untersucht werden (s. folgende Tabelle). Da dies bei unserem Patienten nicht der Fall war, konnte darauf verzichtet werden.

diagnostische Methode	Indikation und Sinn der Untersuchung	Ergebnisse des Patienten
farbkodierte Duplex-Sonografie	Verfahren zur Lokalisierung der Stenosen-/Verschlusshöhe bei peripher arterieller Verschlusskrankheit (pAVK).	Nicht durchgeführt, da sich weder klinisch noch aus der bidirektionalen Dopplersonografie der Hinweis auf eine pAVK ergibt.
$tcpO_2$-Druckmessung	Messung der transkutanen Sauerstoffsättigung am Vorfuß. Nur indiziert, wenn Zweifel an der arteriellen Blutversorgung bestehen. **Bewertung:** normal 50–70 mmHg, relevante Durchblutungsstörung, wenn < 30 mmHg.	nicht durchgeführt

11.7 Abschließende Bewertung und Diagnosestellung

Jetzt haben Sie alles was Sie brauchen?! Stellen Sie die Diagnose und begründen Sie Ihre Entscheidung!

Bei dem 68-jährigen Typ-2-Diabetiker liegt das typische Bild eines neuropathisch bedingten diabetischen Fußsyndroms vor. Anamnese, Lokalisation des Ulkus ohne Durchblutungsstörungen, klinischer neurologischer Befund, weitere mikroangiopathische Komplikationen (Retinopathie), bisheriger Verlauf der Nervenschädigung machen das Vorliegen einer anderen Ursache für die Neuropathie unwahrscheinlich.

11.8 Therapeutisches Vorgehen

Welche grundsätzlichen Therapieziele und Behandlungsmöglichkeiten gibt es?

Drei **Therapieziele** stehen grundsätzlich im Vordergrund:
- **Diabeteseinstellung:** Die diabetische Stoffwechseleinstellung muss durch eine erneute Diabetesschulung und entsprechende Anpassung der antidiabetischen Therapie optimiert werden.
- **Schmerztherapie:** Falls der Patient neuropathische Schmerzen haben sollte, müsste er angemessen behandelt werden.
- **Wundbehandlung** (s. Infobox 11.3): Es muss eine angemessene Behandlung der Läsion am Fuß erfolgen mit dem Ziel einer schnellen Abheilung und der Prophylaxe erneuter Läsionen. Von überragender Bedeutung sind hier die **Druckentlastung** und das chirurgische **Wunddebridement**. Bei **Durchblutungsstörungen** muss zeitnah revaskularisiert werden. Bei Vorliegen von **Infektionszeichen** muss eine antibiotische Therapie mit eingeleitet werden.

Wie geht es dann im vorliegenden Fall weiter? Ist eine ambulante Behandlung gerechtfertigt?

Bei diesem Patienten, bei dem keine Hinweise auf eine schwere Stoffwechselentgleisung und auch keine Hinweise auf eine allgemeine Infektion oder eine akute Gefährdung des Fußes bestehen, kann die Behandlung ambulant eingeleitet und fortgeführt werden.
- Entscheidend ist eine konsequente und effektive Druckentlastung z. B. Entlastungsschuhe.
- Wunddebridement mit Abtragung der perifokalen Hyperkeratosen mit einem Skalpell.
- Anschließend muss eine Wundauflage gewählt werden, die eine optimale Flüssigkeitsbalance der Wunde sicherstellt (= Exsudatmanagement, z. B. mit einem Polyurethanschaum) zur Verhinderung aufgeweichter/mazerierter Wundränder.
- Die Diabeteseinstellung muss durch Anpassung der intensivierten Insulintherapie anhand konsequent erstellter Blutzuckertagesprofile optimiert werden.
- Der Patient muss über Ursachen und Therapie des diabetischen Fußsyndroms geschult werden.
- Nach Abheilung: Prophylaxe von Rezidivläsionen. Der Patienten muss dazu angehalten werden, seine Füße und Schuhwerk regelmäßig zu inspizieren, er sollte diabetikergerechtes Schuhwerk tragen (i. d. R. mit einer semiorthopädischen Weichbettung durch Einlagen, um erneuten Druckstellen vorzubeugen).

Infobox 11.3

Grundprinzipien der Lokaltherapie bei diabetischen Ulzera

- Die **Durchblutung** der betroffenen Extremität ist von entscheidender Bedeutung für die **Indikation zum chirurgischen Eingriff/Wunddebridement**. Lediglich der neuropathische Fuß mit guter Perfusion kann problemlos chirurgischen Maßnahmen zugeführt werden.
- Bei nicht korrigierbarer Ischämie sollte das Ausmaß der Ischämie quantifiziert werden, z. B. durch eine tcpO$_2$-Messung am Vorfußrücken. Werte > 30mmHg zeigen eine ausreichende Perfusion an. Bei ausgeprägter und nicht korrigierbarer Ischämie ist eine chirurgische Sanierung nicht sinnvoll, da nicht von einer Heilung ausgegangen werden kann. Hier kann versucht werden, den Status idem zu erhalten. Alternativ muss, insbesondere beim therapierefraktären Ruheschmerz, die Indikation zur Amputation gestellt werden. Amputationen sollten, wenn immer möglich, als sog. Minor-Amputationen (distal des Sprunggelenks) durchgeführt werden.
- Die **Radikalität des Wunddebridements** hängt vom Ausmaß der Nekrosen ab. Ziel ist aber stets der Erhalt des Fußes in Form und Funktion. Des Weiteren sollte versucht werden, die plantare Belastungsfläche zu erhalten, da eine Reduktion dieser Fläche automatisch zu einer Erhöhung der plantaren Druckbelastung führt. Insbesondere am Vorfuß kann die Resektion eines durch Osteomyelitis befallenen knöchernen Anteiles weichteilerhaltend reseziert

11.8 Therapeutisches Vorgehen

Infobox 11.3

Wundbeschaffenheit	mögliche Therapie
Nekrosen im Wundgrund	Chirurgisches Wunddebridement mit dem Skalpell und dem scharfen Löffel, ggf. mit lokaler Betäubung (Neuropathie!) im OP.
Hyperkeratosen	Abtragung mit dem Skalpell ohne Betäubung in der Ambulanz.
freiliegender Knochen	Im Vorfußbereich Resektion des beteiligten Knochens und chirurgisches Debridement in lokaler Betäubung im OP.
freiliegende Sehen	Nur im Vorfußbereich Resektion der Sehnen.
eitriger Wundinfekt	Radikales Entfernen der Nekrosen und Aufsuchen von Nischen und komplette Entdachung. Ggf. Einziehen einer Lasche zur besseren Drainage.

werden. Ein gutes Beispiel ist hier die Resektion des Metatarsale-Köpfchens durch einen gesonderten Schnitt von dorsal in Kombination mit einem plantaren Wunddebridement. Hierdurch können ⅔ des Metatarsale-Köpfchens reseziert, die dorsale Wunde wieder verschlossen und eine radikales plantares Wunddebridement durchgeführt werden. Ein weiteres Beispiel ist die Zehen erhaltende interphalangeale Gelenkresektion beim Ulkus über dem Gelenk. Hier kann bei guter Durchblutung des Fußes das Gelenk reseziert und die Wunde adaptiert werden. Dies führt zwar zu einer Verkürzung der Zehe, hat aber im Vergleich zur Amputation ein funktionell weitaus besseres Ergebnis.

Praxistipp

Die Angst vor der Wundvergrößerung durch chirurgisches Debridement ist unbegründet, denn es wird im Grunde lediglich nicht vitales und infiziertes Gewebe entfernt. Dies stellt somit nur eine „scheinbare" Wundvergrößerung dar. Studien zeigen, dass bei radikal und wiederholt durchgeführten Wunddebridements die Heilungsraten signifikant höher liegen als bei rein konservativer Wundbehandlung.

Die Wahl der **Wundauflage** ist abhängig vom lokalen Wundbefund. Prinzipiell sollten chronische Wunden, so auch das diabetische Ulkus, feucht behandelt werden. Dies kann mit Kochsalzverbänden oder aber auch mit modernen Wundauflagen (z. B. Hydrokolloid- oder Schaumverbänden) geschehen. Hier ist zu beachten, dass eine ausgewogene Feuchtigkeit in der Wunde vorliegt, die Wundumgebung also einerseits nicht zu feucht wird und die Haut nicht mazeriert, andererseits auch nicht zu trocken wird (sog. **Exsudatmanagement**). Daher sollten auch hydrokolloidale Verbände oder Schaumverbände beim diabetischen Fuß maximal 2 Tage belassen werden. Der Kochsalzverband hingegen sollte 2-mal am Tag gewechselt werden. Bei infizierten Wunden können silberbeschichtete Wundauflagen zu Einsatz kommen.

Prinzipien der lokalchirurgische Sanierung (s. folgende Tabelle)

Prinzipien der lokalen Wundbehandlung (s. folgende Tabelle)

Wundtyp	Verband
trockene Nekrose	Trocken verbinden (Mullbinde), soweit die Umgebung der Nekrose reizlos und keine Flüssigkeit exprimierbar ist.
gering nässende bis trockene Wunde	Feuchte Wundverbände: Kompresse mit physiologischer Kochsalzlösung und Abdeckung mit Fettgaze (VW 2 × d) oder hydrokolloidale Verbände, Schaumverbände, Hydrogele (alle 2 d VW).
stark sezernierende Wunde	Hydrokolloidale Verbände, Schaumverbände, Hydrogele, Alginate ggf. in Kombination (alle 2 d VW).
postoperative Wunde	Kompresse mit physiologischer Kochsalzlösung und Abdeckung mit Fettgaze; 3 d postoperativ kann ggf. auf oben genannte Verbände umgestellt werden.
infizierte eitrige Wunde	2 × d Verbandswechsel(!), Kompresse mit physiologischer Kochsalzlösung und Abdeckung mit Fettgaze, beim VW Inspektion der Wunde auf Infektzeichen; evtl. silberbeschichtete Wundauflagen (antibakteriell).

Steckbrief

Diabetisches Fußsyndrom

Englische Bezeichnung: diabetic foot disease.

Definition
Symptomenkomplex aus Ulzeration und/oder Gewebedestruktion und/oder Infektion an den Füßen von Diabetikern aufgrund einer peripheren Neuropathie und/oder einer peripher arteriellen Verschlusskrankheit.

Ätiologie/Pathophysiologie
Eine diabetische Stoffwechsellage führt zu einem akzelerierten Verlauf der Atherosklerose und zu einer Schädigung der Nervenfunktion.

- Eine **gestörte Durchblutung** (ischämischer diabetischer Fuß) führt über eine hypoxische Störung der Gewebetrophik zu Gewebeuntergängen wie flächige Nekrosen, Gangrän oder als Substanzdefekt zu Ulzerationen.
- Bei Vorliegen einer **Neuropathie** (neuropathischer diabetischer Fuß) fallen verschiedene nerval gesteuerte „Schutzmechanismen" weg (vgl. Infobox 11.4 zur Vertiefung):
  - Sensorische Neuropathie: erhöhte Verletzungsgefahr; Druckstellen/Blasen werden zu spät wahrgenommen; Fehlbelastung.
  - Motorische Neuropathie: Fehlinnervation führt zu motorischer Dysbalance der Fußmuskulatur mit Muskelatrophien (Interossealatrophie) und daraus resultierenden Fehlstellungen (z. B. Krallenzehen) mit wiederum erhöhter Druckstellengefahr durch Abweichung von der normalen Fußanatomie.
  - Autonome Neuropathie: Gestörte Hautdurchblutungsregulation (Überwärmung), gestörte Schweißdrüsenregulation (verminderte Schweißsekretion) als Ursache für eine verletzungsanfällige trockene Haut und Rhagadenbildung. Neigung zu Hyperkeratosen.

Risikofaktoren
Veränderungen, insbesondere Ulzerationen an den Füßen von Diabetikern, sind häufig Folge mehrerer Faktoren, die je nach Ausprägungsgrad die Prognose der Extremität in unterschiedlichem Ausmaß beeinflussen. Die wichtigsten Faktoren sind:

- diabetische Neuropathie (sensorisch, motorisch, autonom)
- periphere arterielle Verschlusskrankheit (bei Diabetikern häufig vor allem die distalen Gefäßsegmente betreffend: Unterschenkelarterien und das Profundastromgebiet am Oberschenkel)
- Fußdeformitäten, teils mit eingeschränkter Gelenkmobilität (limited joint mobility – erhöhte Gefahr für Druckstellen)
- Hyperkeratosen
- ungeeignetes Schuhwerk (Druckstellen!)
- Mitarbeit und Einsichtsfähigkeit des Patienten

Klinik
Neuropathischer diabetischer Fuß:
- Kribbelparästhesien („Ameisenlaufen")
- brennender Schmerz im Bereich der Fußsohlen
- Hypästhesie
- gestörtes Vibrationsempfinden
- gestörte Thermästhesie
- gestörte Tiefensensibilität („gehen wie auf Watte")
- trockene, rosige Haut mit starker Neigung zu Hyperkeratosen an mechanisch belasteten Stellen (s. Abb. 11.5)
- Die typische klinische Manifestation ist das **Mal perforans pedis** (s. Abb. 11.6), das meist schmerzlose/schmerzarme Ulkus an der Fußsohle, typischerweise Höhe distale Metatarsaleköpfchen 2–3 bei sonst rosiger Haut.
- **Charcot-Fuß** (s. Abb. 11.7): syn. Diabetische Neuroosteoarthropathie; ausgeprägte Form des neuropathischen diabetischen Fußes mit zunehmender Destruktion des knöchernen Skeletts (meist durch unbemerkte Traumata) mit teils ausgedehnten Deformierungen. Prognostisch von ent-

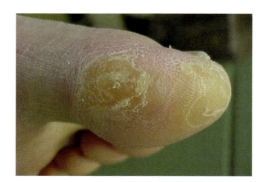

Abb. 11.5: Neuropathischer diabetischer Fuß (Wagner-Stadium 0): trockene Haut und deutliche Neigung zu Hyperkeratosen bei rosiger, eher überwärmter Haut.

Steckbrief

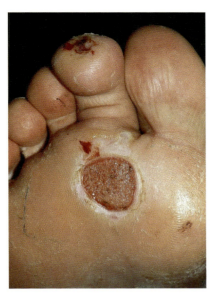

Abb. 11.6: Neuropathischer diabetischer Fuß (Wagner-Stadium 1): Mal perforans pedis Höhe Metatarsale 2, reizlos, kein Knochenkontakt, keine Infektionszeichen, kleine Blutung (bei 11 Uhr) bei Z.n. Hyperkeratosenabtragung als Zeichen der guten Durchblutung.

scheidender Bedeutung ist die sofortige Entlastung der Extremität und Ruhigstellung im akuten Stadium (Stadium I nach Levin), um ein Fortschreiten der Destruktion zu verhindern. Zur **Stadieneinteilung der Diabetischen Neuroosteoarthropathie („Charcot-Fuß") nach Levin 1996**, siehe folgende Tabelle.

Angiopathischer diabetischer Fuß:
- Claudicatio intermittens (belastungsabhängiger Wadenschmerz), Ruheschmerz
- distale, d.h. meist akrale Nekrose/Gangrän
- kühle, blasse Extremität bei erhaltener Schmerzempfindlichkeit

Neuropathisch-ischämischer Mischfuß:
- Kombination aus Neuropathie und Angiopathie

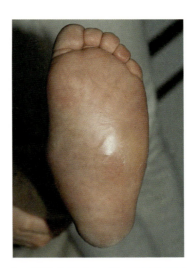

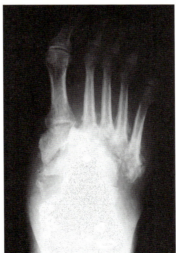

Abb. 11.7: Neuropathischer diabetischer Fuß (Charcot-Fuß): komplette Destruktion der proximalen Metatarsale- und Fußwurzelknochen; a) klinisches Bild; b) Röntgenbefund.

- besonders schlechte Prognose durch additiv perfusionsbedingte Wachstumsstörungen
- Klaudikatio und Ischämieschmerz werden aufgrund der Neuropathie eingeschränkt oder nicht wahrgenommen.

Stadieneinteilung nach Levin

Stadium	Charakteristika
I	Überwärmung, Schwellung, Rötung an Sprunggelenk, Mittelfuß und/oder Phalangen
II	Knochen- und Gelenkveränderungen
III	Fußdeformitäten (Zusammensintern des Fußskeletts)
IV	kompliziert durch zusätzliche Ulzeration

Fall 11

Steckbrief

Stadieneinteilung nach Wagner

Stadium	Charakteristika
0	keine Läsion, ggf. Fußdeformität oder Hyperkeratose
1	oberflächliche Ulzeration
2	tiefes Ulkus bis Gelenkkapsel, Sehne oder Knochen
3	tiefes Ulkus mit Abszedierung, Osteomyelitis, Infektion der Gelenkkapsel
4	begrenzte Nekrose im Vorfuß- oder Fersenbereich
5	Nekrose des gesamten Fußes

Die klinische Klassifikation des diabetischen Fußsyndroms nach dem Ausmaß der vorliegenden Schädigung ist uneinheitlich. Als einfache und alltagstaugliche Klassifikation ist die **Stadieneinteilung nach Wagner** geeignet (s. Tab.). Differenzierter, da auch ätiologische Informationen (ischämisch ja/nein) mit enthaltend, ist die kombinierte **Wagner-Armstrong-Klassifikation** (Details siehe Leitlinie Diabetisches Fußsyndrom der Deutschen Diabetes Gesellschaft im Internet).

Diagnostik
Basisdiagnostik:
- **Anamnese:** Diabetesdauer, Diabeteseinstellung, andere Sekundärkomplikationen, Neuropathiesymptomatik, Ischämiesymptomatik, frühere Läsionen/Ulzerationen, frühere Fußoperationen, bisherige Schuhversorgung
- **Inspektion:** beidseitige Fußinspektion Hautfarbe, Hyperkeratosen)

> **Merke:** Regelmäßige Fuß- und Schuhinspektionen sind wesentliche Grundlage in der Prophylaxe komplizierter diabetischer Fußprobleme.

- **körperliche Untersuchung:**
  – Neurologisch: Reflextestung (Achilles- und Patellarsehnenreflex), Vibrationsempfinden (Stimmgabeltest), Schmerzempfinden (Einmal-Testnadeln oder Holz-Zahnstocher), Temperaturempfinden, Druckempfinden (Semmes-Weinstein-Monofilament)
  – Palpation: Palpation der Fußpulse, Hauttemperatur (kühl oder warm), Hautfeuchtigkeit (trocken, feucht)

> **Merke:** Die Kontrollintervalle des Fußbefundes hängen vom individuellen Risiko ab:
> - ohne Neuropathie alle 6 Monate
> - mit Neuropathie und/oder pAVK und/oder Fußdeformität mindestens alle 3 Monate

- **Labor:** Blutzucker, HbA_{1C}, Kreatinin, Proteinurie/Albuminurie, Blutbild (Leukozytose bei Infektion), CRP und BSG (bei Infektion)

Apparative Diagnostik
- Dopplerperfusionsdruckmessung, bidirektionale Dopplersonografie, Knöchel-Arm-Index
- farbkodierte Duplexsonografie (bei pAVK)
- Magnetresonanz-(MR)-Angiografie (bei pAVK und nicht aussagekräftiger Duplexsonografie)
- intraarterielle digitale Subtraktionsangiografie in PTA-Bereitschaft (d.h. in der gleichen Sitzung kann eine Angioplastie = Ballondilatation bei Nachweis von Stenosen durchgeführt werden)

> **Merke:** Die rein diagnostische Angiografie ist im Zeitalter der farbkodierten Duplexsonografie und der MR-Angiografie obsolet und lediglich noch speziellen Fragestellungen (z.B. sehr peripher lokalisierte pAVK) oder Sondersituationen (z.B. kein MRT bei magnetischen Metallimplantaten möglich) vorbehalten.

- Röntgen-Fußskelett (bei V.a. Osteomyelitis, Knochendeformität, -destruktion)
- MR-Tomografie des Fußes (bei V.a. Phlegmone, Knochenödem [akuter Charcot-Fuß], Osteomyelitis in unklaren Fällen)

Differenzialdiagnose
Abgrenzung nicht diabetischer Fußläsionen auf dem Boden von Traumen, Infektionen oder Durchblutungsstörungen (z.B. Nikotinabusus) bzw. Neuropathien anderweitiger Genese (z.B. Vitamin-B_{12}-Mangel, chronischer Alkoholismus, Paraproteinämie).

Therapie
Therapiestrategie: Förderung der Abheilung der Läsion, Prophylaxe neuer Läsionen.

Steckbrief

Konservative/medikamentöse/minimal invasive/interventionelle/chirurgische Therapie:
- Optimale Glukosestoffwechselkontrolle/Diabeteseinstellung.
- Therapie von Infektionen (eine oberflächliche Wundkontamination ist immer vorhanden und erfordert ohne Zeichen einer Weichteilinfektion keine antibiotische Therapie; bei schweren Infektionen ist eine stationäre Aufnahme indiziert).
- Optimierung der Durchblutung durch Revaskularisation (Katheter/Bypass/medikamentös) bei ischämisch bedingten Läsionen (pAVK).
- Regelmäßige Wundbehandlung: lokalchirurgisches Debridement aller avitalen Gewebeanteile, evtl. Resektion osteomyelitischer Knochenanteile, Fehlstellungskorrektur, fachgerechter Wundverband (vgl. Infobox 11.3).
- Konsequente und effektive Druckentlastung ist von herausragender Bedeutung bei neuropathischen Fußläsionen (Entlastungsschuhe bzw. Orthesen bis hin zur vollständigen Immobilisierung); bei großen Ulzera und schweren Patienten ist die Anlage einer individuellen Orthese unumgänglich.

> **Merke**
> Ohne eine adäquate Druckentlastung kann die Wunde nicht heilen. Hier ist auch auf eine ausreichende Mitarbeit der Patienten zu achten! Angepasste Schuhe oder Orthesen müssen auch getragen werden!

- Schulung des Patienten über Ursachen und Therapie des diabetischen Fußsyndroms.
- Prophylaxe von Rezidivläsionen (regelmäßige Inspektion von Füßen und Schuhwerk, nicht einschnürende Strümpfe, semiorthopädische Weichbettung durch Einlagen, diabetikergerechtes Schuhwerk).

Prognose

Die Prognose hängt entscheidend von der Früherkennung eines diabetischen Fußes ab. Insgesamt zählt das diabetische Fußsyndrom mit zu den häufigsten Folgeerkrankungen des Diabetes. Man geht davon aus, dass 6–8 von 1 000 Diabetikern pro Jahr ein diabetisches Fußsyndrom erleiden. Ist es bereits zu Amputationen gekommen, liegt das Risiko für eine Amputation am anderen Bein bei 11,9 % in den folgenden 12 Monaten.

Infobox 11.4

Diabetische Neuropathie

Definition

Diabetesbedingte Nervenschädigungen liegen vor, wenn Beschwerden und/oder objektive Krankheitszeichen einer Dysfunktion peripherer Nerven vorliegen, andere Ursachen ausgeschlossen sind und nur noch der Diabetes mellitus als Ursache infrage kommt.

Einteilung

Bislang existiert keine allgemein akzeptierte nosologische Systematik der diabetesbedingten Nervenschädigungen. **Einteilungskriterien** sind klinisches Bild, Verlauf, Lokalisation, betroffene Nervenfaserpopulation, vermutete Auslösemechanismen bzw. symmetrischer/asymmetrischer Befall.

- **Einteilung nach Befallsmuster:**
  - Zu den **symmetrischen Polyneuropathien** zählen die sensomotorischen Polyneuropathien, die Neuropathien des autonomen Nervensystems und die symmetrische proximale Neuropathie der unteren Extremitäten.
  - Unter den **asymmetrischen – fokalen oder multifokalen – Neuropathien** werden kraniale Neuropathien, Mononeuropathien des Stamms und der Extremitäten sowie asymmetrische proximale Neuropathien der unteren Extremitäten zusammengefasst.
  - Daneben werden vielfältige Mischformen beobachtet.
- **Einteilung nach klinischer Symptomatik:** Abhängig vom Ausmaß der patholo-

Infobox 11.4

gischen Befunde können subklinische von klinischen Formen abgegrenzt werden (s. u.).

> **Merke:** Am häufigsten und bedeutsamsten ist die symmetrische, sensomotorische periphere Polyneuropathie (mehr als 80 % aller Patienten mit Neuropathie). Sie ist – ähnlich wie andere mikro- und makroangiopathische Komplikationen – ein Prädiktor für eine gesteigerte Mortalität. Sie verläuft häufig chronisch, selten akut schmerzhaft, aber auch schmerzlos, sehr selten als diabetische Amyotrophie (proximal und motorisch betonte asymmetrische Polyneuropathie).

Prävalenz

Die Prävalenz aller klinisch diagnostizierten Neuropathien beträgt etwa 30 %. Die jährliche Inzidenz hängt von der Krankheitsdauer ab und wird auf etwa 2 % geschätzt. Bereits bei Kindern und Jugendlichen sind Funktionseinschränkungen apparativ nachweisbar. Es bestehen enge Assoziationen zur Hyperglykämie, Diabetesdauer, arteriellen Hypertonie, mikroangiopathischen Komplikationen, autonomen Störungen (kardiovaskuläre autonome Neuropathie, Mediasklerose) und Fettstoffwechselstörungen. Die Bedeutung von Alkohol- und Nikotinkonsum für ihre Entwicklung ist nicht eindeutig geklärt.

Pathogenese

Die pathogenetischen Faktoren der diabetischen Neuropathie sind unverändert bislang nur teilweise bekannt. Als die wichtigsten Mechanismen werden heute diskutiert:
- neurotoxische Effekte durch Störungen des Polyol- und Myoinositolstoffwechsels
- vaskuläre und damit hypoxische Schäden der Nerven
- Störungen des axonalen Transportsystems mit Beeinträchtigung z. B. von Wachstumsfaktoren (z. B. „nerve growth factor")
- nicht enzymatische Glykosylierungsprozesse
- immunologische Faktoren
- oxidativer Stress/freie Radikale

Klinik

Die subklinische Neuropathie ist nur durch Schwellenwertmessungen für Vibrations-, Wärme- und Kälteempfindung bzw. durch elektroneurografische Methoden zu erkennen. Erst später finden sich an den Zehen beginnend Taubheit, Parästhesien, evtl. Brennen, häufig Störungen der Temperatur- und Schmerzempfindung, selten auch heftige Schmerzen oder massive Störungen der Tiefensensibilität (diabetische Ataxie). Motorische Störungen bevorzugen die Zehenheber, was die Statik des Fußes beeinträchtigt.

Komplikationen

Die wesentlichen Langzeitkomplikationen sind die neuropathische Fußläsion, die diabetische Osteoarthropathie und die deshalb oft notwendige nichttraumatische Amputation.

Diagnose

- Eine sorgfältige **Anamnese** ist der erste Schritt zur Diagnose einer symptomatischen diabetischen Neuropathie (Erfassen von Positiv- und Negativsymptomen, Dauer, Progression, nächtliche Zunahme, Qualität der Empfindungsstörungen, Umstände des Auftretens, frühere Fußulzera, Symptome autonomer Störungen, Ausschluss anderer Ursachen).
- Daran schließt sich die **Inspektion** der Füße an, bei der auf die Hautbeschaffenheit (warm, gerötet), die Schweißsekretion (trocken), Kallus-, Rhagaden- und Blasenbildung (an belasteten Stellen, besonders über den Metatarsale-Köpfchen), bakterielle Infektionen oder Mykosen, Atrophie der kleinen Fußmuskeln, zusammengebrochenes Fußgewölbe, Ulzera – ggf. infiziert – und Deformierungen geachtet wird.

Therapie

Hat ein Patient noch keine Neuropathie sind jährliche Kontrolluntersuchungen ausreichend. Bei manifester Neuropathie sollen ärztliche Untersuchungen in Abständen von 6 Monaten erfolgen, im Einzelfall häufiger. **Therapieziele** im Hinblick auf die Nervenschädigung sind: Vermeiden des Neuauftretens, Verzögern der Progression, Verhindern von Fußulzera/Amputationen und Linderung der Schmerzen.

Kausale Therapie

Stoffwechseloptimierung ist die einzige bislang akzeptierte Kausaltherapie. Die intensivierte konventionelle Insulintherapie senkt bei Typ-1-Diabetikern das Risiko für das Neuauftreten einer Neuropathie (in der DCCT-Studie um etwa 40 % bei einer Senkung des HbA_{1C} um 10 % des Ausgangswerts) und führt mindestens zu einem Stillstand bei schon nachweisbarer neurophysiologischer Einschränkung. Die absolute Risikoreduktion betrug zwischen 6,7 und 9,1 %, d. h. 11–15 Patienten müssen in dieser Weise behandelt werden, damit einer davon profitiert (**n**umber of patients **n**eeded

Infobox 11.4

to **t**reat = NNT). Da kein Schwellenwert für die HbA_{1C}-Konzentration nachweisbar war, ist jede Verbesserung, unabhängig vom Ausgangswert, für den Patienten von Nutzen. Bei langer Diabetesdauer und bereits klinisch manifester diabetischer Neuropathie kann durch eine Stoffwechselverbesserung bei Typ-1-Diabetikern nicht immer eine bedeutsame Verbesserung erzielt werden, was darauf hindeutet, dass die Behandlung möglichst früh beginnen muss. Für Typ-2-Diabetiker konnte bislang kein klinisch relevanter positiver Einfluss einer intensivierten Behandlung gesichert werden (UKPDS, Steno-Studie, VADT-Studie, ADVANCE-Studie). Die Behandlung aller Risikofaktoren (Hypertonus, Fettstoffwechselstörungen, Alkohol, Rauchen), die einen epidemiologischen Zusammenhang mit der Neuropathie zeigen, erscheint sinnvoll.

Schmerztherapie

Falls bei einer diabetischen Neuropathie massive Schmerzen auftreten, stehen verschiedene Therapieoptionen zur Verfügung:
- **Physikalische Therapie** (z. B. Einreibungen, Kälte, Wärme, Massage, Akupunktur, Hydrotherapie, transkutane Elektroneurostimulation, elektrische Rückenmarkstimulation, usw.) ist nach den Kriterien der „Evidence-based Medicine" meist ohne Wirknachweis.
- **Gute Stoffwechseleinstellung** soll Schmerzen vermindern, kann aber auch – selten – akute Schmerzsyndrome auslösen. Hauptsächlich soll allerdings eine weitere Nervenschädigung vermieden werden.
- Eine Reihe von **Medikamenten** sind für diese Indikation untersucht worden (z. B. trizyklische Antidepressiva, SSNRI, α-Liponsäure, Carbamazepin, Gabapentin, Pregabalin, Opioide).

Weiterführende Therapie

Ist es – wie im dargestellten Fall – nicht gelungen, ein Ulkus zu verhindern, muss möglichst frühzeitig eine spezialisierte Fußambulanz zu Rate gezogen werden. Ebenso sollten Patienten nach Amputationen oder mit einer Charcot-Osteoarthroneuropathie sofort an spezialisierte Behandlungsstellen überwiesen werden.

Prävention

Die Prävention des diabetischen Fußsyndroms hat große Bedeutung. Bei insensitiven Füßen sollten Tätigkeiten mit ausgeprägter Druckbelastung der Füße (z. B. Lauftraining, Jogging) vermieden werden. Eine zusätzliche medikamentöse Behandlung (außer im Rahmen der Stoffwechseloptimierung und Elimination von assoziierten Risikofaktoren) zur Prävention einer Neuropathie wurde bislang noch nicht untersucht. Um eine Regression zu erreichen, sind – entsprechend den hypothetischen Pathomechanismen – eine Vielzahl verschiedener Stoffgruppen eingesetzt worden: Aldose-Reduktase-Inhibitoren (z. B. Tolrestat, Fidarestat u.a.), Antioxidanzien (z. B. α-Liponsäure, α-Tocopherol), essenzielle Fettsäuren (z. B. γ-Linolensäure), Vasodilatanzien (z. B. PGE_1, ACE-Hemmer), Nervenwachstumsfaktoren (z. B. NGF, BDNF), myo-Inositol (aus Bierhefe), Hemmer der Proteinglykierung (z. B. Aminoguanidin) oder Vitamine (z. B. B_1, B_6, B_{12}) bzw. Vitaminanaloga (z. B. Benfotiamin). Die Ergebnisse dieser Versuche haben noch nicht zu allgemein akzeptierten Behandlungsempfehlungen geführt. Dies sollte aber nicht dazu führen, die symptomatische Therapie bei die Lebensqualität beeinträchtigenden Beschwerden zu vernachlässigen.

Fall 12

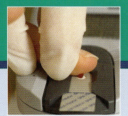 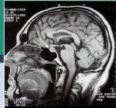 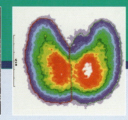

Birgit Mehnert
Bernd Balletshofer

Fall 12

32-jährige Patientin in der 24. Schwangerschaftswoche mit Makrosomie des Fetus und Verdacht auf Glukosestoffwechselstörung – Überweisung von der Gynäkologin an den Internisten

„In der 20. Schwangerschaftswoche hat meine Frauenärztin festgestellt, dass mein Kind im Ultraschall einen erhöhten Bauchumfang aufweist. Vor 2 Jahren war ich schon einmal schwanger, leider wurde das Kind in der 37. SSW tot geboren. Deswegen bin ich heute sehr besorgt und aufgeregt. Meine Frauenärztin hat gestern einen Test mit einer „Zuckerlösung" durchgeführt. Am selben Nachmittag hat sich mich angerufen, weil die Werte zu hoch seien. Deswegen soll ich mich jetzt bei Ihnen vorstellen. Ehrlich gesagt fühle ich mich eigentlich gesund. Auch die Schwangerschaft verlief, abgesehen von dem Ultraschallbefund, bisher unauffällig."

An welche möglichen Ursachen der Beschwerden denken Sie? Beachten Sie dabei: Häufiges ist häufig, Seltenes ist selten!

Die Patientin wird Ihnen zur internistischen Mitbeurteilung wegen beginnender Makrosomie des Fetus überwiesen. Die häufigste Ursache hierfür ist eine Glukosestoffwechselstörung der Mutter. Die Frauenärztin hat deshalb schon einen sog. „Glukosebelastungstest" (= oraler Glukosetoleranztest, s. Fall 10) durchgeführt. Da die Patientin angibt, bislang gesund gewesen zu sein, lautet ihre Arbeitsdiagnose „Gestationsdiabetes" (GDM). Unter den Begriff Gestationsdiabetes fallen:
- jede erstmals in der Schwangerschaft aufgetretene oder diagnostizierte Glukosetoleranzstörung,
- Gestationsdiabetes durch zunehmende Insulinresistenz im Verlauf der Schwangerschaft („typischer GDM"),
- eine Erstmanifestation eines Typ-1- oder Typ-2-Diabetes-mellitus oder anderer spezifischer Diabetesformen während der Schwangerschaft,
- präkonzeptionell manifeste, aber bisher noch nicht diagnostizierte Fälle von Typ-2-Diabetes-mellitus, die während der Schwangerschaft festgestellt werden.

Liegt ein bereits vor der Schwangerschaft bekannter Diabetes mellitus vor, spricht man definitionsgemäß nicht von einem Gestationsdiabetes.

12.1 Anamnese

Was würden Sie jetzt von der Patientin wissen wollen, welche Fragen stellen Sie ihr?

Die zentrale Frage ist, ob bei der Patientin bereits ein Diabetes bekannt ist. Falls nicht, sollte nach Risikofaktoren gefragt werden, die für einen Gestationsdiabetes sprechen. Zudem sollten Sie einen Blick in den Mutterpass werfen, um weitere Auffälligkeiten rechtzeitig zu erkennen (z. B. Glukosurie, Proteinurie, Blutdruck, Gewichtsverlauf usw.).

Risikofaktoren für einen Gestationsdiabetes sind:
- Übergewicht (BMI > 27 kg/m²),
- Verwandte 1. Grades mit Diabetes mellitus,
- Fehlbildungen oder makrosome Kinder bei Vorgeburten (> 4350 g),
- Totgeburten und habituelle Abortneigung,
- Alter > 30 Jahre,
- Gestationsdiabetes in früheren Schwangerschaften.

Die Patientin zeigt Ihnen ihren Mutterpass. Sie finden folgenden Eintrag: oraler Glukosetoleranztest (oGTT) mit 75 g Glukose: nüchtern 102 mg/dl, 1-h-Wert 203 mg/dl, 2-h-Wert 185 mg/dl – an Diabetologen verwiesen. Um die Validität dieser Werte beurteilen zu können, fragen Sie die Patientin, ob der oGTT morgens nüchtern und in körperlicher Ruhe durchgeführt wurde.
Die Ergebnisse sind bei nicht nüchterner Patientin (falsch hohe Werte) sowie körperlicher Aktivität während des Tests (falsch niedrige Werte) nicht verwertbar (standardisierte Testbedingungen notwendig!). Eventuell kann die Patientin auch berichten, mit welcher Messmethode die Glukose bestimmt wurde: venöse oder kapillare Blutentnahme, die ins Labor geschickt wurde bzw. mit genauen Messgeräten (Hexokinasemethode) bestimmt wurde oder ob nur ein kleines Handmessgerät benutzt wurde, wie es die Patienten zur Blutzuckerselbstkontrolle besitzen (geringere Messgenauigkeit – Abweichungen bis zu 5–10 % möglich). Diese Angaben sind wichtig, um die Aussagekraft der Ergebnisse einschätzen zu können. Evtl. muss der Zuckerbelastungstest dann wiederholt werden.

Nach dem einleitenden Gespräch erheben Sie nun die Anamnese bei der Patientin. Dabei erfragen Sie Einzelheiten zum Verlauf dieser und vorangegangener Schwangerschaften, weiteren Erkrankungen und erheben eine Medikamentenanamnese. Wichtig ist auch die Familienanamnese. Bezüglich des oGTT berichtet die Patientin, dass dieser im nüchternen Zustand nach einer ausreichenden Ruhephase durchgeführt wurde.

Frage	Hintergrund der Frage	Antwort der Patientin
Ist bei Ihnen schon früher, vor allem in der letzten Schwangerschaft, die Diagnose „Zuckerkrankheit" gestellt worden, oder wurde schon mal ein Zuckerbelastungstest durchgeführt?	Diabetes bereits vor der Schwangerschaft; erhöhtes Risiko für einen Gestationsdiabetes bei Zuckerstoffwechselstörung in früheren Schwangerschaften (das erneute Risiko liegt bei ca. 50 %)	In der Vorschwangerschaft ist immer nur der Urinzucker gemessen worden. Dieser war soweit ich mich erinnern kann nie positiv.
Gibt es Blutsverwandte 1. Grades (Mutter, Vater, Großeltern), die einen Diabetes haben?	familiäre Belastung für metabolisches Syndrom bzw. manifesten Typ-2-Diabetes (s. Fall 10)	Meine Großmutter mütterlicherseits hatte einen schweren Altersdiabetes, meine Mutter und mein Vater sind übergewichtig und haben Blutdruckprobleme. Mein Vater hat zusätzlich auch erhöhte Blutfette und leider vor 2 Jahren einen Herzinfarkt, aber jetzt geht es ihm wieder gut.
Wie groß sind Sie, und was haben Sie vor der Schwangerschaft gewogen?	Hinweis auf präkonzeptionelles Übergewicht als Risikofaktor für einen Gestationsdiabetes	Ich bin 1,65 m groß und habe vor der Schwangerschaft 75 kg gewogen. Mit dem Gewicht habe ich seit der Pubertät meine Probleme. Mehrmalige Versuche abzunehmen haben nie lange angehalten.
Hatten Sie vor der Schwangerschaft erhöhte Blutdruck- oder Blutfettwerte?	Hinweis auf ein metabolisches Syndrom	Nein, ist mir nicht bekannt.

Fall 12

Frage	Hintergrund der Frage	Antwort der Patientin
Welche Probleme gab es im Rahmen vorausgegangener Schwangerschaften?	hohes Wiederholungsrisiko eines Gestationsdiabetes	Das ist jetzt meine zweite Schwangerschaft. Vor 2 Jahren starb das Kind in der 37. SSW, das war für uns alle ein großes Problem. Damals war das Kind angeblich auch sehr groß.
Müssen Sie in letzter Zeit häufig auf die Toilette? Wie viel Flüssigkeit trinken Sie am Tag?	Polyurie und Polydipsie	Vermehrten Durst habe ich nicht bemerkt. Mir fällt höchstens auf, dass ich in letzter Zeit häufiger auf die Toilette muss. Ich dachte, das kommt durch die Schwangerschaft.
Haben Sie in der letzten Zeit übermäßig an Gewicht zu- oder abgenommen?	Adynamie und Gewichtsabnahme bei ausgeprägter Hyperglykämie	An Gewicht habe ich eher mehr zugenommen als ich wollte.
Fühlen Sie sich in letzter Zeit häufig müde?		Nein, ich fühle mich eigentlich den Umständen entsprechend normal belastbar.

Fassen Sie die wesentlichen, aus der ersten Inspektion und Anamnese gewonnen Erkenntnisse zusammen und interpretieren Sie die erhobene Risikofaktorenkonstellation!

Die Patientin ist übergewichtig (BMI vor der Schwangerschaft 27,5 kg/m²). In der 24. Schwangerschaftswoche wurde ein oGTT durchgeführt, der auffällig war. Familiär findet sich sowohl mütterlicher- wie väterlicherseits die typische Konstellation eines metabolischen Syndroms (Übergewicht, Bluthochdruck, Fettstoffwechselstörung). Die letzte Schwangerschaft vor 2 Jahren endete mit einer Totgeburt (intrauteriner Fruchttod, IUFT). Dieser stand damals ebenfalls in Zusammenhang mit einer fetalen Makrosomie. Damit finden sich mindestens zwei Risikofaktoren für einen Gestationsdiabetes (BMI > 27 kg/m² und Z.n. Totgeburt). Aufgrund dieser Anamnese hätte leitlinienkonform bereits im ersten Trimenon ein oGTT durchgeführt werden sollen. Wäre der Test in dieser frühen Phase noch unauffällig gewesen, dann hätte entsprechend den Empfehlungen der Fachgesellschaften ein Folgetest zwischen der 24. und 28. SSW stattfinden müssen. Mit diesem Testergebnis stellt sich die Patientin jetzt bei Ihnen vor.

Gibt es Fragenbereiche, die Sie noch nicht (ausreichend) berücksichtigt haben?

Die Umstände, die zum intrauterinen Fruchttod während der ersten Schwangerschaft geführt haben, sind noch nicht hinreichend klar. Als intrauterinen Fruchttod bezeichnet man im klinischen Sprachgebrauch das intrauterine Absterben der Frucht in der zweiten Schwangerschaftshälfte. Jeder vierte Fall von perinatalem Fruchttod geht zu Lasten des Fruchttodes vor Geburtsbeginn. Als Ursachen kommen infrage:

- chronische Plazentainsuffizienz: EPH-Gestose, Diabetes mellitus, Übertragung
- akute Plazentainsuffizienz: vorzeitige Plazentalösung, Placenta praevia (Plazenta liegt in unmittelbarer Nähe oder überdeckt partiell oder ganz den Muttermund)
- Missbildungen
- immunologische Inkompatibilitäten (z. B. Morbus haemolyticus neonatorum bei Blutgruppenunverträglichkeit)
- pränatale Infektionen

Meist ist der intrauterine Fruchttod für die Mutter wie auch für die ganze Familie eine sehr große emotionale Belastung, sodass die genauen Umstände oft nicht einfach zu erfragen sind. Hier sollte auch auf Arztberichte und Informationen durch den betreuenden Geburtshelfer zurückgegriffen werden. Die Patientin berichtet, dass die letzte Schwangerschaft im Wesentlichen bis zuletzt unauffällig verlaufen sei. Bei den Ultraschall-Untersuchungen sei das Kind allerdings immer „sehr groß" gewesen. Eine Ursache des intrauterinen Fruchttodes sei nicht gefunden worden, sodass die Wahrscheinlichkeit einer Glukosestoffwechselstörung bereits während der ersten Schwangerschaft relativ hoch liegt.

12.2 Körperliche Untersuchung

Wie gehen Sie bei der körperlichen Untersuchung vor? Worauf achten Sie besonders und warum?

Die körperliche Untersuchung ist in der Regel nicht richtungsweisend, da die Stoffwechselentgleisung im Falle eines klassischen Gestationsdiabetes meist nur moderat ausgeprägt ist. Exsikkosezeichen im Rahmen des möglichen Flüssigkeitsverlustes sind daher selten.

besonders achten auf	mögliche Befunde/Hinweise	Ergebnisse der Patientin
arterieller Blutdruck	hypertensive Schwangerschaftserkrankung (Trias: Ödeme, Proteinurie, Hypertonie – früher als EPH-Gestose bezeichnet)	beidseits 120/70 mmHg
Größe, Gewicht, Gewichtsverlauf	Wichtig für die Ernährungsempfehlung. Der kalorische Bedarf liegt nicht wesentlich höher als außerhalb der Schwangerschaft. Bei adipösen Schwangeren sollten 1 500 kcal nicht unterschritten werden. Gewichtsverlauf – als Orientierungswerte gelten (kritische Gewichtszunahme): ■ 1. Trimenon: 250g/Woche ■ 2. Trimenon: 350g/Woche ■ 3. Trimenon: 500g/Woche	165 cm, 82,2 kg
Unterschenkelödeme	Ödeme als Zeichen einer Gestose	keine
Haut, Schleimhaut	Exsikkosezeichen, Petechien bei HELLP-Syndrom (Schwangerschaftskomplikation mit **H**ämolyse, Leberwerterhöhung – **E**levated **L**iver Enzymes und Thrombozytopenie – **L**ow **P**latelets).	keine

Infobox 12.1

Pathophysiologie und Risiken des Gestationsdiabetes (GDM)

- Im Verlauf der Schwangerschaft kommt es ab dem zweiten Trimenon unter dem Einfluss der anti-insulinär wirkenden Schwangerschaftshormone (v. a. **Human Placenta Lactogen [HPL], Progesteron**) zu einem zunehmenden Insulinbedarf (s. Abb. 12.1). Kann das endokrine Pankreas der Mutter die Insulinproduktion nicht entsprechend steigern, treten zunächst postprandial, im Verlauf auch kontinuierlich erhöhte Blutzuckerspiegel auf.
- Während mütterliches Insulin die Plazenta nicht passieren kann, kann mütterliche Blutglukose die Plazentaschranke gut passieren. Entsprechend dem erhöhten Blutzucker wird das kindliche Pankreas Insulin produzieren, d.h. erhöhte mütterliche Blutglukosespiegel induzieren eine verstärkte fetale Insulinproduktion (Beta-Zell-Hypertrophie/-Hyperplasie). Dies führt zu einer „**Insulin-Glukose-Mast**" mit typischer Makrosomie. Daraus kann im Verlauf eine relative Plazentainsuffizienz resultieren, bei der Geburt können sich Komplikationen ergeben, sowie postpartale Anpassungsstörungen des Kindes.

Infobox 12.1

	Mutter	Kind
akute Risiken	- Infektionen (z. B. Harnwegsinfekt, Vaginalinfekt) - schwangerschaftsassoziierte Hypertonie - Gestose/Eklampsie - erhöhte Sektio-Rate und vaginal-operative Entbindungen - Geburtskomplikationen	- relative Plazentainsuffizienz mit chronischer Hypoxämie in utero/Mangelversorgung bis intrauteriner Fruchttod (IUFT) - Geburtsverletzung (Schulterdystokie) - postpartal Hypoglykämie, Hypokalzämie, Polyglobulie, Hyperbilirubinämie, Atemnotsyndrom - Anpassungsstörung
prospektive Risiken	- Das Risiko, bei der nächsten Schwangerschaft erneut einen GDM zu entwickeln, beträgt 50 %. - Ca. 50 % entwickeln in den folgenden 10 Jahren einen Typ-2-Diabetes[1].	- fetale „Fehlprogrammierung" durch ein gestörtes intrauterines Stoffwechselmilieu: erhöhtes Risiko für Übergewicht/Adipositas/metabolisches Syndrom/Typ-2-Diabetes - bei Mädchen: GDM in der Schwangerschaft

[1] Die Raten liegen nach 5–8 Jahren kumulativ bei 14–96 % (Ziegler et al. 2006) und variieren mit der ethnischen Zugehörigkeit, dem Body-Mass-Index (>30 kg/m² bedeutet 1,5-faches Risiko), der Insulinpflichtigkeit während der Schwangerschaft (Risiko 4,7-fach), dem Nachweis von Autoantikörpern gegen Inselbestandteile (4,1-faches Risiko, s. Abb. 12.2) und anderen Faktoren (z. B. Anzahl der Vorschwangerschaften).

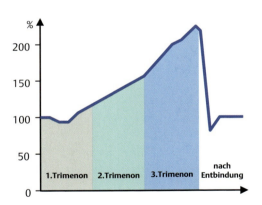

Abb. 12.1: Insulinbedarf während der Schwangerschaft.

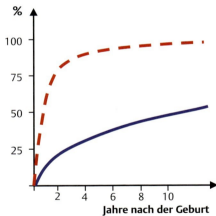

Abb. 12.2: Diabetesrisiko nach der Geburt bei Frauen mit Gestationsdiabetes in Abhängigkeit vom Antikörperstatus (positive Autoantikörper gegen Inselbestandteile: unterbrochene Linie; negative Antikörper: durchgezogene Linie).

12.3 Vorstellung beim Oberarzt und weitere Planung

Nach Zusammentragen aller Befunde stellen Sie den Patienten Ihrem Oberarzt vor. Was berichten Sie?

Frau N.N., eine 32-jährige Patientin in der 24. Schwangerschaftswoche wurde uns von ihrer Gynäkologin zugewiesen. Im Ultraschall hat die Frauenärztin eine Makrosomie des Fetus festgestellt. Der daraufhin durchgeführte Glukosetoleranztest erbrachte pathologische Werte. Die Patientin war vor 2 Jahren schon einmal schwanger, der Fetus wurde in der 37. Schwangerschaftswoche tot geboren. Auch damals bestand nach Angaben der Patientin eine Makrosomie des Fetus. Die Patientin stellt sich bei uns nun mit der Frage eines Gestationsdiabetes vor. In der Anamnese und körperlichen Untersuchung ließen sich folgende Risikofaktoren für einen Gestationsdiabetes nachweisen: Übergewicht, Diabetes mellitus und metabolisches Syndrom bei Blutsverwandten und eine Totgeburt in einer früheren Schwangerschaft.

12.4 Labordiagnostik, apparative Diagnostik

diagnostische Methode	Indikation und Sinn der Untersuchung	Ergebnis der Patientin
oraler Glukosetoleranztest (beim Gynäkologen durchgeführt)	In der Schwangerschaft gelten andere Grenzwerte für den oGTT. Viele Zuckerstoffwechselstörungen können erst im Belastungstest aufgedeckt werden, da nüchtern die Werte noch im Normbereich liegen (vgl. Infobox 12.2).	nüchtern 102 mg/dl (↑), 1-h-Wert 203 mg/dl (↑), 2-h-Wert 185 mg/dl (↑)
HbA_{1C}	Hämoglobin wird nicht enzymatisch und damit abhängig von den Blutglukosekonzentrationen glykosyliert (HbA_{1C}). Unter physiologischen Bedingungen sind weniger als 5,7–6,1 % (je nach Testverfahren) des Hämoglobins (Hb) glykosyliert. Da der HbA_{1C} damit von der Überlebensdauer der Erythrozyten abhängt, spiegelt er den Blutzucker der letzten 2–3 Monate wider. Der HbA_{1C} ist daher für Therapieentscheidungen während einer Schwangerschaft aufgrund dieser Trägheit nicht geeignet und dient somit lediglich als retrospektiver Parameter für die Beurteilung der Glukosestoffwechseleinstellung. Kurzfristige Verschlechterungen der Blutzuckerwerte könnten so übersehen werden.	mit 5,7 % noch im Normbereich

Fall 12

diagnostische Methode	Indikation und Sinn der Untersuchung	Ergebnis der Patientin
Fructosamin	Produkt nicht enzymatischer Glykosylierung von Serumproteinen v.a. Albumin und Immunglobuline (v.a. IgG). Aufgrund der kürzeren Halbwertszeit dieser Proteine gibt der Fruktosamin-Wert Aufschluss über die mittlere Blutzuckerlage der letzten 2 Wochen. Kurzfristige Blutzuckerveränderungen können so besser erkannt werden. Die Bestimmungsmethoden sind allerdings störanfälliger als die HbA_{1C}-Bestimmung.	nicht bestimmt
Urinstatus mit Glukose und Proteinuriediagnostik	Nur sehr unsicherer Parameter durch hohe Variabilität der „Nierenschwelle" (= diejenige Plasmakonzentration, bei der Glukose in den Urin übertritt). Normalerweise liegt die Nierenschwelle bei ca. 180 mg/dl. In der Schwangerschaft kann die Nierenschwelle auf bis zu 120 mg/dl abfallen. Deswegen ist die Urinzuckerbestimmung als Screening-Verfahren auf Zuckerstoffwechselstörungen in der Schwangerschaft nicht geeignet (falsch positive Bewertung).	2-fach positiv auf Glukose, keine Proteinurie, keine Leukozyturie, Nitrit negativ
Blutbild	Bei Anämie ist der HbA_{1C} durch den erhöhten Erythrozytenumsatz falsch niedrig. Eine Thrombopenie kann auf ein HELLP-Syndrom hinweisen.	keine Anämie, keine Leukozytose, Thrombozyten im Normbereich

Infobox 12.2

Screening-Verfahren auf Gestationsdiabetes (GDM)
(entsprechend der Leitlinie der Deutschen Diabetes Gesellschaft und der Deutschen Gesellschaft für Gynäkologie und Geburtshilfe)

Welche Schwangeren sollten untersucht werden?

Die Fachgesellschaften empfehlen eindeutig die Untersuchung **aller** Schwangeren.

Wann soll untersucht werden?

Ein generelles Screening sollte in der **24.–28. SSW** durchgeführt werden.
Früher sollte bereits untersucht werden (d.h. bereits vor der 16. SSW) bei:
- Auftreten von **Diabetessymptomen** (Durst, Polyurie, Gewichtsabnahme ohne Ursache) oder

- Vorliegen von **Risikoindikatoren**:
  – Übergewicht (Body-Mass-Index vor der Schwangerschaft > 27,0 kg/m²)
  – Alter > 30 Jahre
  – Diabetes bei Eltern/Geschwistern
  – Gestationsdiabetes in einer vorangegangenen Schwangerschaft
  – Z. n. Geburt eines Kindes mit > 4500 g
  – Z. n. Totgeburt
  – schwere kongenitale Fehlbildungen in einer vorangegangenen Schwangerschaft
  – habituelle Abortneigung (> 3 Fehlgeburten hintereinander)

> **Infobox 12.2**

- **Auffälligkeiten im Schwangerschaftverlauf:**
  - auffälliges Wachstum des Fetus (Makrosomie)
  - vermehrte Fruchtwassermenge (Hydramnion)
  - erhöhter Blutzuckerwert (Gelegenheits-BZ > 200mg/dl)
  - Glukosurie

Bei weiter bestehendem Risiko und bisher unauffälligem Test sollte in der **32.–34. SSW** nochmals getestet werden.

Wie soll untersucht werden?

Die Diagnose wird mittels eines oralen Glukosetoleranztests (oGTT) gestellt. Die Bestimmung der Uringlukose als Screening-Parameter ist nicht geeignet. Ebenso eignen sich der HbA_{1C} und die Fruktosamin-Bestimmung **nicht** zur Diagnostik eines GDM (falsch negative Ergebnisse!).

Die Diagnostik kann einzeitig oder zweizeitig erfolgen:
- **Einzeitige Untersuchung** mit einem 75-g-Glukose-oGTT (Testdurchführung morgens, nüchtern, in körperlicher Ruhe, ausgewogene Ernährung in den vorangegangenen 2–3 d, Dauer 2 h).
- **Zweizeitig** mit vorgeschaltetem Screening-Test mit 50 g Glukose (Vorteil: unabhängig von der letzten Nahrungsaufnahme, nicht nüchtern, Dauer nur 1 Stunde damit leichter ambulant durchführbar). Im pathologischen Falle muss dieser allerdings durch einen 75-g-oGTT **verifiziert** werden.

Bewertung der gemessenen Blutzuckerwerte

Leider existieren derzeit keine international anerkannten Grenzwerte. In der 2007 abgeschlossenen internationalen prospektiven HAPO-Studie (hyperglycemia and adverse pregnancy outcome study) zeigt sich eine fließende Grenze, ab welchen Blutzuckerwerten negative Auswirkungen für Mutter und Kind zu beobachten sind. Eine Konsensuskonferenz ist geplant, in der die Grenzwerte neu festgesetzt werden sollen.
- **Einzeitiges Vorgehen:** GDM bei 2 pathologischen Werten, eingeschränkte Glukosetoleranz in der Schwangerschaft bei 1 pathologischen Wert s. Tabelle.
- **Zweizeitiges Vorgehen:** Grenzwert nach 1h: ≥ 140mg/dl ist pathologisch – dann muss sich an einem zweiten Termin ein 75-g-oGTT anschließen.

Grenzwerte kapilläres Vollblut (DDG-Kriterien = Deutsche Diabetes Gesellschaft) im oGTT zur Diagnose eines Gestationsdiabetes (75 g Glukose)	
	DDG (kapilläres Vollblut)
nüchtern	≥ 90 mg/dl (5 mmol/l)
1 h nach Ende des Trinkens der Testlösung	≥ 180 mg/dl (10 mmol/l)
2 h nach Ende des Trinkens der Testlösung	> 155 mg/dl

12.5 Abschließende Bewertung und Diagnosestellung

Jetzt haben Sie alles was Sie brauchen! Stellen Sie die Diagnose und begründen Sie Ihre Entscheidung!

Die Diagnose eines Gestationsdiabetes steht fest: Die Patientin ist übergewichtig (BMI vor der Schwangerschaft 27,5 kg/m²), hat diabetische Verwandte in der Familienanamnese (Großeltern), und die erste Schwangerschaft endete mit einem intrauterinen Fruchttod. Der HbA_{1C} ist noch im Normbereich, allerdings liegen alle 3 Blutzuckerwerte aus dem oGTT über den von der Deutschen Diabetes Gesellschaft empfohlenen Grenzwerten (vgl. Infobox 12.2, Leitlinie zuletzt aktualisiert

2001). Damit muss unverzüglich die entsprechende Therapie eingeleitet werden, um weiteren Komplikationen über die derzeitig nachgewiesene Makrosomie hinaus vorzubeugen. Für eine Gestose ergibt sich aufgrund der körperlichen Untersuchung kein Hinweis (Blutdruck im Normbereich, keine Ödeme, keine Proteinurie). Ein Harnwegsinfekt als typische Komplikation bei Gestationsdiabetes ist entsprechend dem Urinstix ebenfalls ausgeschlossen. Das Blutbild ist unauffällig. Es sollte jetzt umgehend eine Ernährungsberatung stattfinden und die Patientin sollte die Blutzucker-Selbstmessung erlernen.

12.6 Therapeutisches Vorgehen

Welche grundsätzlichen Therapieansätze gibt es?

Die beiden Grundpfeiler in der Therapie des Gestationsdiabetes sind eine **Ernährungs- und Bewegungstherapie**. Bei der Mehrzahl der Patientinnen lassen sich so die geforderten Zielblutzuckerwerte erreichen. Sollten allerdings diätetische Maßnahmen nicht ausreichen, muss ohne Zeitverzögerung eine Insulintherapie begonnen werden.

Ziel der **Ernährungstherapie** ist in erster Linie die Vermeidung eines zu starken postprandialen Blutzuckeranstieges. Dies wird erreicht durch die Verteilung der Kohlenhydratmenge auf mehrere kleine Mahlzeiten und der Verwendung von komplexen Kohlehydraten. Eine gezielte Gewichtsabnahme sollte vermieden werden, eine Gewichtsstagnation ist hingegen zu Beginn der Ernährungsumstellung als unbedenklich einzustufen. Die Schwangere sollte zu körperlicher Aktivität ermutigt werden, da auch dadurch eine Blutzuckersenkung erreicht werden kann (erhöhter Energieverbrauch und Verbesserung der Insulinsensitivität).

Die **Diabetesberatung** schließt Informationen über die Ursachen der Erkrankung, Grundlagen der Zuckerstoffwechselregulation, Zusammenhang zwischen Ernährung und Blutzuckerwerten und die kurzfristige sowie langfristige Bedeutung für Mutter und Kind mit ein. Wesentlicher Bestandteil ist zudem, die Patientinnen in die Technik der **Blutglukose-Selbstkontrolle** mit einem Handmessgerät einzuweisen. Die Blutglukosewerte müssen zumindest in der Anfangsphase täglich vor den 3 Hauptmahlzeiten und 1 Stunde nach Beginn der Mahlzeiten gemessen und dokumentiert werden (mindestens 6 Werte/d). Anhand von zeitgleich geführten genauen Ernährungsprotokollen, zusammen mit den gemessenen Blutzuckerwerten, können dann Ernährungsfehler bzw. die Notwendigkeit einer Insulintherapie erkannt werden.

Als **Zielwerte der Blutzuckerselbstkontrollen** gelten (kapillare Blutglukosewerte):
- morgens nüchtern bzw. präprandial 60–90 mg/dl,
- eine Stunde nach Beginn der Mahlzeit ≤ 140 mg/dl oder
- zwei Stunden nach Beginn der Mahlzeit ≤ 120 mg/dl.
- Bei Insulintherapie sollten Blutzuckerwerte **unter** 60 mg/dl vermieden werden.

Auch eine eingeschränkte Glukosetoleranz (impaired glucose tolerance = IGT) kann mit einer erhöhten fetalen/neonatalen Morbidität einhergehen. Es wird deshalb empfohlen, dass auch Schwangere mit IGT die Blutglukose-Selbstkontrolle erlernen sowie eine Ernährungsberatung erhalten sollten.

Sind die Zielblutzuckerwerte durch Ernährung und Bewegung nicht erreichbar, sollte ohne große Zeitverzögerung eine **Insulinbehandlung** begonnen werden (in der Regel muss diese Entscheidung innerhalb der ersten beiden Wochen nach Beginn der Therapie entschieden werden). Orale Antidiabetika sind kontraindiziert, da sie plazentagängig sind und die Auswirkung auf den Fetus bisher nicht ausreichen untersucht sind.

Bereits bei grenzwertigen Blutglukosewerten kann eine Insulintherapie eingeleitet werden, wenn gleichzeitig schon eine fetale Makrosomie vorliegt.

> **Merke**
> Als Hinweis auf die Notwendigkeit einer Insulintherapie gelten: mehr als 2 pathologische Blutzuckerwerte/d (nüchtern oder postprandial) an 2 aufeinanderfolgenden Tagen!

Die Insulintherapie wird sich am Bedarf der Patientin orientieren. In der Regel wird sie in Form einer intensivierten, also nach den Blutzuckerwerten dosisadaptierten Insulintherapie durchgeführt (s. Fall 9). Dieses Therapieregime bietet ein Maximum an Flexibilität, fordert aber auch ein hohes Engagement von seiten der Patientin. Zur Verfügung steht kurz wirkendes Normalinsulin (Wirkdauer 5–8 h) zu den Mahlzeiten und evtl. Verzögerungsinsulin (Wirkdauer 11–18 h) zur Nacht. Seit Neuestem sind auch schnell wirksame Insulinanaloga in der Schwangerschaft zugelassen (Wirkdauer 2–5 h). Die Insulintherapie kann ambulant durchgeführt werden, soweit die Patientin die Therapie zu Hause eigenverantwortlich übernehmen kann.

Welche Therapie kommt bei Ihrer Patientin infrage? Begründen Sie!

Auch im Falle unserer Patientin stehen Schulung und Ernährungsberatung an erster Stelle. Der Kalorienbedarf für eine Schwangere im 2. und 3. Trimenon beträgt ca. 30 kcal/kg Körpergewicht. Die Kalorienmenge sollte sich aus ca. 50 % Kohlenhydraten, etwa 35 % Fett, und ca. 15 % Eiweiß zusammensetzen. Dabei sollten komplexe Kohlenhydrate den schnell resorbierbaren vorgezogen werden, da durch komplexe Kohlenhydrate der Blutzuckerspiegel nicht so schnell und stark ansteigt (niedriger glykämischer Index). Die Kohlenhydratmenge sollte auf mehrere kleinere Portionen am Tag verteilt werden, da dieses Vorgehen positive Effekte auf die Blutzuckertagesprofile hat. Aufgrund des Ausgangsgewichts mit einem BMI > 27 kg/m^2 wird im Falle unserer Patientin die tägliche Kalorienaufnahme auf 25 kcal/kg Körpergewicht reduziert. Um eine Gewichtsabnahme zu vermeiden, sollten dabei regelmäßige Gewichtskontrollen durchgeführt werden. Eine initiale Gewichtsstagnation wäre im Falle unserer Patientin tolerabel. Zusätzlich sollte die Patientin zu ausreichender körperlicher Aktivität ermutigt werden (soweit von gynäkologischer Seite keine Kontraindikationen vorliegen), da dadurch der Blutzucker sinkt.

Die Patientin wird nach Schulung/Ernährungsberatung eine Woche ein detailliertes Ernährungsprotokoll führen (Art der Nahrungsmittel und genaue Mengen bzw. Gewichtsangaben) sowie Blutzuckertagesprofile erstellen. Anhand dieser Werte werden weitere Therapieempfehlungen/Ernährungstips ausgesprochen.

Wie geht es mit der Patientin weiter? Ist eine ambulante Behandlung gerechtfertigt?

- Die Patientin ist nun über die Diagnose, die Ursachen der Erkrankung und die Therapieoptionen informiert. In Kenntnis der Blutzuckerzielwerte kann die Patientin auch selbst erkennen, ob und wann die konservativ diätetischen Maßnahmen allein nicht mehr ausreichend sind. In diesem Falle wird kurzfristig auf eine Insulintherapie umgestellt, allerdings ist dies bei der Mehrzahl der Patientinnen nicht nötig.
- Es sollten regelmäßige Kontrolltermine bei einem mit Gestationsdiabetes erfahrenen Diabetologen sowie bei einem erfahrenen Gynäkologen erfolgen. Auch müssen sich die Empfehlungen zur körperlichen Aktivität am Verlauf der Schwangerschaft und den Empfehlungen des Gynäkologen orientieren.
- Eine ambulante Therapie ist gerechtfertigt, soweit die Patientin die Therapie (insbesondere die Insulintherapie) selbstständig erfolgreich umsetzen kann und die Stoffwechseleinstellung den Zielwerten entspricht.
- Bzgl. der Grundlagen der geburtshilflichen Betreuung siehe Infobox 12.3

Infobox 12.3

Geburtshilfliche Betreuung
(entsprechend den Leitlinien der DDG und DGGG von 2001)

Überwachung während der Schwangerschaft

- Die Betreuung bei rein diätetisch eingestellten Gestationsdiabetikerinnen ohne weitere Komplikationen unterscheidet sich nicht von den üblichen Richtlinien. Bei Insulintherapie erfolgt die Betreuung entsprechend den Leitlinien bei schwangeren Typ-1-Diabetikerinnen.
- Ultraschalldiagnostik: Empfohlen werden ab der 24. Schwangerschaftswoche monatliche Ultraschalluntersuchungen (Kontrolle der Körpermaße – Entwicklung einer Makrosomie).
- Regelmäßige Untersuchung der Mutter auf Anzeichen von Harnwegs- und Vaginalinfektionen, Hypertonus und Präeklampsie.
- Glukokortikoide (z. B. Celestan®) zur Induktion der fetalen Lungenreife und Beta-Mimetika (z. B. Partusisten®) zur Tokolyse können kurzfristig zu einer erheblichen Verschlechterung der Blutglukosewerte führen (daher aus diabetologischer Sicht strenge Indikationsstellung). Die Insulindosis muss dann entsprechend angepasst bzw. eine Insulinbehandlung eingeleitet werden.

Überwachung unter der Geburt

- Gestationsdiabetikerinnen sind Risikoschwangere. Die Entbindungsklinik sollte über besondere diabetologische Erfahrungen verfügen. Schwangere mit insulinpflichtigem GDM sollen in einer Geburtsklinik mit angeschlossener Neonatologie entbinden, um eine optimale Primärversorgung des Kindes zu gewährleisten.
- GDM allein ist für sich weder eine Indikation zur geplanten Sektio-Entbindung noch zur vorzeitigen Geburtseinleitung, hierfür sind primär geburtshilfliche Gesichtspunkte maßgebend. Der errechnete Geburtstermin sollte bei insulinpflichtigem GDM aus oben genannten Gründen möglichst nicht überschritten werden. Bei unbefriedigender Stoffwechseleinstellung kann aus diabetologischer Sicht eine frühere Einleitung indiziert sein.
- Die Blutzuckerwerte sollten unter der Geburt kapillär zwischen 70 und 110 mg/dl gehalten werden. Zweistündliche Messung der Blutglukosewerte sind in der Regel ausreichend.

Neonatologische Betreuung des Kindes

- Beachtet werden muss die erhöhte Gefahr von Hypoglykämien, Hypokalzämien, Hypomagnesiämien, Hyperbilirubinämie und Polyglobulie.
- Eine neonatologische Betreuung erfolgt obligatorisch bei Atemstörungen, Makrosomie mit Hypoglykämie und Fehlbildungen.
- Bestimmung der Blutglukose postnatal beim Kind nach 1 h, nach 3 und 12 h und ggf. auch später. Dies gilt grundsätzlich auch für Neugeborene mit einem Geburtsgewicht oberhalb der 95. Perzentile.
- Bei Kindern von insulinbehandelten Schwangeren mit GDM, besonders solchen mit klinischen Zeichen einer Fetopathia diabetica, sind postnatale Bestimmungen von Hämoglobin, Hämatokrit, Serumkalzium (auch ohne klinische Auffälligkeiten) am 2. und 3. Tag, Serummagnesium bei Hypoglykämien und des Serumbilirubins zwischen dem 3. und 5. Tag erforderlich.
- Blutglukosebestimmungen werden vorwiegend mit Teststreifen und Handmessgeräten durchgeführt. Für die Anwendung bei Neugeborenen sind diese Geräte nicht tauglich. Die Genauigkeit trockenchemischer Bestimmungen sind – vor allem bei niedrigen Glukosekonzentrationen und hohem Hämatokrit – häufig unbefriedigend. Daher sollen Blutglukosewerte des Neugeborenen mit qualitätsgesicherter nasschemischer Methodik im Labor kontrolliert werden.
- Zur Prophylaxe von Hypoglykämien beim Neugeborenen wird die Frühestfütterung in häufigen kleinen Portionen empfohlen. Eine prophylaktische Infusion von Glukose ist nicht indiziert.
- Die Stillempfehlung gilt auch für Frauen mit GDM.

Steckbrief

Gestationsdiabetes

Englische Bezeichnung: gestational diabetes mellitus, ICD 10: O24.4).

Definition
Jede erstmals in der Schwangerschaft aufgetretene oder diagnostizierte Störung des Kohlehydratstoffwechsels.

Epidemiologie
- Entsprechend der pathophysiologischen Grundlage ist der Gestationsdiabetes wie der Typ-2-Diabetes eine **weltweit zunehmende Erkrankung** und stellt damit eine der häufigsten Schwangerschaftskomplikationen dar. International gesehen ist die Häufigkeit des GDM sehr unterschiedlich und wird zwischen < 1 %–20 % angegeben.
- Die Zahlen für **Deutschland** sind noch nicht hinreichend geklärt. Erste Erhebungen ergaben eine Inzidenz von ca. 2 %, aber vermutlich liegen die Zahlen bei gewissenhafter Pränataldiagnostik höher (geschätzt 4–6 %).

Ätiologie
Prinzipiell kann es sich um die Erstmanifestation eines Typ-1- oder Typ-2-Diabetes in der Schwangerschaft oder um die Erstdiagnose eines bisher nicht bekannten Typ-2-Diabetes handeln. Der klassische GDM entsteht allerdings aus einem relativen Insulinmangel durch den steigenden Insulinbedarf im Verlauf der Schwangerschaft aufgrund anti-insulinär wirkender Schwangerschaftshormone mit zunehmender Insulinresistenz.

Pathophysiologie
- Erhöhte Spiegel anti-insulinär wirkender Hormone (TNFα, Leptin) und Schwangerschaftshormone (v. a. Human Placenta Lactogen [HPL], plazentares Wachstumshormon, Cortisol und Prolaktin) ab dem zweiten Trimenon.
- Die Verstärkung einer maternalen Insulinresistenz führt zu einem zunehmenden Insulinbedarf der Mutter im Verlauf der Schwangerschaft bis hin zum relativen Insulinmangel (relatives Sekretionsversagen der Beta-Zellen des Pankreas) mit konsekutiv erhöhten Blutzuckerspiegeln.
- Fetale Hyperglykämie führt zu adaptativer fetaler Hyperinsulinämie (Beta-Zell-Hypertrophie/-Hyperplasie) mit „Insulin-Glukose-Mast" und resultierender Makrosomie.
- Relative Plazentainsuffizienz bei Makrosomie führt zur fetalen Reifungsstörung und postpartalen Anpassungsstörungen des Kindes.

Risikofaktoren
- Übergewicht vor der Schwangerschaft (BMI ≥ 27 kg/m²)
- familiäre Diabetesbelastung bei Eltern oder Geschwistern
- Gestationsdiabetes in vorhergehenden Schwangerschaften
- Geburt eines makrosomen Kindes (> 4350 g)
- Totgeburten in der Anamnese; habituelle Abortneigung (≥ 3 Fehlgeburten hintereinander)
- schwere kongenitale Fehlbildungen in einer Vorschwangerschaft
- weitere Hinweise können sein: essenzielle arterielle Hypertonie vor der Schwangerschaft; Alter > 30 Jahre; ethnische Risikogruppen für Typ-2-Diabetes (z. B. Pima-Indianer)

Klinik
Mütterlicherseits (siehe auch Prognose):
- typische Diabetessymptomatik (eher selten): Adynamie, Polyurie, Polydipsie
- Komplikationen bei erhöhten Blutzuckerwerten: erhöhte Harnwegs- und vaginale Infektanfälligkeit, schwangerschaftsinduzierte Hypertonie und Präeklampsie/Eklampsie, erhöhte Rate an operativen Entbindungen

Kindlicherseits (siehe auch Prognose):
- Makrosomie mit der Gefahr einer Schulterdystokie
- neonatale Hypoglykämie, Hypokalzämie; Polyglobulie, Hyperbilirubinämie, Atemnotsyndrom
- intrauteriner Fruchttod bei unbehandeltem Gestationsdiabetes
- Fehlbildungen

Diagnostik
Anamnese: siehe Risikofaktoren.

Inspektion und körperliche Untersuchung: Körpergröße, Körpergewicht, Herzfrequenz, Blutdruck, Hydratationszustand, Ödeme, Vaginal- oder Harnwegsinfekt.

Steckbrief

Basislabor: Blutzucker, HbA_{1C} (Fruktosamin), Blutbild, Urinstatus (Proteinurie), Oraler Glukosetoleranztest (oGTT mit 75 g Glukose): Grenzwerte nach der Deutschen Diabetes Gesellschaft (DDG): **90–180–155 mg/dl nach 0–60–120 Minuten**

> **Merke:** Bei allen Schwangeren soll in der 24.– 28. SSW ein Glukosebelastungstest durchgeführt werden. Bei Risikofaktoren bereits im ersten Trimenon. Die alleinige Bestimmung der Uringlukose als Screening-Verfahren ist nicht ausreichend und gilt als überholt.

Therapie
Therapiestrategie
Grundsatz: Normalisierung der Blutzuckerwerte, um das Risiko für Mutter und Kind zu minimieren.

Zielkriterien: Nüchternwerte und Werte vor den Hauptmahlzeiten (= präprandial): 60–90 mg/dl und 1 h postprandial ≤140 mg/dl oder 2 h postprandial ≤ 120 mg/dl.

Konservative/medikamentöse Therapie:
- Schulung: Diabetesberatung, erlernen der Blutzuckerselbstkontrolle.
- Ernährungstherapie: keine spezielle Diät, sondern „bedarfsgerechte" Ernährung (Bedarf im 2. und 3. Trimenon: 30 kcal/kg KG, bei BMI > 27 kg/m² sollte auf 25 kcal/kg KG reduziert werden). Ziel: **keine Gewichtsabnahme** (allenfalls 1–2 kg Gewichtsabnahme sind unbedenklich), sondern Gewichtsstagnation zu Beginn der Ernährungsumstellung anstreben; Optimierung der Blutzuckerwerte durch Verteilung der Kohlenhydratmenge auf kleinere Portionen über den Tag und Verwendung von komplexen Kohlenhydraten mit niedrigem glykämischem Index (niedriger Anteil an schnell resorbierbaren Kohlenhydraten). Gesamtanteil an Kohlenhydraten an der Tageskalorienaufnahme sollte bei ca. 50 % liegen.
- Bewegungstherapie: Gesteigerter Energieverbrauch und Verbesserung der Insulinsensitivität helfen, die Blutzuckerwerte zu senken. Geeignet sind Ausdauersportarten, insbesondere postprandial durchgeführt. Auf geburtshilfliche Kontraindikationen muss geachtet werden.
- Insulintherapie: Indikation: 2 präprandial und/oder postprandial erhöhte Blutzuckerwerte pro Tagesprofil an mindestens 2 Tagen. Durchführung: intensivierter Insulintherapieplan (Basalinsulin 1–2-mal täglich und zusätzlich zu den Hauptmahlzeiten ein schnell wirksames Insulin (vgl. Fall Typ-1-Diabetes).

Therapieüberwachung
- regelmäßige Untersuchungen auf Harnwegs- und Vaginalinfekte, Bluthochdruck und Präeklampsiezeichen
- Zielkriterien der täglichen Blutzuckerkontrollen siehe oben
- HbA_{1C}: Der HbA_{1C} (nichtenzymatisch glykosyliertes Hämoglobin A_1), der außerhalb der Schwangerschaft einen hervorragenden Parameter der Qualität der Stoffwechseleinstellung darstellt, ist im Rahmen der Schwangerschaft nur bedingt geeignet. Dies liegt daran, dass der HbA_{1C} ein „träger" Parameter ist, da er die **Zuckerstoffwechsellage der letzten 2–3 Monate** widerspiegelt. Kurzfristige Verschlechterungen/Veränderungen in der BZ-Einstellung kommen so nicht adäquat zu Darstellung.
- Fruktosamin: Ketoamin, als Produkt nicht enzymatischer Glykosylierung von Serumproteinen, vor allem Albumin und den Immunglobulinen (v. a. IgG). Aufgrund der kürzeren Halbwertszeit dieser Proteine sind kurzfristigere Veränderungen der Zuckerstoffwechseleinstellung besser erkennbar. Fehlereinflüsse sind Erkrankungen mit Eiweißmangel wie z. B. das nephrotische Syndrom. Der Fruktosaminwert gibt Aufschluss über die mittlere **Blutzuckerlage der letzten 2 Wochen**. Indiziert in der Schwangerschaft, in der kurzfristige Veränderungen schnell erkannt werden sollen, sowie bei Hämoglobinopathien, Blutungsanämien usw. (HbA_{1C} nicht verwertbar).
- **Praxistipp:** Der Mittelwert aus 3 Nüchtern-(Präprandial-)Werten und 3 Postprandial-Werten sollte zwischen 87 und 104 mg/dl liegen. Bei Mittelwerten unterhalb von 87 mg/dl besteht ein erhöhtes Risiko eines SGA-Kindes (small for gestational age), oberhalb 104 mg/dl erhöht sich das Risiko für ein LGA- (large for gestational age) Kind. (AWMF Leitlinie

Steckbrief

Diabetes und Schwangerschaft, Stand 04/2008).
- **Ultraschall:** Ab der 24. Woche sollten regelmäßig qualifizierte fetale Ultraschalluntersuchungen durchgeführt werden, um rechtzeitig die Entstehung einer Makrosomie zu erkennen. Spezielle Doppleruntersuchungen sind nicht notwendig, außer es liegen anderweitige geburtshilfliche Risiken vor.

Prognose
- Der Gestationsdiabetes bildet sich nach der Schwangerschaft meistens wieder zurück. Es besteht allerdings ein signifikant erhöhtes Risiko für die Mutter, im weiteren Verlauf einen Typ-2-Diabetes zu entwickeln. Das mittlere Risiko in den folgenden 10 Jahren liegt bei über 50%. Daher sollten die Patientinnen ermutigt werden, ihr Gewicht zu normalisieren, auf ausreichende körperliche Bewegung zu achten (Ziel: 3–5 h/Woche) und die Ernährungsumstellung weiter fortzuführen.
- Bei Wöchnerinnen mit insulinpflichtigem GDM soll ein **BZ-Tagesprofil am 2. Tag nach der Geburt** durchgeführt werden. Ergeben sich pathologische Werte (kapillares Vollblut = Stix aus Fingerbeere: nüchtern $\geq$ 110 mg/dl und 2 h postprandial $\geq$ 200 mg/dl), sollte sich unmittelbar eine diabetologische Weiterbetreuung anschließen.
- Bei postpartal normalen Blutglukosewerten soll ein oraler Glukosetoleranztest 6–12 Wochen nach der Entbindung – unabhängig davon, ob die Mutter stillt oder nicht – durchgeführt und bei normalem Ergebnis mindestens alle 2 Jahre wiederholt werden. Das Ergebnis des postpartalen oGTT wird nach den klassischen Kriterien außerhalb der Schwangerschaft bewertet.
- Deutliche erhöhtes Wiederholungsrisiko eines GDM für nachfolgende Schwangerschaften.
- Der betreuende Kinderarzt soll über einen entsprechenden Eintrag in das Kinderheft informiert werden, da auch die Kinder von Müttern mit Gestationsdiabetes ein erhöhtes Diabetes- und Adipositasrisiko tragen.

Anhang

Quellenverzeichnis

Gerlach U, Wagner H, Wirth W. Innere Medizin für Pflegeberufe. 6. Auflage. Stuttgart, New York: Georg Thieme Verlag; 2006
Deckblätter

Deutsche Gesellschaft für Endokrinologie, Rationelle Diagnostik und Therapie in Endokrinologie, Diabetologie und Stoffwechsel,. 2. Auflage. Stuttgart, New York: Georg Thieme Verlag; 2003
Fall 2, Abb. 2.1 (modifiziert)

Huppelsberg J, Walter K. Kurzlehrbuch Physiologie. Stuttgart, New York: Georg Thieme Verlag; 2003
Fall 3, Abb. 3.1

Silbernagl S, Despopoulos A. Taschenatlas der Physiologie. 6. Auflage. Stuttgart, New York: Georg Thieme Verlag; 2003
Fall 7, Abb. 7.1

Laborwertverzeichnis

Parameter			Normwerte		
			konventionell	x Faktor =	SI-Einheiten
B = Vollblut, C = Citratblut, E = EDTA-Blut, K = kapillares Vollblut, P = Plasma, S = Serum, St = Stuhl, U = Urin * = methodenabhängig					
ACTH *		S	9-52 ng/l	0,2202	2-11 pmol/l
Albumin		S	3,5-5,5 g/dl	10	35-55 g/l
Aldosteron (liegend) *		S	50-150 pg/ml	2,774	139-416 pmol/l
α-Amylase *		P/S U	< 140 U/l < 600 U/l		
α$_1$-Fetoprotein (AFP) *		S	< 10 ng/ml		
alkalische Phosphatase (AP)		P/S	m: 40-129 U/l w: 35-104 U/l		
Ammoniak		P/S	m: 19-80 µg/dl w: 25-94 µg/dl	0,59	m: 11-48 µmol/l w: 15-55 µmol/l
Antistreptolysintiter		S	< 200 IU/ml		
Antithrombin (AT III)		S	75-120 %		
Bilirubin	gesamt direkt indirekt	P/S P/S P/S	0,2-1,1 mg/dl 0,05-0,3 mg/dl < 0,8 mg/dl	17,1	3,4-18,8 µmol/l 0,9-5,1 µmol/l < 13,7 µmol/l
Blutgase (arteriell)	pH pCO$_2$ pO$_2$ BE Standard-Bikarbonat O$_2$-Sättigung		7,35-7,45 35-45 mmHg 65-100 mmHg -3 bis +3 mmol/l 22-26 mmol/l 90-96 %	0,133 0,133 0,01	4,67-6,00 kPa 8,7-13,3 kPa 0,90-0,96
Blutungszeit *			< 2-8 min		
Blutsenkungsgeschwindigkeit (BSG) (nach Westergren) *		C	m: 3-15 mm (1 h) w: 6-20 mm (1 h)		
Calcium		S U	2,3-2,6 mmol/l 4,0-5 mmol/l		
Calcium ionisiert		S	4,6–5,4 mg/dl		1,15–1,35 mmol/l
carcinoembryonales Antigen (CEA) *		S			< 3 µg/l
Chlorid		P/S U	98-112 mmol/l 160-178 mmol/24 h		
Cholesterin	gesamt HDL LDL	P/S P/S P/S	120-250 mg/dl > 40 mg/dl < 160 mg/dl	0,026	3,1-6,5 mmol/l > 1,0 mmol/l < 4,0 mmol/l
Cholinesterase (CHE)		S	m: 5 320-12 920 U/l w: 4 260-11 250 U/l		
C3-Komplement		S	0,55-1,2 g/l		
C4-Komplement		S	0,2-0,5 g/l		
Coeruloplasmin		S	20-60 mg/dl	0,063	1,26-3,7 µmol/l
Cortisol: s. Kortisol *					
C-Peptid *		S	0,37-1,2 nmol/l	2,97	1,1-3,6 µg/l

Laborwertverzeichnis

Parameter		Normwerte		
		konventionell	x Faktor =	SI-Einheiten
B = Vollblut, C = Citratblut, E = EDTA-Blut, K = kapillares Vollblut, P = Plasma, S = Serum, St = Stuhl, U = Urin * = methodenabhängig				
C-reaktives Protein (CRP)	P/S	< 5 mg/l		
Creatinkinase (CK)	P/S	m: < 174 U/l w: < 140 U/l		
Creatinkinase-Isoenzym MB (CK-MB)	P/S	< 6 % der CK		
D-Dimer *	P	< 0,5 µg/ml		
Differenzialblutbild – stabkernige neutrophile Granulozyten – segmentkernige neutrophile Granulozyten – eosinophile Granulozyten – basophile Granulozyten – Monozyten – Lymphozyten	E	0-5 % 50-70 % (1 800-7 000 /µl) 0-5 % (< 450 /µl) 0-2 % (< 200 /µl) 2-6 % (< 800 /µl) 25-45 % (1 000-4 800 /µl)		
Digoxin – therapeutischer Bereich	S	0,8-2,0 ng/ml	1	0,8-2,0 µg/l
Digitoxin – therapeutischer Bereich	S	15-25 ng/ml	1	15-25 µg/l
Eisen	S	m: 80-150 µg/dl w: 60-140 µg/dl	0,179	m: 14-27 µmol/l w: 11-25 µmol/l

Eiweiße
    Albumin
    α_1-Globulin
    α_2-Globulin
    ß-Globulin
    γ-Globulin
	S	(Elektrophorese)
		3,6-5,0 g/dl (45-65 %)
		0,1-0,4 g/dl (2-5 %)
		0,5-0,9 g/dl (7-10 %)
		0,6-1,1 g/dl (9-12 %)
		0,8-1,5 g/dl (12-20 %)
			
			10
			10
			10
			10
			10
				
				36-50 g/l
				1-4 g/l
				5-9 g/l
				6-11 g/l
				8-15 g/l

Elastase-1	St	< 200 µg/g Stuhl		
Erythrozyten	E	m: 4,5-5,9 Mio./µl w: 4,0-5,2 Mio./µl		
Estradiol	S, P	w: 20–443 pg/ml m: 12–34 pg/ml	3,7	w: 184–1626 pmol/l m: 44–162 pmol/l
Ferritin *	S	30-200 µg/l		
Fibrinogen (nach Clauss) *	P	200-400 mg/dl	0,03	5,9-11,8 µmol/l
Folsäure *	P	3-15 ng/ml		
Follikelstimulierendes Hormon (FSH)	S	w: – prämenopausal: 2–10 U/l – postmenopausal: 20–200 U/l m: 2–10 U/ml		
Gastrin *	S	< 100 pg/ml	1	< 100 ng/l
Gesamteiweiß	S	6-8,4 g/dl	10	60-84 g/l
Glukose nüchtern	P/K	70-110 mg/dl/55–100 mg/dl	0,0555	3,1-6,1 mmol/l
γGT	S	m: < 66 U/l w: < 39 U/l		
GOT (AST)	S	m: < 50 U/l w: < 35 U/l		
GPT (ALT)	S	m: < 50 U/l w: < 35 U/l		
HbA_{1C} *	E	< 6,2 % des Hb		

Laborwertverzeichnis

Parameter		Normwerte		
		konventionell	x Faktor =	SI-Einheiten
B = Vollblut, C = Citratblut, E = EDTA-Blut, K = kapillares Vollblut, P = Plasma, S = Serum, St = Stuhl, U = Urin * = methodenabhängig				
Hämatokrit	E	m: 41-50 % w: 37-46 %		
Hämoglobin	E	m: 14-18 g/dl w: 12-16 g/dl	0,62	8,7-11,2 mmol/l 7,5-9,9 mmol/l
Haptoglobin	S	20-204 mg/dl	0,01	0,2-2,04 g/l
Harnsäure	S	2,6-6,4 mg/dl	60	155-384 µmol/l
Harnstoff	S	10-55 mg/dl	0,17	1,7-9,3 mmol/l
α-HBDH	S	72-182 U/l		
Insulin-like Growth Factor-1 (IGF-1)	S	altersentsprechende Referenzwerte		
Immunglobulin G	S	0,8-1,8 g/dl	10	8-18 g/l
Immunglobulin A	S	0,09-0,45 g/dl	10	0,9-4,5 g/l
Immunglobulin M	S	0,06-0,26 g/dl	10	0,6-2,6 g/l
INR (international normalized ratio)	C	1,0 therapeutischer Bereich – bei mäßiger Antikoagulation 2,0-3,0 – bei strenger Antikoagulation 2,5-3,5		
Kalium	S U	3,5-5 mmol/l 30-100 mmol/24h		
Kalzium	S U	2,3-2,6 mmol/l 4,0-5 mmol/l		
Kortisol * • 8:00 Uhr • 16:00 Uhr	S	5-25 µg/dl 3-12 µg/dl	27,59	140-690 nmol/l 80-330 nmol/l
Kortisol *	U	20-100 µg/24h	2,759	55-275 nmol/24h
Kreatinin *	S	0,5-1,2 mg/dl	88,4	44-106 µmol/l
Kreatinin-Clearance (alters- und geschlechtsabhängig) *		80-160 ml/min		
Kupfer *	S	m: 70-140 µg/dl w: 85-155 µg/dl	0,157	m: 11-22 µmol/l w: 13-24 µmol/l
Laktat	S	9-16 mg/dl	0,111	1,0-1,8 mmol/l
LAP	S	16-32 U/l		
LDH	S	m: 135-225 U/l w: 135-214 U/l		
LH	S	w: – prämenopausal: 2–10 U/l – postmenopausal: >30 U/l m: 0,8–8,3 U/ml		
Leukozyten	E	4 000-10 000/µl		
Lipase *	S	30-180 U/l		
Lipoprotein (a) *	S	< 30 mg/dl	10	< 300 mg/l
Magnesium	S	1,75-4 mg/dl	0,41	0,7-1,6 mmol/l
MCH (mittlerer Hb-Gehalt des Erythrozyten)	E	27-34 pg		

Laborwertverzeichnis

Parameter		Normwerte		
		konventionell	x Faktor =	SI-Einheiten
B = Vollblut, C = Citratblut, E = EDTA-Blut, K = kapillares Vollblut, P = Plasma, S = Serum, St = Stuhl, U = Urin * = methodenabhängig				
MCHC (mittlere Hb-Konzentration der Erythrozyten)	E	30-36 g/dl		
MCV (mittlere Erythrozytenvolumen)	E	85-98 fl		
Natrium	S U	135-150 mmol/l 120-220 mmol/24 h		
Osmolalität *	S U	280-300 mosm/kg 800-1400 mosm/kg		
partielle Thromboplastinzeit (PTT) *	C	20-38 s		
Phosphat	S	0,77-1,55 mmol/l		
Prolaktin *	S	m: < 11 ng/ml w: < 15 ng/ml	1	m: < 11 µg/l w: < 15 µg/l
prostataspezifisches Antigen (PSA) *	S	< 3 ng/ml	1	< 3 µg/l
Parathormon (PTH)	EDTA	1,5–6,0 pmol/l		
Quick *	C	s. Thromboplastinzeit		
Renin (8:00 Uhr, im Liegen) *	P	1-2,5 ng/ml/h		
Retikulozyten	E	4-15 ‰ (20 000-75 000/µl)		
Rheumafaktor (Latex)	S	< 20 IU/ml		
spezifisches Uringewicht	U	1,002-1,035		
Stuhlfett	St	< 7 g/24 h		
Testosteron	S	m: 270–1 070 ng/dl w: 15–55 ng/dl		m: 9,36–37,1 nmol/l w: 0,52–1,91 nmol/l
Theophyllin *	S	10-20 µg/ml	1	10-20 mg/l
Thrombinzeit (TZ)	C	14-20 s		
Thromboplastinzeit (Quick) *	C	70-100 %		
Thrombozyten	E	150 000-350 000/µl		
TSH basal *	S	0,3-2,5 mU/l		
freies Thyroxin (FT_4) *	S	0,5-2,3 ng/dl	14	7-30 pmol/l
freies Trijodthyronin (FT_3) *	S	3,0-6,0 pg/ml	1,53	4,6-9,2 pmol/l
Thyreoglobulin *	S	< 50 ng/ml		
thyroxinbindendes Globulin (TBG) *	S	12-30 µg/ml		
Transferrin *	S	200-400 mg/dl	0,01	2,0-4,0 g/l
Triglyzeride	S	75-150 mg/dl	0,0112	0,83-1,7 mmol/l
Vitamin A *	S	20-80 µg/dl	0,035	0,7-2,8 µmol/l
Vitamin B_{12} *	S	310-1 100 pg/ml	0,739	229-812 pmol/l
Vitamin D * • 1,25 Dihydrocholecalciferol • 25-Hydroxycholecalciferol • 25-Hydroxycholecalciferol	S	20-50 ng/ml Sommer: 15-95 ng/ml Winter: 12-62 ng/ml	2,496	50-125 nmol/l 37-237 nmol/l 30-155 nmol/l
Vitamin E	S	5-20 µg/ml	2,4	12-48 µmol/l

Sachverzeichnis

A

Acne vulgaris	72, 76
ACTH-Konzentration	79, 81
ACTH-Test	99
Adenohypophyse, s. Hypophysenvorderlappen	
Adenom, selektive Enukleation	42
Adenomektomie	
– transnasale	26
– transsphenoidale	26
Adipositas, beängstigende Faktoren	71
– stammbetonte	76
Adrenalektomie, bilaterale	83
– laparoskopisch	42, 86
– transperitoneal	42, 87
Adrenolytikum	42, 83, 87
Adrenostatika	86
Akromegalie, Ätiologie	131
– Definition	129, 131
– Diagnostik	129, 131
– Klinik	121, 123, 124, 131
– Pathophysiologie	132
– Prognose	132
– Therapie	129, 130, 132
Akromegaloid	132
Aldactone s. Spironolacton	
Aldosteron	36
Aldosteron-18-Glucuronid	39
Aldosteronantagonisten	44
Aldosteron-Konzentration	37
Alkalische Phosphatase	112
Amilorid	42, 44
Analoginsulin	150
Angiotensin	36
Angiotensin-I-Converting Enzyme	36
Angiotensin-II-Rezeptor	36
Anorexia nervosa	104
Antidiabetika, orale	184
Antidiuretisches Hormon	93, 97

B

Basis-Bolus-Prinzip	152
Begleithyperprolaktinämie	24
Biguanide	184
Blutdruckmessung, Langzeit	38
BMI (Body-Mass-Index)	175
Bromocriptin	129, 132
Büffelnacken	76, 85

C

Cabergolin	129, 132
Chimäres Gen	40, 49
Clonidinsuppressionstest	8
Computertomografie mit Kontrastmittel	41
Conn-Syndrom	47
Cortisol, 24-h-Sammelurin	78, 80
Cortisol-Konzentration, mitternächtliche	80
Cortisol-Tagesrhythmik	81
C-Peptid	178
CRH-Test	79, 81, 99
CSII = kontinuierliche subkutane Insulininfusion s. Insulinpumpentherapie	
CT = konventionelle Insulintherapie	151
Cushing Syndrom	47, 84
– ACTH-abhängig	74
– ACTH-unabhängig	74, 87
– Bildgebung	85
– Definition	84
– Differenzialdiagnosen	85
– Klinik	72, 84
– Pathophysiologie	84
– postoperative Nachsorge	83f
– Prognose	86
– Stigmata	76, 85
– Stufendiagnostik	80, 85
– Therapie	86
– Ursachen	74
C-Zell-Karzinom	62

D

Desmopression	106
Deutsche Gesellschaft für Ernährung	187
Dexamethasonhemmtest	
– hoch-dosierter	81
– niedrig-dosierter	80
Dexamethasonsuppressionstest s. Dexamethasonhemmtest	
Diabetes insipidus renalis	106
Diabetes insipidus centralis	93, 106
Diabetes mellitus	
– Augenveränderungen	170
– Hautveränderungen	170
Diabetes mellitus Typ 1	157
– Definition	157
– Diagnostik	158
– Epidemiologie	157
– Klinik	158
– Pathogenese	140
– Pathophysiologie	157
– Risikofaktoren	157
– Therapie	150
Diabetes mellitus Typ 2	188
– Diagnosekriterien	176
– Differenzialdiagnosen	189
– Screening	175
– Therapie	189
Diabetische Makulopathie	170
Diabetische Retinopathie	170
Diabetisches Fußsyndrom	206
– Diagnostik	208
– Klinik	206
– Pathophysiologie	206
– Risikofaktoren	206
– Therapie	208
Diuretikum, Kalium sparend	42, 44
Dopaminagonisten	26, 129, 132
Dyslipoproteinämie	167

E

Empty-sella-Syndrom	24
Endokrine Orbitopathie	61
Epleron	42
Exenatide	185

F

Feinnadelpunktion	62
FIT = funktionelle Insulintherapie	152, 158

G

Galaktorrhö	18, 75
Genitalentwicklung, Stadien	77
Gesichtsfeldausfälle	75, 100, 127
Gesichtsplethora	76
Gestationsdiabetes	225
– Epidemiologie	225
– geburtshilfliche Betreuung	224
– Klinik	225
– Pathophysiologie	217, 225
– Prognose	227
– Risiken	217
– Risikofaktoren	225
– Screeningverfahren	220
– Therapie	226
Gewichtszunahme	70
GHRH-Arginin-Test	99
Glinide	184
Gliptine	186
Glitazone	185
Glomustumor	14
GLP1-Agonisten	185
Glukokortikoid-Notfallausweis	83, 101
Glukosetoleranz, gestörte	122, 126
Glykosaminoglykane	72
Gorlin-Syndrom	4
Gynäkomastie	75, 96

H

Hashimoto-Thyreoiditis	62
HbA_{1c}	177
Humanes Plazenta Laktogen	217
Hyperaldosteronismus, gluko-kortikoid-supprimierbarer	40, 48f
– Bestätigungstest	38
– idiopathischer	47
– primärer s. primärer Hyperaldosteronismus	
– sekundärer	46
Hyperkalziämie	
– Differenzialdiagnose	116
– familiäre hypokalziurische	116
– medikamentös-induzierte	116
– tumorbedingte	116
– tumorinduzierte	111
– Ursachen	111
Hyperkalziämische Krise	115
Hyperkortisolismus s. Cushing-Syndrom	
Hyperparathyreoidismus	
– primärer	111, 115
– sekundärer	117
– tertiärer	117
Hyperprolaktinämie	24
– Ätiologie	24

Sachverzeichnis

– Behandlungsschema 23
– Ursachen 18
Hypertensive Schwangerschaftserkrankung 217
Hyperthyreose, primäre 61
Hypertonie, Folgeerkrankungen 34
– hypokaliämische 32
– sekundäre 32
– therapierefraktäre 38
Hyperventilationstetanie 110, 118
Hypoaldosteronismus, postoperativ 43
Hypoglykämie 154
Hypokaliämie, Differenzialdiagnosen 46
Hypoparathyreoidismus
– postoperativer 66, 118
hypophysäres Koma 102
Hypophysenadenom, ACTH-produzierend 74
– Histologie 83, 130
– transsphenoidales Resektion 82, 86, 102, 129, 132
Hypophysenhinterlappen 97
Hypophysenvorderlappen 97
Hypophysenvorderlappeninsuffizienz, Ätiologie 102
– Definition 102
– Differenzialdiagnose 104
– klinische Zeichen 91f, 94ff, 103
– Pathophysiologie 102
– Substitutionstherapie 105
– Therapie 101, 105
– Ursachen 93
Hypopituitarismus s. Hypophysenvorderlappeninsuffizienz
Hypothalamisch-hypophysäre Hormonachsen, Regulation 97
Hypothalamus 97
Hypothyreose 86
– klinische Zeichen 71, 72
– primäre 61

I

ICT = intensiviert konventionelle Insulintherapie 152
IGF-1 20, 25, 79
Inkretin-Mimetikum 185
Insulin 150
Insulinanaloga 150
Insulin-Hypoglykämie-Test 99
Insulinpumpentherapie 152
– funktionelle (FIT) 152
Insulintherapie 150, 151
– intensivierte konventionelle 159
Interferenzen 37
Inzidentalom, Nebenniere 38, 47

J

Jod 64
Jodszintigrafie 60

K

Kaliumsparende Diuretika 44
Kalzinose 115
Kalzium 110
Kalziumhaushalt 113
Kardiovaskuläre Risikofaktoren 34
Katecholaminbestimmung 8
– im Urin 9
Ketoazidose 162
Ketonkörper 162
Klippel-Trénaunay-Syndrom 132
Kochsalzbelastungstest 37, 38, 45
Koma, diabetisches 161
Kontrastmittel 41

L

L-Thyroxin 64
Lakritze 33
Lanreotid 129, 132

M

Magnetresonanztomografie, Sella 80, 100, 128
Makroadenom 121
Makroangiopathie 158
Makroglossie 125
Makroprolaktinämie 24
Makroprolaktinom 24
– Therapieschema 23
Makrosomie 215
Medulläres Schilddrüsen-Karzinom 62
Melanozytenstimulierendes Hormon 91
MEN s. multiple endokrine Neoplasie
Merseburger Trias 61
Metabolisches Syndrom 167
Metformin 181, 184
MIBG-Szintigrafie 9
Mikroadenom 81
Mikroalbuminurie 180
Mikroangiopathie 158
Mikroprolaktinom 24
– Therapieschema 23
Mineralokortikoidhypertonie, Differenzialdiagnosen 47
Morbus Addison 104
Morbus Basedow 61
Morbus Cushing 74
Multiple endokrine Neoplasie 4, 115
Muskelschwäche, proximale 73, 76
Myxödem 72

N

N. recurrens 114
– Schädigung 66, 114, 118
Nebennierenadenom, Aldosteron produzierend 47
– Computertomografie 41, 87
– Histologie 43
– unilateral 40, 47
Nebennierenrindenadenom, Cortisol produzierend 74
Nebennierenrindenhyperplasie, bilateral 40, 47
– bilaterale makronoduläre 75
– pigmentierende mikronoduläre 75
Nebennierenrindenkarzinom 48
– Adrenalektomie 42
Nebennierenrindenkarzinom, Aldosteron produzierend 40
– Chemotherapie 42
– Cortisol produzierend 74, 87
– Radiatio 42, 87
Nebennierenvenenkatheter 45, 49
Nebenschilddrüsenadenom 115
Nebenschilddrüsenszintigrafie 114
Nelson-Syndrom 83
Nephrolithiasis 115
Neurohypophyse s. Hypophysenhinterlappen
Neuropathie
– diabetische 209
– sensomotorische 198
Neutrales-Protamin-Hagedorn-(NPH-)Insulin 150
Nierensteinleiden 111
NPH-Insulin s. Neutrales-Protamin-Hagedorn
Nüchternglukose, gestörte 127

O

Octreotid 129, 132
OGTT s. oraler Glukosetoleranztest
Oraler Glukosetoleranztest 126, 175
Orthostasetest 40, 46
Osteoporose, klinische Zeichen 76
Oxytocin 97

P

Panhypopituitarismus 100
Paragangliom 14
Parathormon 112
Pegvisomant 129, 133
Perimetrie 22
peripher arterielle Verschlusskrankheit 202
Phäochromozytom 11, 47
– Ätiologie 12
– Diagnostik 12
– Klinik 12
– Lokalisation 11
– Pathophysiologie 12
– Therapie 13
Pioglitazon 185
Plasma-ACTH 81
Plasma-Aldosteron-Konzentration s. Aldosteron-Konzentration
Plasmaaldosteron-Plasmarenin-Quotient 38
Podopathie, diabetische 194
Polydipsie, psychogene 93, 106
Polyneuropathie, Diagnosekriterien 198
– Differenzialdiagnose 202f
Polyurie 93
Pratzenhände 120
Primäre Nebennierenrindeninsuffizienz 104

Sachverzeichnis

Primärer Hyperaldosteronismus 44
— Diagnoseschema 39
— Differenzialdiagnosen 46
— Epidemiologie 44
— Klassifikation 40
— Klinische Zeichen 45
— Labordiagnostik 38
— medikamentöse Therapie 42, 44
— Nachsorge nach Operation 43
— Pathophysiologie 44
— Subtypdiagnostik 39
— Therapie, allgemein 42, 47
Prolaktin 20
Pseudo-Cushing-Syndrom 75, 86
Pseudohypoparathyreoidismus 117
PTHrP 112, 118
Pubertätsentwicklung 77
Pubesbehaarung, Stadien 77

R

Radiojodtherapie 64
Releasing-Hormone 97
Renin 36
Renin-Aktivität s. Plasma-Renin-Aktivität
Renin-Angiotensin-Aldosteron-System 36
Renin-Konzentration 37
Rosiglitazon 185

S

Schilddrüsenautonomie 61
Schilddrüsenkarzinom 63
Schilddrüsenszintigrafie 59
Screeningtest s. Suchtest
Selektive Venenblutentnahme 114, 116
Semmes-Weinstein-Filament 199f
Sestamibi-Szintigrafie 114, 116
Sinus-petrosus-inferior-Katheterisierung 80, 81
Sipple-Syndrom 4
Sitagliptin 186
Spironolacton 42, 44
Stadien nach Marshall und Tanner 77
Stimmgabeltest 199f
Striae rubrae 72, 73, 76
Struma nodosa 65
— Ätiologie 65
— Diagnostik 65
— Klinische Symptomatik 55
— Pathophysiologie 65
— Prognose 67
— Therapie 66
— WHO-Klassifikation 56
Substitutionstherapie,
  Hydrocortison 83, 86f, 101, 105
— Hypophysenvorderlappen-insuffizienz 105
Suchtest 38
Sulfonylharnstoffe 184
Suppressionsszintigrafie 60

T

Tanner-Stadien s. Stadien nach Marshall und Tanner
Technetium-Szintigrafie 59
Tetanie 118
Thermästhesie 200
Thiazolidindione 185
Triamteren 44
Tubulopathie, hyperkalziämische 115

U

Ulcus plantaris
Ulzera, diabetische 204
Unterzucker s. Hypoglykämie
Urolithiasis 115

V

Vildagliptin 186

W

Wachstumshormonmangel,
  klinische Zeichen 72
Wachstumsstillstand 70, 85

Z

Zahndistension 125